통일 의료

서울대학교통일학연구총서 31

통일 의료

남북한 보건의료 협력과 통합

초판 1쇄 발행 2017년 2월 28일
초판 4쇄 발행 2018년 9월 20일

지은이 신희영, 이혜원, 안경수, 안형순, 임아영, 전지은, 최소영
펴낸이 성낙인
펴낸곳 서울대학교출판문화원

출판등록 제15-3호

주소 08826 서울 관악구 관악로 1
대표전화 02-880-5252 | 팩스 02-888-4148
출판홍보마케팅팀(주문상담) 02-889-4424, 02-880-7995
이메일 snubook@snu.ac.kr
홈페이지 www.snupress.com

ISBN 978-89-521-1888-2 94510
978-89-521-1029-9(세트)

서울대학교통일학연구총서 31

통일 의료

남북한 보건의료 협력과 통합

신희영 · 이혜원 · 안경수 · 안형순
임아영 · 전지은 · 최소영 지음

서울대학교출판문화원

Introduction to Health and Unification Studies

Shin Hee Young
Lee Hae Won
An Kyeong Soo
Ahn Hyung Soon
Lim Ah Young
Jeon Ji Eun
Choi So Young

Seoul National University Press

서울대학교통일학연구총서를 내면서

서울대학교가 민족의 숙원인 통일을 위한 연구를 본격적으로 시작한 지 3년이 되었고, 통일평화연구원이 설립된 지 10년이 지났다. 그동안 많은 연구와 교육이 이루어졌고, 국제적인 교류와 협력을 통하여 연구원의 제도적 기반을 마련했지만 통일과 사회적 통합, 그리고 평화와 공동체적 안보를 확충하는 데 얼마나 기여했는가라는 질문은 항상 우리를 일깨우고 정진하도록 자극한다.

통일과 평화는 종합적 지식과 통찰력을 요구하는 학문적 화두일 뿐 아니라 많은 토론과 지혜를 필요로 하는 실천적 의제이기도 하다. 통일학연구총서는 이런 요구에 응답하려는 치열한 노력의 산물이라고 할 수 있다. 따라서 이 연구총서는 역사와 문화뿐 아니라 정치와 경제, 환경과 과학기술 등 모든 영역을 포괄하면서 보다 종합적이고 체계적인 지혜를 모으기 위한 개방적 토론의 장이 되는 것을 지향한다.

그동안 통일에 대한 학문적 연구의 필요성을 절감하고 연구소 설립과 연구진흥을 위해 적극적으로 도와주신 정운찬 전 총장님, 평화연구의 필요성을 일깨워 주신 이장무 전 총장님, 통일평화연구원으로의 발전을 위해 애써 주신 오연천 전 총장님, 그리고 학내 통일기반연구의 확충을 위해 애써 주시는 성낙인 총장님께 감사드린다.

분단의 고통과 통일을 향한 희망, 세계와 소통하려는 의지와 이론적 상상력이 이 연구총서들과 함께하기를 소망한다.

2016년 5월

서울대학교 통일평화연구원

추천사

차이에 대한 이해가 준비된 통일을 만든다!

미국의 16대 대통령 에이브러햄 링컨은 "나에게 나무를 벨 시간이 8시간이 있다면, 도끼를 가는 데 6시간을 쓸 것이다."라고 말했습니다. 이는 어떠한 일을 진행하는 데 있어 준비가 중요하다는 것을 말해 주는 격언입니다. 통일 또한 철저한 사전준비가 없다면 사회 구성원 모두의 지지와 공감을 얻기 어려울 뿐만 아니라 심각한 사회적 혼란을 초래할 수 있습니다.

70여 년이라는 한반도 분단의 역사는 남북 간 정치 · 경제 · 사회 · 문화 전반의 심각한 차이를 낳았습니다. 그렇기에 통일이라는 민족적 과제를 준비하고 수행함에 있어 남북 간 차이를 이해하는 것이 무엇보다 우선되어야 할 것입니다. 경색된 남북관계와 국제사회의 대북제재, 정치적 고립이라는 북한의 사회적 특성으로 인하여 그 실태를 파악하는 것은 쉽지 않은 일임이 자명하나, 오늘도 많은 연구자들이 북한의 실태를 파악하고 분석하는 데 있어 제 역할을 충실히 하고 있습니다.

서울대학교 의과대학 통일의학센터는 북한의 보건의료 실태를 파악하고 통일을 대비한 정책 제안 수립과 통일의료의 다음 세대를 양성함에 있어 그 역할을 묵묵히 수행해 왔습니다. 『통일 의료』의 출간은 그간 축적되어 온 자료와 최근 업데이트된 국제기구의 여러 데이터를 체계적으로 정리하여 통일 의료에 관심 있는 이들의 북한 보건의료에 대한 이해를 도울 뿐만 아니라, 통일과 북한에 대한 인식을 개선하는 데 큰 도움이 될 것이라 생각합니다. 또한, 이러한 인식을 바탕으로 하여, 보건의료 부문에서 통일 이후 발생할 수 있는 현실적인 문제들을 어떻게 해결해 나갈 것인가에 대한 구체적인 방안을 만드는 데도 큰 역할을 할 것입니다.

이렇게 의미 있는 책이 출판된 것을 진심으로 축하드리며, 이 책이 나오기까지 수고하신 신희영 통일의학센터 소장 및 통일의학센터 연구원 모두의 노고에 감사의 말씀을 전합니다. 끝으로 이 책이 남북한 보건의료의 다름을 인정하고 차이를 이해하여 실질적인 통일을 준비하는 데 있어 자그마한 초석이 되기를 희망합니다. 감사합니다.

2016년 12월

서울대학교 의과대학 의학과장

김정은

머리말

1945년 남북 분단 이후, 현재 한반도는 상이한 질병구조와 보건의료체계 하에 보이지 않는 위기에 직면해 있습니다. 통일이 갑작스럽게 이뤄진다면 재정적, 사회적으로 큰 위기 상황에 처할 수 있으며 통일 후에도 사회적 발전을 저해할 수 있습니다. 무엇보다 최근 개성공단 폐쇄를 비롯하여 오래도록 중단된 남북 교류협력으로 인해 남북 간의 신뢰도는 계속해서 낮아지고 있으며, 현재 북한은 남측의 물자지원마저 거절 의사를 밝히고 있습니다.

불행 중 다행인 것은 남북한 통합 과정상 보건의료 영역을 통해 체제적 긴장관계에서 벗어나 빠른 화해를 이끌어 낼 수 있다는 점입니다. 상호적대적인 분단체제이긴 하지만 건강한 통일 조국을 위해 보건의료 영역에서의 지원과 협력의 노력이 시급합니다. 이에 따라 저자들은 남북한 통일을 대비한 효율적인 보건의료 통합을 위해 북한의 보건의료에 대한 기본서가 필요하다고 판단하였습니다.

이 책에서는 아래 다섯 가지 주제의 북한 보건의료 현황과 이슈를 종합 저술하였습니다. 첫째, 통일을 대비한 남북 보건의료 지원·협력의 필요성에 대해 기술하였습니다. 둘째, 북한 보건의료 체계의 특징과 전달체계, 인력현황 및 양성체계, 조직체계를 설명하였습니다. 셋째, 북한의 주요 보건지표 현황을 요약하였습니다. 넷째, 남한 정부와 국제사회의 대북 보건의료 지원 경향을 분석하여 파악하고자 하였습니다. 다섯째, 통일을 대비한 남북 보건의료 통합의 주요 이슈인 대북 보건의료 지원, 보건의료 교류협력 방안, 탈북의사 자격 인정 및 재교육 방안에 대해 논의하였습니다.

이 책에 제시된 북한의 보건의료 현황 및 지원방안이 통일을 준비하고 있는 보건의료 영역에서 유용하게 활용되기를 기대하며, 또한 통일의료의 기본서로서 예비 통일 보건의료 전문가 양성에 도움이 되기를 바랍니다.

끝으로 통일의학센터가 이 책을 출간하기까지 그간 뜨거운 관심과 애정으로 통일의학 연구에 기여해 주신 많은 분들께 감사의 인사를 전하고자 합니다. 특히 통일의학센터 설립을 추진해 주신 서울대학교 의과대학 강대희 학장님과 통일의학센터 초대 소장님이신 이왕재 교수님, 그리고 2013년 『북한 보건의료백서』 출간을 통해 북한 보건의료 연구의 기초를 다져 주신 한국국제보건의료재단(KOFIH)의 인요한 이사장님과 박상민 교수님, 김석주 교수님께 특별히 감사 말씀을 전합니다. 이 외에도 저희 통일의학센터에 많은 지원과 자문을 주시는 보건복지부, 통일부 관계자분들을 비롯하여 그간 통일의학센터에 함께 참여해 주셨던 모든 연구진과 자문위원님들, 그리고 서울대학교 통일평화연구원 관계자분들께 깊은 감사를 드립니다.

2016년 12월

서울대학교 의과대학 통일의학센터 소장

신희영

차례

표 차례

그림 차례

약어

CBS	Central Bureau of Statistics, DPR Korea	북한중앙통계국
CERF	Central Emergency Response Fund	유엔 중앙긴급대응기금
CRS	Creditor Report System	공여국보고체계
DAC	Developmental Assistance Committee	개발원조위원회
DALYs	Disability-adjusted Life Years	장애보정손실년수
EC	European Commission	유럽연합집행위원회
EDF	European Development Fund	유럽개발기금
FAO	Food and Agriculture Organization	식량농업기구
GAVI	Global Alliance for Vaccines and Immunization	세계백신면역연합
GDP	Gross Domestic Product	국내총생산
GF	Global Fund	범세계기금
IFPRI	International Food Policy Research Institute	국제식량정책연구소
IFRC	International Federation of Red Cross and Red Crescent Societies	국제적십자연맹
IHME	Institute for Health Metrics and Evaluation	건강계측 · 평가연구소
IMF	International Monetary Fund	국제통화기금
INGO	International Non-Governmental Organization	국제비정부기구
IVI	International Vaccine Institute	국제백신연구소
KAPES	Korean-American Private Exchange Society	조선-미국민간교류협회

KECCA	Korean-European Cooperation Coordination Agency	조선-유럽연합협력 조정처
LMICs	Low and Middle Income Countries	중 · 저소득국가
MDGs	Millenium Development Goals	새천년개발목표
MDR-TB	Multi Drug Resistant Tuberculosis	다제내성 결핵
MOU	Memorandum of Understanding	양해각서
MSF	Médecins sans Frontières	국경없는의사회
NCC	National Coordination Committee	국가조정위원회
NGO	Non Governmental Organization	비정부기구
NTRL	National TB Reference Laboratory	국가결핵표준실험실
ODA	Official Development Assistance	공적개발원조
OECD	Organization for Economic Co-operation and Development	경제협력개발기구
OECD IDS	OECD International Development Statistics	경제협력개발기구의 국제 개발통계
OECD DAC	OECD Development Assistance Committee	경제협력개발기구 개발원조위원회
R&D	Research & Development	연구개발
RTRL	Regional TB Reference Laboratory	지역결핵표준실험실
SCI	Science Citation Index	과학기술논문 인용색인
SDGs	Sustainable Development Goals	지속가능발전목표
UN	United Nations	국제연합
UNAIDS	United Nations Programme on HIV/AIDS	유엔에이즈계획
UNDP	United Nations Development Programme	유엔개발계획
UNFPA	United Nations Population Fund	유엔인구기금
UNICEF	United Nations Children's Fund	유엔아동기금
UN OCHA	United Nations The Office for the Coordination of Humanitarian Affairs	유엔인도주의 업무조정 사무국
UN OCHA FTS	UN OCHA Financial Tracking Service	UN OCHA의 재정추적 서비스

WFP	World Food Programme	유엔세계식량계획
WHO	World Health Organization	세계보건기구
WHO GHO	WHO Global Health Observatory	세계보건기구 건강데이터베이스
WHO SEARO	World Health Organization, South-East Asia Regional Office	세계보건기구 동남아시아지역사무소
YLDs	Years Lived with Disability	장애생존년수
YLLs	Years of Life Lost	손실수명년수

제1장

통일과 보건의료

통일 대비 남북 보건의료 지원·협력의 필요성

1995년 북한의 수해로 인한 국제사회의 대북지원이 본격적으로 시작된 이래로 대북 보건의료 지원은 지난 20년간 기초의약품에서부터 제약공장 설립과 같은 의료시설 구축까지 점차 확대되어 이루어져 왔다. 그러나 이러한 광범위한 의료지원에도 불구하고 북한의 보건의료는 자활까지 매우 먼 과제로 남아 있으며 기초적인 보건의료부터 확충해야 하는 실정이다.

1945년 남북 분단 이후 상이한 질병부담과 보건의료체제 하에 남북한 교류와 통일이 갑작스럽게 이뤄진다면 재정적, 사회적으로 큰 위기를 가져올 수 있으며 통일 후에도 계속되는 문제로서 통합과 사회적 발전을 저해할 것이다.

WHO의 보고에 의하면 북한은 남한[1]과 비교하여 약 11.7년에 달하는 기대수명의 차이(2015년 남한 남 78.8/여 85.5세, 북한 남 67/여 74세)와 약

---

1 본서에서는 통일에 대비한 남북한 현황의 비교가 내용의 주를 이루고 있기 때문에 대한민국(한국) 대신 남한이라는 용어를 사용했다.

7배의 영유아사망률(2015년 출생 1,000명당 남한 3.4명, 북한 24.9명), 3배의 감염병 사망률(2012년 인구 10만 명당 남한 34명, 북한 117명) 등의 지표 차이를 나타내고 있다(WHO, 2014; WHO, 2015; WHO, 2016).

이와 같이 북한의 보건의료가 크게 악화된 것은 고난의 행군 시기로거슬러 올라간다. 전 계층에서 배급이 제한되었으며, 의사계층에게도 급여와 식량이 제대로 배급되지 못했고, 이러한 상황에서 보건의료인력의 생계형 이탈이 늘어나고 의약품의 장마당 유통이 확산되면서 의료기반이 붕괴되었다. 고난의 행군 이후 붕괴된 북한 경제는 장마당을 중심으로 한 자발적이고 암묵적인 시장경제 도입으로 유지 혹은 다소 개선된 것으로 보인다. 그럼에도 불구하고 여전히 보건의료 영역은 기초적인 의료수준에서도 매우 열악한 한계를 드러내고 있으며 성과나 개선이 나타나지 않고 있다.

북한 보건의료 붕괴가 장기화되고 개선의 여지가 나타나지 않는 이유 중 하나는 역설적이게도 전 인민의 의료보장을 위한 "무상의료" 정책이 손꼽힌다. 북한은 주류(酒類)를 제조하여 외국관광객들을 대상으로 판매할 정도로 시장 경제적 특성이 두드러졌다. 그러나 주류를 제조하여 판매할 수 있을 역량이라면 현지에서는 수액과 같은 각종 의약품의 생산이 가능함에도 이를 실현시키지 않고 있다. 이는 무상의료라는 북한 보건의료의 특징으로 인해 의약품과 의료서비스의 공식적인 상품가치가 없거나 낮아 자발적인 보건의료 약재, 물품, 설비에 대한 투자가 발생하지 않기 때문이다. 북한에서는 기본적인 의약품 부족과 식량난을 극복하기 위해 의사들의 한방약재 재배와 채취 작업까지도 이어지고 있다고는 하지만 근본적인 대책마련 없이는 북한 보건의료의 개선이 어려운 실정이다.

2010년부터 발효된 5·24 조치로 남한 측의 직접적인 대북지원은 중단되었고 국제기구 및 INGO 등을 통한 제한적이고 우회적인 보건의료 대북지원만 실시되고 있다. 국제기구를 통한 지원은 체계적이며 대단위 지원이라는 장점이 있지만, 한국어로 소통할 수 없는 환경에서 모니터링의 한계와 통일로 나아가기 위한 남북교류협력에는 일익을 담당하기 어렵다는 문제점이 존재하고 있다. 또한 인도적 지원에 해당하는 일차적인 문제해결 중심으로 지원 사업이 이루어지고 있기 때문에 향후 중장기적인 개발협력을 통한 민생통일의 기반을 다지는 데는 턱없이 부족한 접근이 될 수밖에 없다. 무엇보다도 오래도록 중단된 교류협력으로 인해 현재 남북 간의 신뢰는 계속해서 낮아지고 있으며, 이제 북한은 오히려 남측의 물자 지원마저 거절 의사를 밝히고 있는 상황이다. 이러한 남북 교류협력의 단절 상황에서도 여전히 북한은 국제기구의 대단위 지원에 익숙해지고 있다. 한국 정부의 지원 사업에 경계심이 많은 북한은 점점 정치적 부담이 적고 지원의 비용규모가 큰 국제기구 및 INGO와의 협조를 더 선호할 것이다. 이와 같이 제한적인 범위에서 장기화되고 있는 경색된 남북 교류협력은 인도주의적 문제들을 방치하는 동시에 남북분단을 장기화시키는 악재로 작용할 것으로 판단된다(신희영, 2015).

이처럼 경색된 남북관계 상황에서 북한의 열악한 보건의료 문제를 해결하기 위해서는 우선, 국제사회와의 적극적인 협업을 통해 영유아 및 산모 보건과 같은 시급한 인도적 문제를 해결하고 감염병 문제에 대한 공조를 실시하는 것이 필요하다. 이를 위해서 통일부와 관계부처는 대북지원에 대한 범국제적인 데이터베이스와 협조네트워크를 구성하고 국제공여기관들과 컨소시엄을 구성하여 효율적인 대북지원 전략을 마련하고 주도할 수 있도록 역량을 갖춰 나가야 한다.

다음으로, 남북한 보건의료 공동 대응과 긴급지원 및 감염병 등에 관한 정보 교류 및 협력을 증진하기 위한 "남북 보건의료협정"을 체결해 남북 보건의료 협력의 기반을 다져 나가야 한다. 동서독은 1990년 통합에 이르기 전 1974년에 이미 「동서독 보건 협정」을 통해 교류협력의 기틀을 마련하였으며, 이는 비단 보건의료만의 교류협력을 촉진시킨 것이 아니라 통일독일 건설의 밑바탕이 되었다. 남한에서는 19대 국회에서 정의화 전 국회의장의 발의로 "남북 보건의료의 교류협력 증진에 관한 법률안"이 제출되었으나 회기만료로 자동폐기되었다. 본 의안은 인도적 보건의료 사업 지원 외에 재난 발생 시 남북한 공동 대응과 긴급지원 및 감염병에 관한 정보 교류 및 협력 증진, 각종 출입국 특례 등의 내용을 담고 있었다. 20대 국회에서 보건의료 교류협력 기반으로서 매우 고무적이며 진취적인 의안이 다시 추진되기를 기대한다. 남북 공동의 보건의료협정은 남한만이 아닌 남북한의 관계에서 실질적인 규범력을 발휘할 수 있도록 형식과 절차 및 내용을 갖추어 체결할 필요가 있다. 현재 남북 보건의료협정이 현실화되면, 제약공장, 의료물품 공장, 병원 등 보건의료 인프라를 지원하는 현지의 역량개발을 이루고 교류협력을 통한 의료인력 수준을 동질화시키며, 문화와 제도적 차이에 있어서도 통합의 기반을 마련하여 통합과 한반도 공통의 문제를 해결하는 데 중요한 기능을 하게 될 것이다.

마지막으로, 남북한 분단 현실에서 실행 가능한 시너지를 찾아내어 남북한 발전의 기회를 모색해야 한다. 사례로 휴전선 비무장지대(DMZ)의 경우 그동안 분단과 동족상잔의 상징이었지만 최근 생태벨트로 각광받고 있으며 2013년부터는 생태계 보전을 위한 연구사업도 시작되었다(『연합뉴스』 2016년 8월 29일). 남북 분단 70년의 역사는 언어와 문화, 환경, 기본적인 인권까지 많은 것을 바꾸어 놓았다. 그러나 DMZ의 사례처럼 분단의 현실에서 실행할 수 있는 아이템들을 찾아 새로운 부가가치를 창출할 수 있도록 해야 한다. 보건의료 분야에서는 북한의 실태를 고려하여 세계적으로 보급이 가능하고 사용가능한 적정의료기술(신약, 의료기기)을 테스트필드로 활용하거나 동서의학의 병진을 추구하고 있는 북한 보건의료 특성에 따른 천연물 및 융복합 연구, 남북한의 역학적 차이를 이용한 연구 등이 그 좋은 예가 될 것이다(신희영, 2015).

보건의료 영역은 남북한 통합과정에서 체제적 긴장관계에서 벗어나 빠른 화해를 이끌어 낼 수 있는 영역이기도 하다. 전 국민 건강보험을 중심으로 운영되는 남한의 보건의료체계는 민영 보험이 중심인 미국의 보건의료체계보다 보장성이 강한 성격을 띠고 있으며, 북한의 무상의료 정책은 명목상으로는 영국과 캐나다와 유사성을 갖고 있다. 이 같은 남북간 상황은 통일 보건의료체계에 이념적 가치보다는 사회적인 동의와 합의를 이끌어 내는 충분한 과정만 있다면 가장 빠른 통일체제로 갈 수 있는 점임을 시사하고 있다.

또한 남북한 보건의료 통합은 통일 후 가장 중요한 쟁점 분야가 될 것이다. 통일부 남북하나재단(북한이탈주민지원재단)이 매년 발표하는 북한이탈주민 보고서에 따르면, 북한이탈주민의 지원수요 중 1순위는 의료적 지원에 해당한다. 이토록 중요한 핵심과제로서 보건의료적 지원은 앞으로 통일과정에서 가장 중요한 쟁점이자 요구사항으로 부상하게 될 것이다. 따라서 남북보건의료 교류협력과 지원, 그리고 이후의 통합과정은 가능한 일찍 충분한 투자와 고려를 통해 심도 있게 다루어야 할 영역이며 훗날 그만한 투자의 가치가 통합 후 사회 안정과 효율적인 운영으로 되돌아올 영역임에 분명하다(신희영, 2015).

남북한 분단 70년과 대북지원 20년의 시간에도 남북관계는 아직도 많은 한계에 봉착해 있다. 북한과 적극적인 대화를 실시하고, 실질적인 협력과 개발의 파트너로 북한과의 건설적인 교류협력이 필요한 시점이다. 한반도 통일을 통해 세계 속의 건강한 통일 조국이 설 수 있도록 지속적인 노력을 기울여 나가야 한다.

제2장

북한 보건의료 체계*

북한 보건의료 체계는 사회주의 국가의 보건의료 이념을 따르되, 북한만의 방식으로 체계를 구축하여 세 가지의 큰 틀을 형성하였다. 무상치료제, 예방의학제도, 의사담당구역제도(호담당의사제)는 북한 보건의료 체계의 기본 틀이며 이들은 시간의 흐름에 따라 정책적·법적 근거를 기반으로 변모하여 왔다. 북한의 의료기관은 1~4차급으로 분류할 수 있는데 남한처럼 병상수로 의료기관의 급수가 나누어지는 것이 아니라, 지역별 또는 계층이나 직업별로 분류한다. 북한 보건의료 전달체계 중 공식적 체계인 1~4차급 의료기관과는 별개로 장마당을 통한 비공식적인 보건의료 전달체계가 있다. 주로 북한 의약품관리 시스템과 맞물려 1990년대 중반 이후부터 발달하였는데, 이는 본 장의 2절에서 확인할 수 있다.

3절은 북한의 보건의료인력 현황과 양성체계를 의사 인력과 의학대학을 중심으로 살펴본다. 북한의 보건의료인력 구성과 인력양성 교육체계는 남한과 다르게 발전해 왔다. 특히, 북한만이 지닌 독특한 의료인 양성

---

* 본 장의 일부 내용은 신희영·이혜원·안경수·전지은, 「김정은 시대 북한 보건의료체계 동향: 전달체계와 조직체계를 중심으로」, 『통일과 평화』, 8(2), 2016의 관련 내용을 수정·보완하였다.

체계인 준의 제도와 의학대학 통신학부 과정을 함께 다룸으로써 남북 간 보건의료인력 양성체계의 차이에 대한 이해를 도울 것이다.

북한은 조선로동당이 모든 정책을 결정·집행하며 보건의료 정책 수립은 당 기구에서, 보건의료 정책 집행은 내각에서 이루어진다. 이러한 북한의 보건의료 정책 및 행정 조직에 대해서는 본 장의 4절에서 다루고 있다. 마지막으로 4절 후반부에서는 대북지원과 관련된 북한의 수원 기관을 남한과 국제사회의 대북지원 담당 기관별로 나누어 살펴보고자 하였다.

제1절 북한 보건의료 체계 특징

사회주의 국가의 보건의료 이념은 포괄적인 양질의 보건의료, 수혜 대상의 보편성, 국가에 의한 단일의 통일된 서비스, 무료서비스, 광범위한 예방의료, 보건 서비스에 대한 노동자의 참여이다(George, 1989). 북한은 사회주의 국가이면서 동시에 타 사회주의 국가와는 다른 '북한식 사회주의'를 표방한다. 이러한 북한식 사회주의의 일환인 북한 보건의료 체계는 크게 무상치료제, 예방의학제도, 의사담당구역제도(호담당의사제)의 세 가지로 나뉜다. 무상치료제 하에서 국가는 모든 보건 시설과 장비를 소유하고 있으며, 의료인력 또한 국가가 직접 고용하는 시스템으로 이루어진다. 예방의학제도에 따라 북한은 보건위생교육 및 예방보건사업 등 위생방역사업을 중점적으로 실천한다. 또한 북한 주민들을 구역별로 나누고 각 구역마다 담당 의사를 배정하여 체계적인 건강관리를 받을 수 있도록 하는 의사담당구역제도는 북한의 보건의료 시스템을 구성하는 한 축이다.

이러한 북한의 보건의료 체계는 해방 이후인 1945년부터 국영보건의료제도의 기반을 구축하는 시기를 거치며 1990년대 중반까지 주체적인

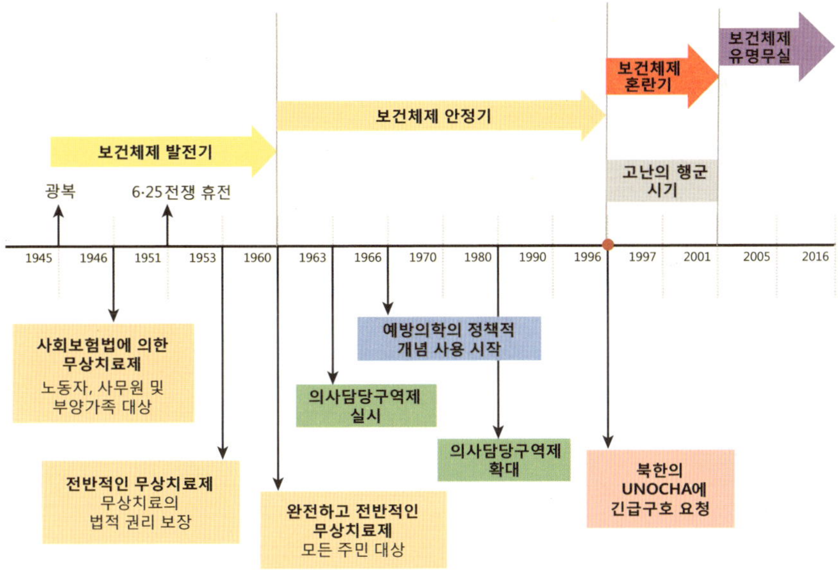

출처: 서울대학교 의과대학 통일의학센터 · 한국국제보건의료재단 · 보건복지부, 『북한 보건의료 백서』, 2013, 재구성

그림 2-1 북한 보건의료 체계의 발전양상

인민보건제도의 성숙기로 완성된다. 그러나 1990년대 중반, 김일성 주석의 사망과 경제 상태 악화로 인한 '고난의 행군' 시기 이후부터 북한 보건의료 시스템은 무너진 상황이다(이기동, 2011). 의약품과 의료기기의 부족, 무상치료제의 유명무실화, 낮은 의료기술 등으로 현재 북한 주민들은 적절한 보건의료 서비스를 제공받지 못하고 있다. 이러한 배경을 토대로 시기에 따라 북한 보건의료 체계가 어떻게 변화했는지를 무상치료제, 예방의학제도, 의사담당구역제도로 나누어 살펴보고자 한다(〈그림 2-1〉).

1. 무상치료제

북한의 무상치료제는 세 단계의 발전 양상을 보인다. 1947년 광복 직후부터 행해진 '「사회보험법」에 의한 무상치료제'와 6 · 25 한국전쟁 시기 이후의 '전반적인 무상치료제', 1960년부터 이뤄진 '완전하고 전반적인 무상치료제'다. 현재 북한 보건의료는 1990년대 중반을 기점으로 하여 '무상치료제의 쇠퇴기'로 분류된다.

1) 「사회보험법」에 의한 무상치료제

1945년 해방 이후 북한은 남한과의 체제 경쟁에서 북한 보건의료의 우월함을 강조하기 위해 법적 근거를 지니는 '「사회보험법」에 의한 무상치료제'를 도입하였다. 1946년 3월 23일 발표한 「20개조 정강」에서 무상치료제의 틀을 세우고, 1946년부터 노동자와 사무원 및 부양가족을 대상으로 무상치료제를 실시하는 「사회보험법」에 의한 무상치료제가 본격 시행되었다(홍순원, 1981). 이를 통해 1947년에는 빈민들과 가난한 근로자들, 전염병 환자들에 대해서도 국영병원을 통한 무상치료 혜택을 주었다(승창

표 2-1 「사회보험법」에 의한 무상치료제의 실시 과정

1945.8.	해방 후 북한지역 최초의 행정기구로 각 도에 인민위원회 조직
1946.2.	북조선임시인민위원회에 '보건국' 설치
1946.3.	「제약허가 규정」 및 「무면허의 의료업 금지에 관한 포고」 공포, 「20개조 정강」 발표
1946.5.	「공장, 광산의 의료 시설 통제 규칙」 공포
1946.12.	북조선임시인민위원회에서 「사회보험법」, 「로동자, 사무원 및 그 부양가족들에 대한 의료상 방조 실시와 산업 의료시설 개편에 관한 결정서」 채택
1947.1.	전체 노동자, 사무원 및 그 부양가족에 대한 무상치료제의 실시 선포
1948.3.	「치료비 규정」 개정
1948.8.	「조선민주주의인민공화국 헌법」의 내용 중 '제17조', '제22조', '제74조'를 통해 무상치료제의 구체적인 방법 규정
1948.9.	「인민보건 사업을 강화 · 발전시키기 위하여 기업소와 농촌들에 병원, 진료소들을 광범위하게 설치하며, 의약품생산과 의료기구의 생산을 증가시키며, 의료일꾼들을 많이 양성할 것」 정강 채택

출처: 황상익 · 김수연, 「해방 전후부터 정부 수립까지(1945년-1948년)의 북한 보건의료」, 2007, 재구성

호, 1986).

사회보험법에 의한 무상치료제를 운용하는 자금은 국가기관, 기업소 및 사회협동단체에서 종업원들에게 지불하는 임금 총액의 5~8%에 해당하는 금액을 국고에 납부하도록 했다. 개인이 경영하는 공장과 기업소의 경우, 종업원들에게 지불하는 임금 총액의 10~12%에 해당하는 사회보험료를 기업이 국고에 의무적으로 납부하도록 하는 방법으로 조성하였다. 1948년 3월 13일 「치료비 규정」이 개정됨에 따라, 국영병원의 약값과 치료비가 개인병원의 10분의 1로 감소하여 사회보험 미적용자들도 쉽게 치료를 받게 되었다(승창호, 1986).

2) 완전하고 전반적인 무상치료제

「사회보험법」에 의한 무상치료제의 체계하에서 무상치료의 적용 대상과 적용 범위가 주된 문제로 제기됨에 따라 '전반적인 무상치료제'가 등장하였다. 1952년, 사회보험법을 넘어선 포괄적 의미의 무상치료제에 대한 논의가 활발해지면서 1953년 1월 1일부터 북한은 전 지역의 개인상공업자와 개인농민을 제외하고는 모두 무상으로 치료를 받을 수 있는 전반적인 무상치료제를 실시하였다(조선민주주의인민공화국 · 정경모 · 최달곤, 1990). 이전 제도와의 가장 큰 차이는 '노동자, 사무원 및 그 부양가족'으로 수혜자를 한정지었던 부분에서 '모든 주민'이 무상치료제의 혜택을 받을 수 있도록 범위를 확대하였다는 것이다.

1952년 12월에는 북한의 행정구역 전문 개편이 이루어짐에 따라 행정구역 체계상 리의 규모가 확대되었는데, 이러한 변화에 맞는 주민 대상 의료체계 개편이 필요한 상황이었다(승창호, 1986). 제도 초기에는 의료시설의 배치가 면 단위까지만 이루어져 있어 면 소재지에서 벗어난 곳의 농촌주민들은 의료서비스를 이용하는 데 불편을 겪을 수밖에 없었다. 그러나 전반적인 무상치료제 체계하에서 주민들은 성별, 직장, 거주지 등에 관계없이 무상치료의 혜택을 누릴 수 있었으며, 무상으로 치료받을 수 있는 법적인 권리 보장이 가능해졌다는 점에서 큰 의의를 갖는다.

1960년 2월 27일 최고인민회의 제2기 제7차 회의에서 북한은 '완전하고 전반적인 무상치료제'를 법적으로 공포하였다. 이 체계 하에서 의사담당구역제가 실시되었으며, 무의리(無醫理)의 해소, 의료기구 및 의약품 현대화 등을 통하여 의료봉사의 질적 단계를 높이는 계기가 만들어졌다.[1] 1964년부터 의사담당구역제가 확대 실시되어 광역도시를 시작으로 지방도시까지 제도가 확산되었다. 1966년에는 진료소가 없는 일부 리에 진료소를 설치하고, 1970년대부터는 질적 수준 향상을 위해 리진료소의 현대화 작업이 이뤄졌다. 의료기구와 설비비품에 대한 보건기관의 수요를 충족하기 위해 생산 시설 또한 확장 · 현대화하였다(승창호, 1986).

이 외에도 '입원치료, 외래치료, 왕진치료, 진찰, 실험검사, 기능진단, 수술, 식사 등 환자 치료를 위한 모든 봉사와 요양의료봉사는 무료로, 요양소로 오가는 왕복 여비는 국가 또는 협동 단체가 부담하고, 임신부의 해산 방조, 교정기구, 보철, 건강검진, 예방접종 등 예방의료봉사까지 무상'으로 노동자, 농민, 병사를 비롯한 모든 주민들이 성별, 나이, 거주지, 직업, 노동의 양과 질, 수입에 관계없이 국가로부터 골고루 무상치료의 혜택을 받을 수 있게 되었다(조선중앙통신사 편, 2001; 승창호, 1986).

1966년 10월에는 김일성 수상의 「사회주의 의학은 예방이다」라는 교시를 발표하여 사회주의 의학에서 예방의 중요성을 강조하고 위생문화운동, 위생방역 사업을 적극적으로 전개하였다. 또한 고려의학을 강조하고 관련 시설 정비와 함께 고려의사를 대량으로 배출하여 '완전하고 전반적인 무상치료제'의 기틀을 마련하였다. 이후 북한은 1980년 제정된 「인민보건법」에 따라 전반적인 의료보장제를 실시하였으며, 현행 「인민

1 1961년 9월 조선로동당 제4차 당대회에서 의사담당구역제의 공식적 개념이 등장하며, 1963년 의사담당구역제 실시를 위해 의사와 준의를 양성하기 시작했다.

표 2-2 완전하고 전반적인 무상치료제의 실시 과정

전반적인 무상치료제	1952.10.	로동당중앙위원회 조직위원회 제15차 회의에서 '전 국민에 대한 국가부담의 전반적 무상치료제 실시' 결정
	1952.11.	내각결정 제203호 「무상치료제를 실시할 데 대하여」에서 전체 국민에 대하여 국가의 의료기관이 입원 및 외래환자에 대한 치료를 무상으로 한다고 규정, 보건국의 협의회에서 「무상치료에 관한 규정」과 세부 실천규칙 토의
완전하고 전반적인 무상치료제	1960.2.	최고인민회의 제2기 제7차 회의 「인민보건 사업을 강화할 데 대하여」 실시 문제 채택, 무상치료제의 일반화
	1961.9.	조선로동당 제4차 당대회를 통해 의사담당구역제의 공식적 개념 도입
	1963.4.	평양시 중구역 '경림종합진료소' 소아과에서 의사담당구역제 첫 실시
	1966.10.	김일성 수상의 교시 「사회주의 의학은 예방의학이다」 발표
	1970.11.	조선로동당 제5차 당대회를 통해 농촌 리진료소의 병원화 방침 결정
	1972.12.	「조선민주주의인민공화국 사회주의 헌법」을 통해 무상으로 치료받을 공민의 권리 보장
	1980	「인민보건법」 제정으로 완전하고 전반적인 무상치료제 법제화

출처: 황상익 · 김수연, 「해방 전후부터 정부 수립까지(1945년-1948년)의 북한 보건의료」, 2007, 재구성

보건법」 제2장을 통해 '완전하고 전반적인 무상치료제'를 법제화하는 단계에 이르렀다(보건복지가족부 · 이화여자대학교 통일학연구원, 2008).

3) 무상치료제의 퇴색

1990년대 들어서면서 사회주의권 국가의 몰락은 북한 내부에도 타격을 가져왔다. 무역량 감소로 인한 경제상황 악화, 김일성 주석 사망, 계속되는 자연재해로 인해 북한의 무상치료제는 제 기능을 할 수 없게 되었다. 1998년 「인민보건법」을 보완한 「의료법」을 채택하여 북한 보건의료 체계의 정비를 꾀하려 했으나 사실상 무의미한 노력이었다. 북한 내 감염성 질환 급증 및 영유아 · 모성 사망비 증가, 의료기기의 낙후 및 의료기술 부족과 같은 보건의료 시스템의 악순환은 '무상치료제의 퇴색'으로 인해 가속화되었다.

이러한 무상치료제의 퇴색은 질병행태의 문제와 더불어 의약품 판매에도 영향을 주었다. 통일부에서 발간한 1998년 『북한 인권백서』에 따르면 경제난 악화로 의약품 생산과 수입이 차질을 빚으면서 북한에서 생산하는 약조차도 대부분 병원이나 약국이 아닌 외화약국이나 외화상점으로 들어갔다는 점을 알 수 있다. 북한에서 청진의학대학을 졸업한 탈북의사에 따르면, 북한은 2000년대 들어 의약품 부족이 더욱 심화되어 무상치료제가 유명무실한 상태다. 보건의료인들은 병원 근무 이외의 생계 활동을 통해 수입을 창출하고 있으며, 북한의 병원에서 치료받기 위해서는 개인이 의료비의 일정 부분을 부담해야 한다고 언급하였다(서울대학교 의과대학 통일의학센터 외2, 2013).

북한에선 아직 사회보험법상 무상치료제가 유지되고 있다. 그러나 1990년대 고난의 행군, 경제위기, 자연재해 등으로 인하여 무상치료제는 명목상 존재할 뿐이라는 것을 다수의 북한이탈주민들이 증언한다. 사회주의 국가 중에서도 이처럼 완전한 무상치료제를 실현한 나라는 흔치 않은데, 그런 의미에서 북한이 지금도 이를 실현하고 있다면 큰 성과로 평가받을 수 있을 것이다. 그러나 전 주민을 포괄하지 못하는 낮은 수준의 보건의료 서비스와 심각한 의약품 부족 현상, 의료시설 미비 등의 문제가 온전히 해결되지 않는다면 무상치료제의 본래 의미는 퇴색될 수밖에 없다.

2. 예방의학제도

사회주의 의학의 기본원칙인 '예방의학'은 북한 「인민보건법」 제3조에서 "사회주의 의학에서의 기본은 예방이다. 국가는 인민보건사업에서 사회주의 의학의 원리를 구현한 예방의학 제도를 공고, 발전시킨다."라고 규정된다. 북한은 해방 직후, 일제통치 기간 동안 질병 예방과 치료 정책 부재로 인해 일어난 열악한 위생방역 사업의 해결을 중요시하였다(문옥륜 ·

보건의료정책연구소·의료보험관리공단·Pogon·Uiryo Pohom, 1989). 이에 따라 1946년 5월 '임시인민위원회 지령'으로 "인민의 건강을 보전하고 공중위생상 위해를 미연에 방지함"을 목적으로 하는 「위생검사원 규칙」을 통해 위생검사원(檢査員) 제도를 시행했다(조선민주주의인민공화국 외2, 1990). 1966년 10월 20일에는 김일성 수상의 "사회주의 의학은 예방의학이다"라는 연설을 통해 예방의학이 정책적 개념으로 처음 사용되기 시작하였다.

북한은 위생방역사업 강화를 예방의학적 방침의 주된 사항이라 간주하고, 구체적인 사업으로는 위생교육 및 검열, 방역, 위생개조 및 환경공해 방지 등의 예방보건사업을 위생방역소 주관으로 각급병원 및 진료소 등의 보건의료조직망으로 하여금 실시하도록 하였다(한국법제연구원, 2011). 「조선민주주의인민공화국 인민보건법」 제3장에서는 위생선전사업 및 교양사업 강화, 위생문화적인 생활환경 및 노동조건 조성, 가로수 및 녹지조성과 대기·강·하천·토지 등 오염 방지, 탁아소와 유치원에서의 과학적인 어린이 건강관리 및 위생관리, 체육의 대중화, 전염병 예방을 위한 방역대책 수립, 의사담당구역제 등을 위생방역 사업으로 규정하였다(장명봉, 2015).

3. 의사담당구역제도(호담당의사제)

북한의 보건의료 체계 중 하나인 '의사담당구역제도'는 각 지역을 구역별로 나누어 의사마다 구역을 맡아 주민들에게 보건의료 서비스를 제공하는 제도다. 담당 구역의 진료소, 종합진료소, 도·시 병원에 근무하는 의사들은 구역 내 환자들의 건강을 책임지며, 의사들은 환자 치료와 함께 담당 구역 내 위생선전, 소독, 예방접종, 검진 등의 업무를 처리한다. 의사마다 일정수의 주민들에게 포괄적인 1차 의료를 제공하고 전문 진료가 필요한 경우에 한하여 상급병원으로 파송하는 것이 본 제도다(문옥륜, 1994).

의사담당구역제도의 근간은 "1947년 7월부터 모든 의료기관에서 담당구역제를 실시하도록 하였다"는 내용이 담긴 조선보건사의 기록이지만, 당시의 제도는 위생방역사업에 대한 보건의료기관의 담당구역을 지정한 것에 불과했다. 1948년 3월 북조선인민위원회 제62차 회의 〈보건위생 사업을 개선 강화하기 위한 몇 가지 과업〉에서 김일성 수상이 의사담당구역제라는 용어를 처음 사용했다. 이후 의사담당구역제도는 1960년대 '완전하고 전반적인 무상치료제'를 통해 본격적으로 논의되기 시작한다(김진숙, 2012). 북한은 「인민보건법」 제28조 "국가는 의사들이 일정한 주민구역을 담당하고 맡은 구역에 늘 나가 주민들의 건강상태를 돌보며 예방치료사업을 하는 선진적 의료봉사 제도인 의사담당구역제를 공고·발전시킨다"와 「의료법」 제4조 "의사담당구역제는 인민들의 건강을 책임지고 보장하는 우월한 주민 건강관리 제도이다. 국가는 의사담당구역을 바로 정하고 의료일군의 책임성과 역할을 높여 의사담당구역제를 철저히 실시하도록 한다."와 같은 법을 통해 제도를 공고히 하였다(장명봉, 2015).

의사담당구역제도가 처음 시행된 시점은 1963년 4월 평양시 중구역 경림종합진료소 소아과이며, 1964년 6월부터는 탄광·광산의 갱의사담당구역제, 산업기업소에서는 직장담당구역제의 방법으로 전면 실시되었다. 1969년에는 모든 시·군·구역에서 제도가 실시되었고, 외래 환자 진료를 포함하여 정기적인 보건/위생교육, 소독, 예방접종 및 건강검진 등의 포괄적인 의료서비스를 제공하는 제도로서의 역할을 담당했다(맹호영, 2004; 보건복지가족부·이화여자대학교 통일학연구원, 2008). 1980년대 후반에 이르자, 지방을 포함한 전국으로 제도를 확장시켜 실시하였으며 1990년부터 '호담당구역제'라 하여 일반의사가 담당구역의 전염병 파악 및 진단서 발급, 환자 치료 등의 역할을 하도록 제도를 정비하였다. 호담당구역제의 제도 정비를 위해 각 병원에서는 담당 구역의 보건 일군들을 각 인민반에 파견하여 '가족병력서'를 완성하도록 했다(서울대학교 의과대학 통일의학센터 외2, 2013).

의사담당구역제도의 운영 측면을 살펴보면, 출생까지는 산부인과 담당의사, 출생 후부터 14세까지는 소아과 담당의사, 성인이 되면 내과 담당의사가 환자의 건강관리를 맡는다. 특히, 북한의 의사담당구역제도는 생산 활동 단위에 기초한 「직장담당제」와 거주지 생활 단위에 기초한 「거주지담당제」로 이원화되어 있으며, 직장에 다니는 주민은 편의에 따라 이용 가능하도록 「이중등록제」를 운영하고 있다(승창호, 1986). 또한 모든 지역 주민들을 거주지 또는 근무지 병원과 진료소에 등록하도록 하여 호담당의사를 통해 예방의학을 실현한다.

그러나 5~8개의 인민반[2]을 소수의 의사가 담당함으로 인해, 실제로 의사 1명당 광역도시 지역은 1,200명, 지방도시 지역은 1,500명에 달하는 주민들의 건강을 책임지게 되어 지역주민 건강관리의 질이 떨어질 수밖에 없었다(석영환, 2006). 탈북의사 인터뷰에 따르면, 이를 해결하기 위해 북한은 속성으로 의학전문학교를 졸업하는 준의 양성과정을 만들고 병원에서 일하는 준의를 대상으로 의학대학 통신학부 교육과정을 밟아 의사 자격을 얻을 수 있도록 했다(서울대학교 의과대학 통일의학센터 외2, 2013).

2 인민반이란 20~40가구로 구성된 북한 가구 조직의 말단 단위를 의미한다.

제2절 북한 보건의료 전달체계

1. 보건의료 전달체계 개요

북한의 보건의료 전달체계는 국가가 모든 보건의료 서비스를 소유하고 있음을 전제로 하여 행정구역별로 나뉘어 운영된다. 남한의 경우 병원 규모상(병상수, 진료과목 등) 1~3차 의료기관으로 나눠지는 반면, 북한은 지방도시(도-시/군-동/리)와 광역도시(직할/특별시-구역/군-동/리) 구분에 기초하여 지역 단위 병원체계상 1~4차 의료기관으로 나뉜다(〈그림 2-2〉).

북한 의료기관은 행정구역에 따라 각기 다른 의료 전달체계를 갖추고 있다. 리 · 동 단위에는 리인민병원이나 진료소를 1개씩 설치하며, 시 · 군 · 구역 단위에는 인민병원 1~2개, 각 도에는 대학병원과 종합병원을 각 1개씩 설치한다. 광역도시(직할/특별시-구역/군-동/리)와 지방도시(도-시/군-동/리) 구분에 따라서 의료기관 체계에도 차이를 보이는데, 광역도시 지역에는 대학병원을 비롯한 중앙급병원, 일반 시 · 군병원, 전문치료예방기관, 특수병원, 구급의료기관 등이 설치되며 산업지역은 산업병원, 산업진료소 구급소가 설치된다. 농촌지역 중 군 소재지 구역의 경우, 군

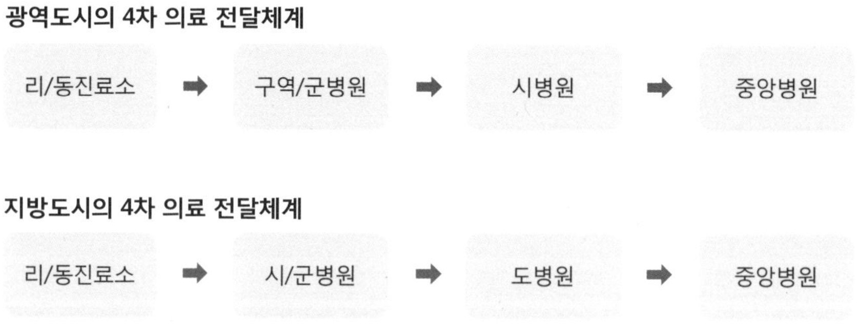

그림 2-2 북한 행정구역에 따른 도시와 지방별 의료 전달체계

병원이 협동농장 진료소를 두고 직접 보건위생 사업을 추진한다(연하청, 2001).

북한은 계층이나 직업에 따라 특정병원에서 진료가 가능하며 일반 병원 내에서도 간부와 주민들이 섞여 진료를 받지 않는다. 평양친선병원, 김만유병원, 봉화병원(김일성 · 김정일 가계와 당 · 정 장관급 이상), 남산병원(차관급 이상과 일부 인민배우 · 북송교포), 어은병원(군 장령)과 같은 계층에 따른 특정병원은 주로 평양직할시에 집중되어 있다(문옥륜, 2001). 이러한 병원은 북한에서 주로 4차 의료기관에 속한다. 직업군에 따른 특정병원은 사회안전성(남한에서의 경찰청과 유사), 국가안전보위부(남한에서의 국가정보원과 유사), 철도성 직원들을 대상으로 운영하고 있다.

북한의 의료기관은 특수질환을 담당하는 2 · 3차 의료기관인 특수병원과 특정전문과를 전담하는 3차 의료기관으로 구분된다. 특수질환 중에서도 간염, 결핵, 정신질환자의 경우, 2차 의료기관 수준에서 각각 간염요양원(2예방원), 결핵요양소(3예방원), 정신보양소(49호병원)[3]로 나뉘어 치료를 받는다. 특정전문과의 경우, 산과, 소아과, 구강과, 고려과가 3차 의료기관 단위에서 각 도별로 1개소씩 전담하는 전문병원들이 운영된다. 일반 3차 의료기관에서도 위 진료과들이 운영되기는 하지만 주로 해당 과목 전문병원에서 중심적인 진료가 이루어진다. 요양소는 의사의 판단에 따라 요양권을 발급받아 2~3개월 정도의 기간 동안 요양하는 곳을 의미하며, 나환자 및 결핵환자의 요양소는 분리되어 있다(문옥륜, 2001).

북한 주민의 진료 순서를 보면, 우선 호담당의사에게 받는 진료를 통해 1차 의료기관인 리 · 동 진료소와 종합진료소를 이용한다. 1차 의료기관 이후부터는 '상급병원 의뢰서'라 하여 교환병역서와 파송증이 발부되어야 진료를 받을 수 있으며, 2차 의료기관에서의 진료는 1개월까지만 받

---

3 탈북의사(비공개) 증언.

을 수 있다. 탈북의사의 증언에 따르면, 응급치료를 요하는 경우에는 예외적으로 의뢰서 없이 2차 의료기관에서의 진료가 가능하며 해당 의료기관에서도 치료 효과를 보지 못하면 도 단위 병원인 3차 의료기관으로 이송되어 3개월간 치료를 받을 수 있다. 그러나 일반적으로 3·4차 의료기관은 중증 환자 치료를 담당하며 3차 의료기관으로 이송되었다 할지라도 진단 후 필요시, 하급기관으로 재의뢰가 이루어지기도 한다(문옥륜, 2001).

2. 의료기관 현황

2014년 WHO의 자료에 따르면, 행정구역 현황에 따른 북한 의료기관 현황은 〈표 2-3〉과 같다(WHO, 2016).

〈표 2-3〉에 따르면 북한 보건의료기관은 총 8,988개로, 이 중 리진료소 및 종합진료소 6,263개, 군 및 리병원 1,608개, 중앙 및 도급 병원 133개의 현황을 보인다. 이 외에도 요양소 682개, 예방원 55개, 위생방역기관 235개, 혈액원 12개가 있다.

북한 의료기관별 의사 수, 진료과목, 병상규모 등은 〈표 2-5〉와 같다.

지금부터는 북한의 1~4차 의료기관과 해당 의료기관의 사례를 소개할 것이다. 북한 자료의 특성상, 의료기관 현황과 관련된 자료를 취득함에 한계가 있기 때문에 본서에서는 '어린이의약품지원본부'와 '대북협력민간단체협의회'의 보고서를 주로 활용하여 기술하였음을 참고하기 바란다.

표 2-3 2014년 기준 북한 의료기관 현황

구분	시설 수(개)
리진료소 및 종합진료소	6,263
군 및 리병원	1,608
중앙 및 도급 병원	133
요양소	682
예방원	55
위생방역기관	235
혈액원	12
합계	8,988

출처: WHO Country Office for DPR Korea, *Country Cooperation Strategy: Democratic People's Republic of Korea 2014-2019*, 2016

표 2-4 북한 행정구역 현황(2014년)

지역	시 · 군 · 구 · 구역 · 지구					읍 · 리 · 동 · 노동자구			
	시	군	구역	구	지구	읍	리	동	노동자구
평양직할시	-	2	18	-	-	1	57	284	10
나선특별시	-	-	-	-	2	-	12	20	-
남포특별시	-	2	5	-	-	2	49	73	5
평안남도	5	14	-	1	2	14	347	118	26
평안북도	3	22	-	-	-	22	484	88	31
함경남도	3	15	7	1	1	15	465	160	35
함경북도	3	12	7	-	-	12	253	134	44
황해남도	1	19	-	-	-	19	419	26	11
황해북도	3	18	-	-	-	19	393	78	8
강원도	2	15	-	-	-	15	379	61	7
자강도	3	15	-	-	-	15	229	68	23
양강도	1	11	-	-	-	11	143	25	67
계	24	145	37	2	5	145	3,230	1,135	267

출처: 통계청, 『2015 북한의 주요통계지표』, 2015

표 2-5 북한 의료기관별 의사 수, 진료과목, 병상규모 현황

<table>
<tr><th colspan="2">의료기관 형태</th><th>의사 수</th><th>진료 전문과</th><th>병상규모</th></tr>
<tr><td rowspan="3">1차 의료기관</td><td>(리 · 동 진료소)</td><td>1~2명</td><td>없음(주로 준의 근무)</td><td>0~2</td></tr>
<tr><td>(종합 진료소)</td><td>4~5명</td><td>내과, 외과, 소아과(일부)[4]</td><td>0~5</td></tr>
<tr><td>(리인민 병원)</td><td>10명 이내</td><td>내과, 외과, 소아과, 산부인과, 고려치료과, 구강과</td><td>5~20</td></tr>
<tr><td colspan="2">2차 의료기관
(시 · 군 · 구역 인민병원)</td><td>약 50명</td><td>내과, 외과, 소아과, 산부인과, 고려치료과, 렌트겐과,[5] 구강과, 이비인후과, 피부과, 안과, 신경과, 실험과(혈액검사실), 물리치료과, 결핵과, 간염과, 약제과, 구급과, 진료과(간부진료과)[6]</td><td>100~500</td></tr>
<tr><td colspan="2">3차 의료기관
(도인민병원)</td><td>약 200명</td><td>내과(순환기, 소화기, 호흡기), 복부외과, 수지외과, 정형외과, 흉부외과, 신경외과, 소아과, 산부인과, 고려치료과(동의과), 렌트겐과, 이비인후과, 피부과, 안과, 신경과, 물리치료과, 비뇨기과, 마취과, 기능회복과(회복치료과),[7] 기능진단과,[8] 병리진단과, 종양과(일부), 두경부외과(일부), 구급과, 소생과, 진료과(간부진료과)</td><td>800~1,200</td></tr>
<tr><td colspan="2">4차 의료기관
(조선적십자종합병원)</td><td>약 400명</td><td>3차 의료기관과 유사</td><td>1,000 내외</td></tr>
</table>

출처: 서울대학교 의과대학 통일의학센터 외2, 『북한 보건의료 백서』, 2013, 재구성

4 규모가 큰 종합진료소는 리인민병원과 비슷한 규모를 보이며, 기관별로 차이가 있다.

5 남한의 영상의학과와 유사하나 주로 X-ray 촬영 및 투시 검사를 담당한다. 북한에서 CT와 MRI 등 현대식 의학장비 운영 가능 여부에 대한 구체적인 정보는 알기 어려우나, 3차 의료기관에서도 거의 활용하지 않는 것으로 추정된다.

6 진료과는 구역, 군 당간부들에 대한 특별진료과를 말한다.(탈북의사(비공개) 증언)

7 남한의 재활의학과를 의미한다.

8 초음파 검사와 심전도 검사 등 기능적 검사를 담당하는 별도의 과를 의미하며, 초음파 검사 시 기능진단과 의사와 환자 담당 의사가 함께 참여한다.

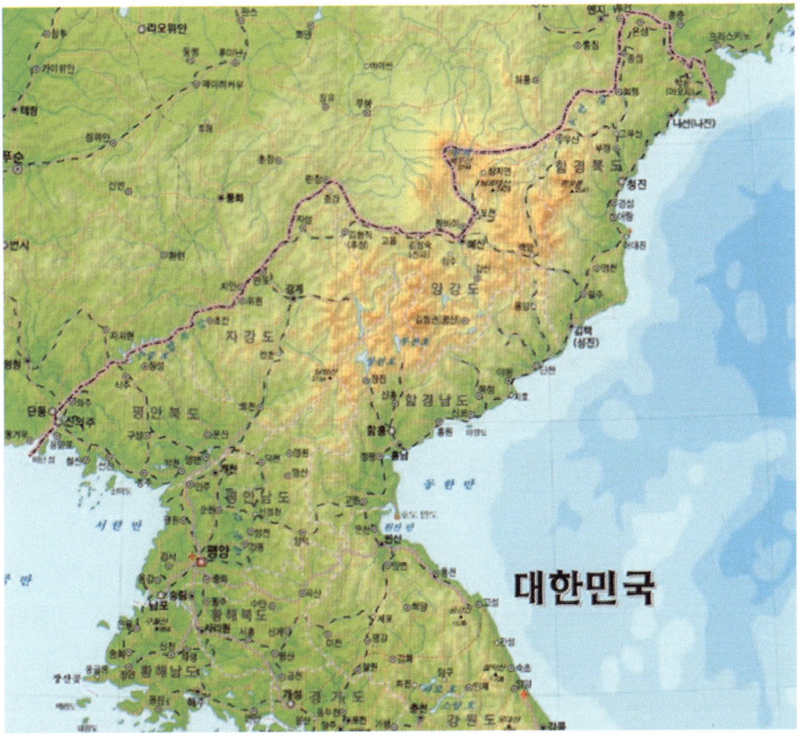

출처: 국토지리정보원, 대한민국 주변도(http://www.ngii.go.kr/world/koreamap.html), 2015

그림 2-3 북한의 지도

1) 1차 의료기관 (진료소/리인민병원)

(1) 진료소

주로 작은 농어촌에 위치하며 1~2명의 의사와 간호사가 근무하는 북한의 최소 단위 의료기관이다. 진료 역할과 범위는 다르나 지역사회와 밀접하게 위치해 있다는 점과 인력 및 규모는 남한의 보건소와 비슷하다.

어린이의약품지원본부에서 진행했던 2003년 평양시 대동강구역 1차 진료소 사업 현황을 참고해 보면, 대동강구역 내 동진료소는 13개가 있으며 산부인과 의사 1명, 조산원 3명이 근무했다(어린이의약품지원본부, 2008a). 동진료소에 근무하는 호담당의사 1명은 120~130세대를 담당하며 세대당 가족구성원의 평균이 4~5인이라 가정했을 때, 의사 1명당 적게는 480명 정도에서 많게는 650명까지 담당하는 것이 현실이다. 결국 과도하게 배정된 숫자로 인해 호담당의사는 정상적인 진료가 어려워지고 이에 따른 책임을 면하기 위해 진료카드에 환자의 질병을 허위로 기입하기도 한다는 문제가 제기되었다(서울대학교 의과대학 통일의학센터 외2, 2013). 이러한 문제는 호담당의사의 진료수준 및 자질에 대한 문제로 확산될 여지가 있다. 농촌 진료소의 경우, 대부분의 호담당의사가 의학전문학교를 졸업한 준의(이는 3절을 통해 자세히 기술할 예정이다)라는 점에서 의료의 질이 낮게 평가되기도 한다.

2005년에는 호담당구역제의 개선을 통해 시·군 병원의사의 출장을 자제하고 해당 지역의 진료소 또는 종합진료소에서 지역 내 진료를 전담하도록 하였는데, 이는 시·군 병원의사의 왕진으로 인해 병원 진료가 원활하지 않았기 때문이다(서울대학교 의과대학 통일의학센터 외2, 2013).

(2) 종합진료소

농촌의 리 단위 인민병원과 비슷한 규모를 지니기도 하는 종합진료소는 도시지역의 동 단위에 위치한다. 지역에 따라 차이가 있으나 의사 4~5명이 근무하며 내과, 외과 및 소아과 진료가 가능하다(어린이의약품지원본부·윤여운, 2012). 한 탈북의사의 증언에 따르면, '리'나 '동' 범위 내에서는 '진료소'라 칭하고 '군'이나 '시' 이상의 지역 범위에서는 주로 '병원'이라는 용어를 사용하기도 한다.

(3) 리인민병원

농촌 리 단위 인구 규모에 따라 위치하며, 지역별로 차이는 있으나 10명 이내의 의사가 근무한다. 진료과목 및 규모는 내과, 외과, 소아과, 산부

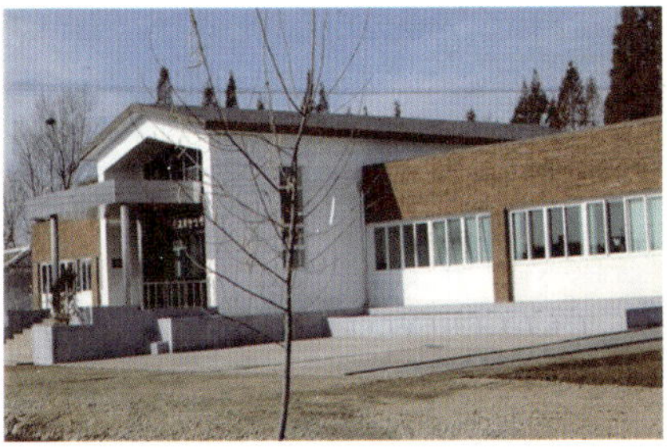

그림 2-4 장교리인민병원 전경

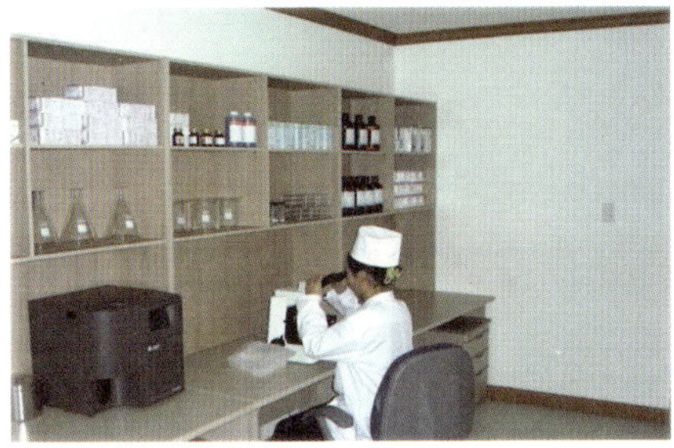

그림 2-5 병원 내 연구장비

인과, 뢴트겐과, 구강과, 고려치료과(일부), 이비인후과(일부), 혈액검사실이다.

'온정인민병원[9]'의 경우, 온정리 주민 8,720여 명이 이용하며 건평 190평, 2층 건물로 진료과는 산부인과, 치과, 내과, 외과, 소아과, 고려과, 호담당과 등 7개로 구성되었다(한국국제보건의료재단, 2009). 2006년 10월 기준 인력은 총 27명으로 치과의사 1명을 포함하여 의사 15명, 간호사 5명, 일반직 7명이었다. 입원실과 병원 난방 시설은 제대로 갖춰지지 않았으며 수술실은 충수염·편도 수술 정도만이 가능한 수준인 것으로 파악되었다. 당시 X-ray 장비와 실험검사실은 갖춰져 있었으나 의료장비 낙후 및 전기 공급 문제로 인하여 운영하지 못하는 실정이었으며, 의약품 및 의료시설과 같은 병원 치료 시스템이 열악한 상황이라 한다.

대북 보건의료 협력 사업을 운영하는 남한 NGO 단체인 어린이어깨동무의 병원 현대화 사업의 일환으로 설립된 '장교리인민병원'은 북한 어린이들의 건강에 큰 영향을 미치는 임신 과정부터 출산 후 5세까지의 어린이 건강관리를 목적으로 설립되었다(대북협력민간단체협의회, 2015). 이 병원은 장교리 지역 하나만을 담당하는 역할이 아니라, 인근 3~4개

9 북한 강원도 고성군 온정리에 위치해 있다.

리 지역 주민의 진료를 담당하는 인민병원의 역할을 하였다.

2) 2차 의료기관(시/구역/군인민병원)

북한의 2차 의료기관에는 도 단위 시인민병원과 구역인민병원, 지방도시의 군인민병원이 속한다. 시인민병원은 소규모 단위 시에 위치한 병원을 칭하며, 구역인민병원은 대도시의 구역 단위별로 건립된다. 평양과 대도시 변두리 지역이나 농촌 지역은 행정체계상 군으로 나뉘고 군인민병원이 설치된다.

〈표 2-6〉은 북한의 2차 의료기관 일부를 지역 병원 단위로 나누어 정리한 표이다.

어린이의약품지원본부에서 제시한 〈표 2-6〉을 통하여 북한의 시·구역인민병원의 보건의료 시설 및 인력 현황을 파악할 수 있다. 이 중, 평양시 대성구역 룡북동에 위치한 '대성구역병원'은 28개 진료과에서 160여 명의 의료인들이 환자를 돌봤다. 평양제2인민병원으로부터 20~30미터 정도 떨어진 곳에 위치해 있어 2차 의료기관으로서의 역할을 하고 있었으며, 본관의 경우 4층 건물로 1~2층은 외래용으로, 3~4층은 입원실로 사용했다. 채광이나 환기, 냉난방 등의 설비를 갖추지 않았으며 에너지 공급이 어려운 겨울에는 난방시설이 가동되지 않아 병원의 전반적인 환경은 열악한 것으로 파악되었다.

어린이어깨동무는 북한에 만연한 어린이 질병인 설사와 폐렴을 전문적으로 치료하기 위해 2004년 2차 의료기관급의 '평양어깨동무어린이병원'을 준공했다(대북협력민간단체협의회, 2015). 초기 30병상으로 운영되었으나 설사와 영양장애 환자 치료에 탁월하다는 소문이 나면서 타 지역에서까지 진료의뢰서를 들고 찾아오는 현상을 빚었다. 환자 수 급증에 따라 어린이어깨동무는 20병상을 추가 지원하여 현재 50병상 규모로 운영 중이다. 또한 병원 근처에 건설된 콩우유 생산공장을 통해 영

표 2-6 남한 민간단체 혹은 국제기구에서 지원한 바 있는 시/구역/군인민병원 현황

지역	2차 의료 기관	위치	병상(수)	진료과	의료인력 현황
평양	강남군 인민병원	강남군 강남읍	150	23개 전문과	의사 60여 명 외 간호사, 약제사, 구강의사, 보철사, 조산원, 보장성원 등 약 100명
	대동강 구역병원	대동강 구역	450	-	의사 120명, 간호사 60명 등 직원 총 294명
	대성 구역병원	대성구역 룡북동	150	28개 과	의사 80여 명, 제약사 4명, 약제사 6명, 조산원 3명, 간호사 20명, 실험기사 3명 등 총 160여 명
	락랑 구역병원	락랑 구역	200	-	의사 122명, 간호사 80명 등 총 250명
	만경대 구역병원	만경대 구역	-	-	-
	모란봉 구역병원	모란봉 구역	260	24개 과	의사, 약제사 120여 명, 간호조산원 90여 명 등 총 243명
	중 구역병원	중구역	200	-	250명
평안남도	대안군 인민병원	대안군	300	-	의사 129명 포함 총 300명
	온천군 인민병원	온천군	80	-	의사 10명, 간호원 8명 이외 준의사, 보장부서 등
	은산군 인민병원	은산군	110	-	의사 70명, 간호사 15명 등 총 100여 명
평안북도	향산군 인민병원	향산군	150	-	의사 62명, 약제사 10명, 간호사 25명, 조산사 6명 등 총 117명
함경남도	해상구역 인민병원	해상구역	14	-	의사 69명, 간호사 16명, 조산사 3명
	흥남구역 인민병원	흥남구역	400	-	의사 66명, 간호사 33명, 조산사 4명
	함주군 인민병원	함주군	300	-	의사 100명, 간호사 30명, 조산사 3명

출처: 어린이의약품지원본부, 『북한 구역(군)병원급 병원 현대화 사업의 경험을 통한 지원 매뉴얼』, 2008b

양장애 관련 질병으로 고통받는 북한 어린이들을 위한 영양지원도 제공한다.

평양 만경대구역 칠골동에 위치한 '만경대어린이종합병원'은 남한 대북지원사업의 일환으로 신축 건립된 병원이다(어린이의약품지원본부 · 나동규, 2013). 2007년 12월, 북한은 자금 부족으로 건설이 중단되어 있던 만경대 제2구역병원 신축건립을 제안했고, 어린이의약품지원본부는 어린이 전문치료와 수술이 가능한 만경대어린이종합병원 건립을 협의했다. 병원은 지상 3층의 규모로 소아과, 산부인과 등 11개 진료과와 43병상의 입원실로 구성되었다. 칠골동은 27만 명의 주민이 거주하고 어린이 시설이 밀집되어 있어 어린이 인구 유입이 많은 구역이라는 점에서 어린이병원으로써 의의가 크다는 평가다. 2009년 병원 완공 이후, 각 과에 필요한 집기류와 의료장비 및 소모품 지원이 있었으며 2011년에는 남북관계 경색으로 지원이 일시 중단되었다. 2012년 5월에는 X-ray 장비 등의 물자 반출이 재개되었고, 2013년 7월 의약품 및 의료용 소모품이 승인되어 8월에 물자 반출이 진행되었다.

3) 3차 의료기관(도인민병원: 의학대학병원)

북한의 3차 의료기관은 평양직할시, 남포특별시를 포함하여 각 도에 1개씩 의학대학병원의 형태로 운영된다. 북한의 『고등교육』 잡지[10] 분석 결과, 〈표 2-7〉과 같이 북한의 3차 의료기관은 총 11개로 파악되며, 의학대학병원 외 평양시내 특정 중앙병원 일부 또한 3차 의료기관으로 분류된다.

1 · 2차 의료기관에서 수술이 필요한 경우, 3차 의료기관으로 이송되

---

10 북한에서 매월 발간하는 교육 분야 잡지로 고등교육(대학교육) 전반에 대한 현황, 제안점, 문제점 등이 게재되는 잡지이다.

표 2-7 북한 의학대학 및 의학대학병원 현황

의학대학	의학대학병원	소재지
김일성종합대학 평양의학대학	김일성종합대학 평양의학대학병원	평양직할시
함흥의학대학	함흥의학대학병원	함경남도 함흥시
청진의학대학	청진의학대학병원	함경북도 청진시
해주의학대학	해주의학대학병원	황해남도 해주시
평북종합대학 의학대학	평북종합대학 의학대학병원	평안북도 신의주시
강계의학대학	강계의학대학병원	자강도 강계시
원산의학대학	원산의학대학병원	강원도 원산시
황북종합대학 강건의학대학	황북종합대학 강건의학대학병원	황해북도 사리원시
혜산의학대학	혜산의학대학병원	양강도 혜산시
평성의학대학	평성의학대학병원	평안남도 평성시
남포의학대학	남포의학대학병원	남포특별시
김형직군의대학	-	평양직할시

출처: 『고등교육』 2011년 1호~2016년 5호 분석

기 때문에 3차 병원은 입원 환자의 치료만을 다룬다. 북한 주민 중 결핵이나 간염과 같은 특수질환 환자를 제외하고는 3차 의료기관에서 진료를 받을 수 없다.

평양직할시 대성구역 룡북동에 위치한 '평양제2인민병원'은 북한의 3차 의료기관으로 분류된다(나눔인터내셔날 외 5, 2007). 2007년 나눔인터내셔날 등의 보고에 따르면, 평양제2인민병원의 의료인력 현황은 의사 230여 명을 포함하여 총 직원 700여 명이었다. 외래진료소, 소아병동, 산과병동, 외과병동, 제약실, 직원 기숙사의 6개 병동으로 구성되었으며 일일 진료환자는 약 300~400명으로 추정되었다. 2차 의료기관인 구역병원에서 후송되는 환자들을 주로 진료하고 있었으나 병원 내부 의료시설 및 장비의 낙후로 인하여 치료환경이 좋지 않았다.

북한은 계층이나 직업에 따라 특정병원을 이용할 수 있도록 하는데, 그 대표적인 예가 바로 '철도성병원'이다(어린이의약품지원본부, 2008a). 철도성병원은 평양시 평천구역에 위치하여 철도성 직원 및 가족들을 진료

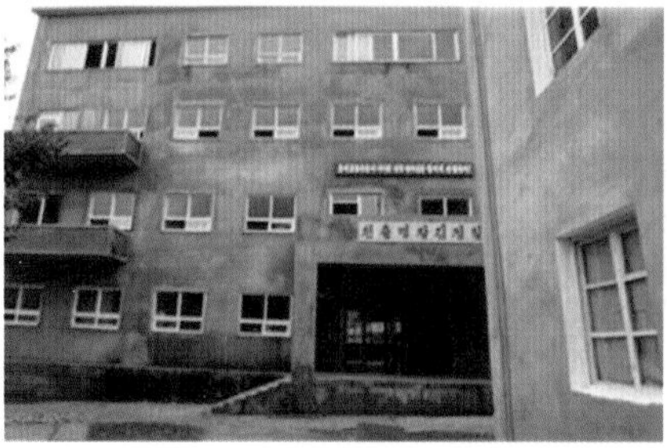

그림 2-6 남포소아병원 전경

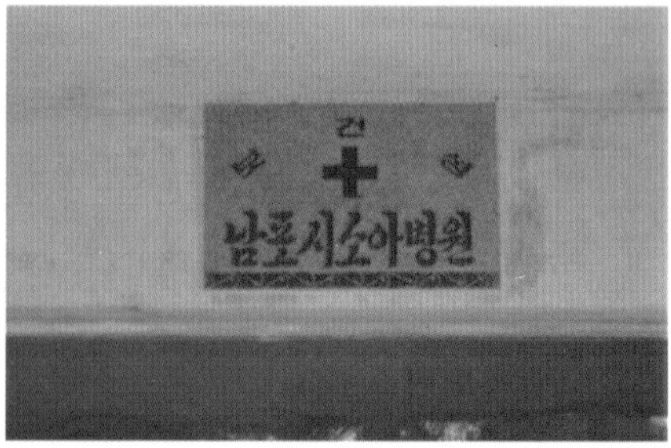

그림 2-7 남포소아병원 현판

하고 치료 분야 인력 300여 명[11]을 포함하여 총 350여 명의 의료인력이 근무 중이었다. 5층으로 건축된 외래 병동과 7층의 입원 병동이 있고 대부분의 환자는 평양 시민으로, 철도성병원 또한 타 병원의 사례와 같이 시설 낙후로 인해 적절한 수술 장비가 부족한 상황이며 의약품 부족 문제가 대두되었다.

어린이어깨동무가 추진한 '남포소아병원 입원병동' 건립은 2005년부터 정부 차원에서 북한 영유아들의 영양·질병·건강관리를 위해 5개년 계획으로 추진된 북한 영유아지원사업의 일환으로 추진되었다. 입원병동 신축 및 외래병동 일부 개보수를 포함하여 2009년 3월까지 건립이 진행되었으나, 이후 정부로부터 개발협력사업 성격의 물자 지원 불허에 따라 중단되었다. 2010년 북한은 자력으로 신축을 마무리하여 현재 운영 중이다(대북협력민간단체협의회, 2015).

4) 4차 의료기관(조선적십자종합병원 및 연구소)

북한의 4차 의료기관은 3차 의료기관에서 치료가 어려운 경우 환자가 이

11 37개 전문과 의사 200명 중에 고려의사 20명이 포함된다.

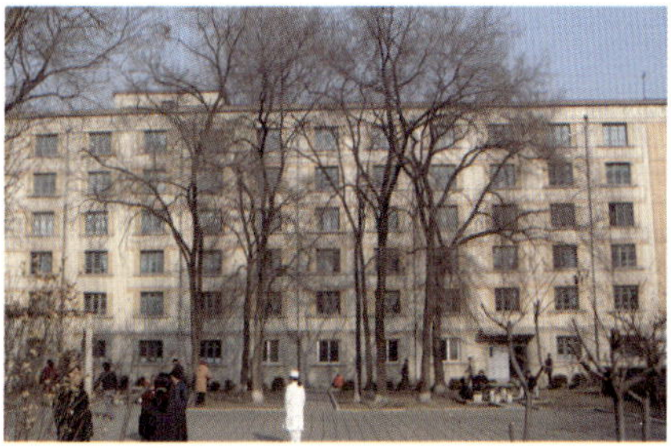

그림 2-8 평양의학대학병원 전경

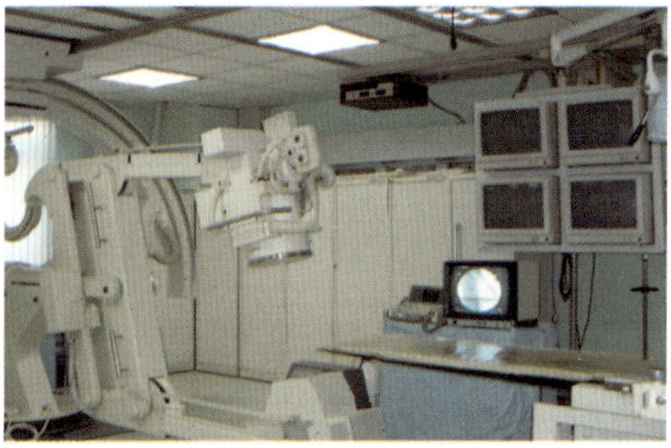

그림 2-9 병원 내 의료장비

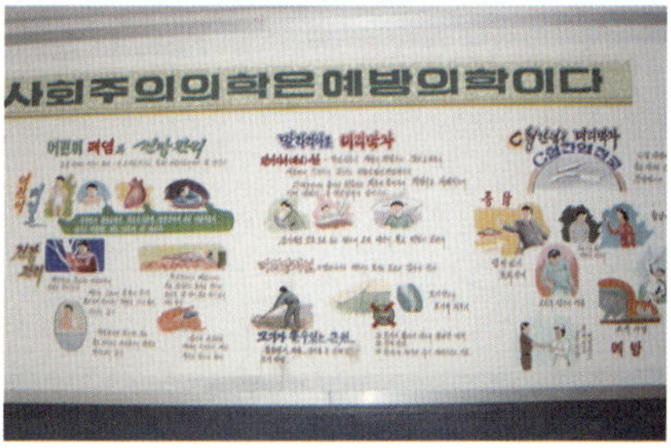

그림 2-10 병원 내벽 그림

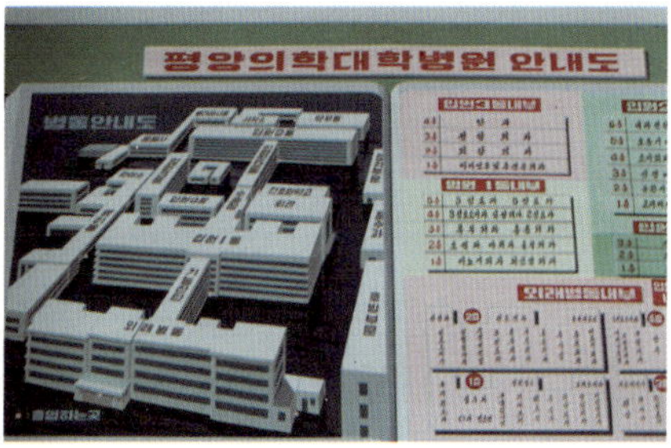

그림 2-11 병원 안내도

송되어 치료받는 곳을 의미하며, 예로 평양 소재의 '조선적십자종합병원'이 해당된다. '조선적십자종합병원'은 평양시 동대원구역에 위치하며 북한에서 가장 큰 규모다. 일반 환자와 주민들도 이용할 수 있고, 평양 주민을 포함하여 치료가 어려운 지방의 환자들 또한 이용가능하다. 의사 900명, 간호사 700명, 보장성원 400명 등 총 2,000여 명의 의료인력이 근무중이었으며 일일 외래환자 2,000여 명을 진료하였다(어린이의약품지원본부 · 윤여운, 2012).

2008년 어린이어깨동무는 북한 중앙급 병원 중 유일하게 소아과가 있는 평양의학대학병원에 4차급 의료기관인 '평양의학대학병원 어깨동무 소아병동'을 신축하였다(대북협력민간단체협의회, 2015). 평양의학대학병원은 북한 전역의 중증 어린이 환자를 치료하는 기관이자, 북한의 의료진을 양성 및 재교육하는 북한의 핵심 의료기관이다. 따라서 평양의학대학병원의 소아병동 신축을 통해 현대화된 장비와 기술을 이전함으로써 북한 의료진들의 진료 기능을 개선·강화하였고, 보다 전문적이며 체계적인 어린이 치료를 가능케 하였다. 또한 병원 건립과정 전후에 남북 의료진 간의 교류와 교육 시간을 통해 최신 의료지식을 전수하고 북한 보건의료 현황에 대해 파악할 수 있는 계기를 마련하였다.

진료 이외에도 연구 등을 목적으로 하여 각 진료 과목별로 4차 의료기관이 존재하는데, 평양의 종양연구소·내분비연구소·피부병연구소·산원 등이 포함된다. 각 환자별로 진료와 치료가 가능한 기관을 살펴보면, 북한의 암환자는 종양연구소에서 입원 및 치료를 받고 내분비당뇨병을 앓고 있는 환자는 내분비연구소를 통해 치료를 받는 형식이다.

평양 외 지역에도 4차 의료기관은 존재한다. 대표적인 예가 청진시와 함흥시에 위치한 '임상의학연구소'다. 2010년 탈북한 의사의 인터뷰에 따르면 함경북도 청진시에 위치한 임상의학연구소의 경우, 소화기계 연구소로 평양 주민들도 치료를 위해 연구소가 위치한 청진시로 이송된다. 함경남도 함흥시 임상의학연구소의 경우, 외과계 연구소로 북한에서 가장 유명한 정형외과 의사들이 입원 환자를 살핀다.

3. 비공식 보건의료 전달체계: 장마당과 약품 전달체계

공식적인 제도로서 기능하는 보건의료 전달체계 외에도 비공식적인 전달체계로 자리 잡은 사례 또한 존재한다. 1990년대 중반 '고난의 행군' 이후부터 북한에는 비공식 보건의료 전달체계가 생겨나기 시작했는데, 이는 주로 '장마당[12]'에서 이뤄지는 의약품 공급과 관련하여 작동한다. 장

12 북한은 사회주의 계획경제를 체제화했지만 텃밭에서 생산한 일부 농산물을 포함한 물품을 거래할 수 있는 '농민시장'을 유지해 왔다. 그러나 1990년대 중반 이후 경제

마당을 이해하기 전에 북한 의약품 공급 체계에 대해 간단하게 살펴보고자 한다.

북한에서 의약품 공급은 각 도에서 중앙의약품관리소와 신의약공급관리국에 제출한 요구서에 근거하여 진행된다. 먼저 각 제약공장들에서 생산된 의약품과 수입 의약품은 중앙의약품관리소에 집결된 후, 의약품 배정계획에 따라 중앙급 치료예방기관과 각 도 의약품관리소에 공급된다. 도 의약품관리소는 도급 치료예방기관과 시·군 의약품관리소에, 시·군 의약품관리소는 시·군급 치료예방기관과 리병원(진료소), 산업병원(산업진료소)에 의약품을 공급해 준다(어린이의약품지원본부·나동규, 2013).

북한에서는 고난의 행군 시기를 거치며 여러 사회문제들이 발생한다. 식량난에 따른 영양결핍을 비롯하여 각종 감염병의 창궐로 북한 전역에서 사상자가 급증하였다. 이러한 북한의 열악한 보건의료 위기에서 국민건강과 인도주의 원칙을 따라 국제기구와 남한은 대북지원 등의 명목으로 많은 지원 약품을 북한으로 보냈다. 그러나 이는 국가시스템과 주민전체를 아우르기에는 역부족이었으며, 무상의료가 쇠퇴하고 유상의료가 현실이 되면서 북한 주민들은 자발적으로 적응하고 진화하였다(이혜경, 2014a). 이러한 변화에 따라, 각급 병원에서는 1990년대부터 치료약을 환자가 직접 구해 오도록 하는 자구책을 실시하기 시작하였고 결국 북한에서도 돈이 있어야 약을 구하는 상황이 현실화되었다. 이 과정에서 민간의료시장의 한 부분으로써 장마당이 중요한 역할을 하게 되어 북한의 보건의료 전달체계에서 주된 비공식 전달체계로 작동하였다.

난으로 물자보급이 어렵게 되자 합법적인 농민시장에서 허가받지 않은 물품을 거래하기 시작했다. 동시에 허가받지 않은 공간에서 시장거래도 이루어졌고 이러한 다양한 형태의 시장을 북한에서는 '장마당'이라 칭했다. 2000년대 중반 이후 북한 당국은 장마당을 묵인하는 방침에서 벗어나, 시장거래를 제도 안에 포함시키기 위해 종합시장을 만들기 시작했다.

1990년대 중반부터 남한과 UN에서 보낸 지원약품은 북한 주민들에게 도달하기에는 한계를 지녔고 이 중 장마당으로 빠지는 물량이 다수였다. 결과적으로 장마당과 같은 시장에서 집합된 의약품의 가격이 정해졌고, 이는 곧 담합의 결과를 낳았다(이혜경, 2014a). 아래 〈표 2-8〉은 공급된 UN 약품들의 남포와 청진 지역 시장 매매가를 정리한 것이다.

또한 북한은 2002년과 2005년, 각각 평스제약합영회사[13](평양-스위스 기업 공동 설립)와 평양의 정성제약회사를 설립하는 등의 여러 노력을 기울이고 있다. 북한 당국의 이러한 노력과 더불어 2005년에는 평양 및 주

표 2-8 공급된 UN 약품들의 시장가격 매매가(남포/청진)

약품명	단가/규격	용도	가격(원)
Ringer	0.85%/500ml	Sap.	1,200(중국제)~1,800(국산)
Glucose	5%/500ml	Sap.	1,200~1,500
Glucose	20%/20ml-5A	Sap.	3,000~5,000
Penisilin	100만	Antibiotics	500
Streptomycinin	A	Antibiotics	600
Anticonseptive(피임)	30T	Wooman	600(중국제)~1,500(UN제)
Loop	T(type)	Wooman	1,500(중국제)~2,500(UN제)
Cohotrimoxasol	Tab.	Antibiotics	25
영신환	150T	Digestive	500
Revomicetin	Tab.	Antibiotics	70
정통편(중국)	Tab.	Fever	20
Ampicilin	Tab.	Antibiotics	50
Mebendazol	Tab.	Anthelmintic	100
도쯔약(이소+리팜핀+Et+PA)	1Bax	Antituborclosis	600
Isonizid(INAH)	Tab.	Antituborclosis	15

출처: 이혜경, 「북한 무상치료제의 변화: 민간의료시장 실태를 중심으로」, 2014a

13 평스제약합영회사 홈페이지(http://pyongsu.com/).

요도시의 시장에서 더 이상 약을 팔지 못하게 되면서 개인약국들이 생겨나기 시작했다. 북한에서 의약품은 주로 국영약국, 개인약국, 시장, 상점이나 개인집약장사를 통해 구입할 수 있었는데, 이러한 약국 형태의 분화도 이때 형성되었다. 2005년에 이어, 2007년과 2009년에는 시장통제가 심화됨에 따라 북한의 식·의약품 시장이 상점화·매점화되는 비율이 지속적으로 늘어났다(곽인옥·류국현, 2015).

더 알아보기 ❶

북한의 병원 체계는 남한과 어떻게 다를까?

북한의 병원 체계는 남한과 달리 행정조직과 당조직의 이원적 체계로 구성되어 있다. 전체 병원 행정조직에 대한 지도와 인사관리는 당조직에 의해 결정되며 행정조직은 병원 실무 전반을 관리한다. 병원의 초급당비서는 병원 인사의 최종 의사권을 갖고 있기 때문에 병원장도 당의 승인이 있어야 임명될 수 있다. 형식적으로는 병원장이 병원의 장이지만 실질적으로는 병원의 초급당비서가 병원의 실권을 가지고 있다(이혜경, 2014b; 서울대학교 의과대학 통일의학센터 외2, 2013).[14]

〈그림 2-12〉와 같이 북한의 병원 조직을 보면, 병원장 아래로 외래부원장, 기술부원장, 약국장, 경리부원장 등이 조직되어 있다. 외래부원장은 병원 내·외부 사업의 조직, 계획, 인사 등 행정 전반의 업무를 총괄한다. 기술부원장은 의료기술적 분야를 총괄하여 진료와 관련된 모든 결정을 담당하며,[15] 약국장은 조제실과 주사 제제실을 총괄한다. 마지막으로 경리부원장은 후방지원과 병원인력을 총괄한다(이혜경, 2014b).

그렇다면 병원의 일과는 남한과 어떻게 다를까? 각 병원의 규모와 시기에 따라 차이가 있을 수 있으나 탈북의사의 증언에 의하면, 병원의 노동시간은 하루 8시간이다. 월요일부터 목요일까지 주 4일의 정규일과를 보내며, 금요일에는 '금요노동'을 실시하고 토요일에는 '생활총화' 시간을 가진다. 당이나 행정에서 조

---

14 북한의 조선로동당은 중앙의 당중앙위원회를 기점으로 도(직할시)당위원회, 시(구역)·군당위원회의 계층적 구조를 이루고, 그 아래에 행정구역인 동과 리, 각 기관인 기업소, 학교, 병원 등에는 초급당위원회가 조직되어 있다. 그리고 가장 말단의 당조직으로서 당세포가 조직된다.

15 기술부원장은 병원의 '진단서' 발급에 관여한다. 이는 현재 북한 경제의 현실상 진단서를 통해 각종 노동과 정치행사에서 제외될 수 있는 점 때문에 주요 청탁의 통로가 되기도 한다.

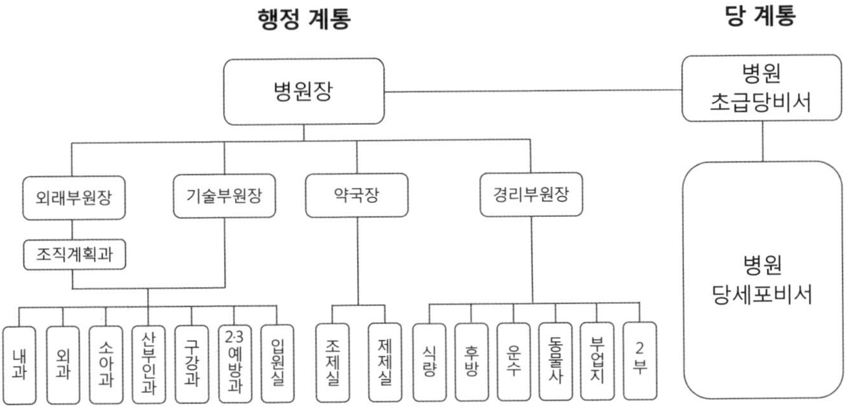

출처: 이혜경, 「통일 대비 북한 보건의료인력 실태분석 및 통합방안」, 2014b, 재구성

그림 2-12 북한의 병원 조직 체계

직하는 '금요노동'에는 모든 병원인력들이 국가에서 시행하는 사업(철길공사, 도로공사 등)에 참여한다. 토요일에는 출근하여 한 주간의 생활총화 시간을 가지며 이후에는 각 과별로 모임을 실시하고 정치학습 시간을 가진다(서울대학교 의과대학 통일의학센터 외2, 2013). 생활총화는 병원의 초급 단위별로 실시되며 김일성·김정일 교시를 통해 자신의 생활을 비판하고 자신의 잘못에 대해 자아비판을 하는 시간으로 구성된다(김병로, 2016). 이 외에도 북한 의사들은 봄과 가을에 산에 나가 약초를 채집하는 것이 업무에 포함되어 있다.

제3절 북한 보건의료인력 현황 및 양성체계

1. 북한 보건의료인력 현황

북한의 보건의료인은 상등보건일군과 중등보건일군, 보조의료일군으로 나뉜다. 상등보건일군에는 의사와 고려의사(남한의 한의사), 구강의사(남한의 치과의사), 약제사(남한의 약사) 등이 있고 중등보건일군은 준의와 보철사 등이 있으며 보조의료일군으로는 간호원이 있다. 북한에서 보건일군을 상등과 중등, 보조 등으로 나누어 양성하는 체계는 북한 보건의료체계의 고유한 특징과 관련 있다. 앞서 2장 1절에서 살펴본 북한 보건의료체계의 특징인 의사담당구역제도를 가능하게 하려면 1차 의료를 제공할 의료인력의 수급과 배치가 중요하기 때문에 북한은 의료인력 공급을 위해 의학전문학교에 준의 양성과정과 같은 중등보건일군 양성체계를 만들었다(서울대학교 의과대학 통일의학센터 외2, 2013).

2011년과 2012년에 발행된 북한 보건성과 WHO의 보고서에 따르면, 〈표 2-9〉와 같이 북한 보건의료인력 중 의사는 6만 8,393명이며 구강의사, 고려의사, 위생의사를 합친 인력은 7만 9,931명으로 인구 1,000명당 3.3명으로 보고되었다(보건성 · 세계보건기구, 2011; 보건성 · 세계보건기구, 2012). 이를 의사 인력으로 한정해 추산하면 인구 1,000명당 2.8명이 되며 이 같은 비율을 주요 국가와 비교해 보면, 한국 2.26명(2015년),[16] 캐나다 2.5명(2014년), 영국 2.8명(2015년), 미국 2.56명(2013년) 등으로 북한의 의사 인력은 주요 국가와 대비하여 부족하지 않은 것으로 나타난다(OECD, 2016). 그러나 북한의 의사 인력 수 통계는 의사와 준의 인력 수를 합한

16 한국의 의사 인력 통계에는 한의사 인력의 수가 포함되어 있다.

표 2-9 북한 보건일군 직종별 인원 수 및 비율

직종	인원 수(명)		인구 1,000명당 비율(명)
의사	68,393	79,931	3.3
구강의사	4,314		
고려의사	4,384		
위생의사	2,840		
간호원	93,400		3.9
약제사	8,622		0.4
조산원	7,368		0.3
기타 보건일군	26,406		1.1
총계	215,727		

출처: 보건성 · 세계보건기구, 2011; 보건성 · 세계보건기구, 2012

수치일 가능성이 있다. 뒤에서 살펴볼 준의 양성체계에서 알 수 있듯이, 북한의 준의는 의학전문학교에서 단기간에 양성되어 주로 1차 의료기관에서 호담당의사로 활동하고 있는 인력을 의미하는데, 보건성과 WHO의 보고서에서는 호담당의사 4만 4,760명의 인력을 의사 인력 통계에 포함하여 서술하고 있다(보건성 · 세계보건기구, 2012). 따라서 북한의 의사 수 비율과 주요 국가의 의사 수 비율의 비교로 국가보건의료 질 수준을 직접 비교하기에는 한계가 있다.

2. 북한 보건의료인력 양성체계

북한의 상등보건일군은 의학대학과 약학대학에서 양성되고 중등보건일군은 의학전문학교에서 양성되며, 보조의료일군은 간호원양성소와 간호원학교에서 양성된다.

북한의 보건의료인력을 양성하는 교육기관으로 대표적인 곳은 의학대학이다. 의학대학에는 일반적인 의사를 배출하는 일반임상학부 외에

표 2-10 북한 보건의료인 종류와 양성기관

구분	보건의료인	양성기관	양성기간	비고
상등보건 일군	의사	의학대학 일반임상학부	5년 6개월	졸업 시 6급(무급)의사 자격
		의학대학 전문반	7년	입학 시 전문반 지망
		의학대학 통신학부	6년	준의, 간호원 대상 1년 2회 교육
	고려의사	의학대학 고려의학부	5년 6개월	
	구강의사	의학대학 구강학부	5년 6개월	
	위생의사	의학대학 위생학부	5년	
	체육의사	의학대학 체육의학부	5년 6개월	최근 평양의학대학 내 설립
	약제사	의학대학 약학부, 약학대학	5년	
중등보건 일군	준의	의학전문학교 기초의학과	3년	
	보철사	의학전문학교 구강과	3년	
	조산원	의학전문학교 조산과	3년	
	조제사	의학전문학교 약학과	3년	
보조의료 일군	간호원	간호원양성소	6개월	
		간호원학교	2년	도 단위 운영

출처: 서울대학교 의과대학 통일의학센터 외2, 『북한 보건의료 백서』, 2013; 북한 의학대학 관계자(비공개), 재구성

고려의사를 배출하는 고려의학부와 구강의사를 양성하는 구강학부가 함께 설치되어 있다. 그리고 위생의사를 배출하는 위생학부, 약제사를 양성하는 약학부[17] 등이 설치되어 있으며 최근에는 김일성종합대학 평양의학대학에 체육의학부를 설치하여 체육의사를 양성하고 있다.

의학대학 외에 의학전문학교에서는 준의, 보철사, 조산원, 조제사가 양성된다. 그리고 북한의 간호원은 남한의 간호사 양성체계와 상이하게 간호원양성소와 간호원학교에서 각각 6개월, 2년 교육을 받고 양성된다. 북한의 보건의료인의 구분과 그 양성기관을 정리하면 〈표 2-10〉과 같다.

---

17 의학대학의 약학부와 별도로 약제사를 배출하는 약학대학은 현재 함흥화학공업종합대학 약학대학, 사리원약학대학, 사리원고려약학대학 등의 3개교가 파악된다. 북한의 약학대학에 대한 자료는 매우 한정적이어서, 북한 고등교육 과정이 서술되어 있는 북한 잡지 문헌인 『고등교육』 2011년 1호~2016년 5호의 수록 문헌들을 참고해 북한의 약학대학 명칭과 존재여부를 확인할 수 있다.

1) 북한 의학대학 체계

현재 북한의 의학대학은 〈표 2-11〉과 같이 평양과 각 도에서 12개교가 운영되고 있다. 북한은 해방 후 1946년 10월 김일성종합대학을 설립하면서 의학부를 설치하였고 함경남도 함흥시에 함흥의학대학을 설립하였다. 이후 1948년 7월 김일성종합대학에서 의학부가 분리되어 평양의학대학이 설립되었고 함경북도 청진시에 청진의학대학을 설립했다(사회과학출판사 편찬위원회, 2014).[18] 한국전쟁 이후에는 1959년에 해주의학대학, 1968년에 신의주의학대학, 강계의학대학, 1969년에 원산의학대학, 사리원의학대학, 평남의학대학, 1970년에 혜산의학대학, 개성의학대학이 설립되어 각 도 1개 의학대학 체계인 현재의 의학대학 체계를 갖추게 되었다(박윤재 · 박형우, 1998). 현재는 기존 의학대학들이 교명 변경과 폐교, 그리고

표 2-11 북한의 의학대학 현황(2016년 6월 현재)

구분	의학대학 명칭	소재지
의학대학 12개교	김일성종합대학 평양의학대학	평양직할시
	함흥의학대학	함경남도 함흥시
	청진의학대학	함경북도 청진시
	해주의학대학	황해남도 해주시
	평북종합대학 의학대학	평안북도 신의주시
	강계의학대학	자강도 강계시
	원산의학대학	강원도 원산시
	황북종합대학 강건의학대학	황해북도 사리원시
	혜산의학대학	양강도 혜산시
	평성의학대학	평안남도 평성시
	남포의학대학	남포특별시
	김형직군의대학	평양직할시

출처: 『고등교육』 2011년 1호~2016년 5호 분석

18 평양의학대학의 경우에는 2010년에 다시 김일성종합대학으로 편입되어 현재 명칭은 김일성종합대학 평양의학대학이다.

신설 의학대학의 성립 등의 몇 차례 변동 과정을 거치면서 지금의 12개교의 의학대학 체계가 유지되고 있다.

북한은 2015년 상반기에 부문별·지역별로 종합대학을 신설하고 각 단과대학들을 편입하는 등 고등교육 체계의 개편을 단행하였다. 이에 따라 의학대학 체계도 기존 신의주의학대학이 평북종합대학 의학대학으로, 강건사리원의학대학이 황북종합대학 강건의학대학으로 개편되는 등 최근 김정은 시대에 들어서 북한의 보건의료인력 양성체계는 변화하고 있다.[19]

2) 북한 의학대학 교육 과정

북한 의학대학에 입학하기 위해서는 별도의 입학시험을 치러야 한다. 북한은 2000년대 들어 의료인의 사회적 지위가 향상되는 추세로, 현재 북한에서 교육사업에 참여하고 있는 관계자에 따르면 3 : 1 정도의 치열한 입학경쟁 하에서 의학대학의 입시가 진행되고 있다. 입학 시 제출하는 서류는 고급중학교 성적표와 대학진학시험점수 및 추천서이며, 이를 통해 심사가 진행되고 별도의 의학대학 입학시험을 치르게 되는데, 사회, 국어, 외국어, 과학, 역사, 정치, 수학 등의 7과목 필기시험과 체력시험 4종목, 면접으로 구성되어 합격이 결정된다. 입학생 현황은 보통 남학생의 경우 고급중학교 졸업 후 17세에 입대하여 10년을 복무하고 27세에 의학대학에 입학하게 된다. 남학생과 여학생의 비율은 대략 8 : 2이다.[20]

북한 의학대학의 일반임상학부 교육기간은 1950년대에 5년, 1970년대에 6년 6개월, 1980년대 중반에는 6년으로 조정되었다(이혜경, 2013).

---

19 북한의 고등교육체계 개편을 통해 기존의 의학대학도 종합대학 체계로 편입되었는데 정확한 학교명은 『고등교육』을 통해 파악할 수 있다(김영구, 2015; 백항일, 2015).

20 북한 의학대학 관계자(비공개) 및 탈북의사 증언.

2013년부터 현재까지는 5년 6개월 과정으로 진행되고 있다.[21]

북한의 의학대학 중 김일성종합대학 평양의학대학의 5년 6개월 과정 일반임상학부 전 학년 교육과정안을 도표화하면 다음의 〈표 2-12〉와 같다.[22]

의학대학의 일반임상학부 전 학년 교육과정안을 통해 의학대학에서 외국어의 강의시간과 해부학의 실습시간이 상대적으로 많고 전체적으로 다양한 과목을 고루 학습한다는 것을 알 수 있다.

표 2-12 김일성종합대학 평양의학대학 일반임상학부 전 학년 교육과정안(2013년 기준)

과목명	강의 시간	실습 시간	과목명	강의 시간	실습 시간	과목명	강의 시간	실습 시간
론리학	20	-	면역학	26	12	순환기	46	46
심리학	30	-	병태생리	42	18	소화기	54	54
외국어	280	-	병리학	50	30	비뇨기	40	12
수학	60	20	약리학	50	30	외상정형	24	24
물리	60	20	위생학	48	3	신경과	54	30
화학	86	24	의학정보학	44	36	산부인과	50	24
컴퓨터 기술기초	66	30	유전의학	26	24	소아과	64	36
프로그람	34	36	고려의학	40	30	정신과	28	12
해부학	24	126	보건경영	50	3	결핵과	24	-
세포생물학	18	12	보건조직 및 기술계산	20	30	안과	20	-
조직학	56	18	내과진단	44	60	이비인후 및 두경부외과	28	36
생리학	58	24	외과총론	44	60	전염병	34	30
생화학	56	24	방사선	40	60	회복	22	-
분자생물학	36	-	호흡기	24	24	법의	20	-
미생물학	48	36	혈액내분비 및 물질대사	30	30			

출처: 북한 의학대학 관계자(비공개) 증언

21 북한 의학대학 관계자(비공개) 증언.

22 본 교육과정안에는 북한 특유의 정치사상 교육 과목은 제외되어 있다.

표 2-13 북한 의학대학 일반임상학부 학년별 교육과목

학년	교육 과목	비고
1학년	수학, 영어, 라틴어, 고려의학, 체육, 인체해부학, 물리교질화학 및 정치사상 교육	기초학습 능력 배양 교육
2학년	조직학, 생리학, 약리학, 병리학, 세포생물학, 분자생물학	기초의학과목(각론)
3학년	내과진단학, 외과학총론, 내과, 외과, 소화기내과, 호흡기내과, 순환기, 비뇨기내과, 복부외과, 흉부외과	
4학년	전공 심화 교육	
5학년	정신병학, 법의학, 결핵학, 피부과학, 전염병학 등 특수과목	
6학년 (6개월)	임상 실습 및 졸업 시험	

출처: 북한 의학대학 관계자(비공개)

이상의 일반임상학부 전 학년 교육과정을 〈표 2-13〉과 같이 학년별로 분류해 보면, 대체로 기초학습 능력 배양 교육과 기초의학과목은 일반임상학부 1~2학년 과정에서 주로 학습하고, 의학 기본교육에 해당하는 교육은 일반임상학부 3~4학년 과정에서 주로 실시되고 있음을 알 수 있다. 또한 2013년부터 일반임상학부 외에 7년제의 전문반을 신설하였다는 정보가 있다. 의학대학 전문반에서는 일반임상학부의 5년 6개월 이후 1년 6개월 동안 전문의 전공과목인 내과, 외과, 산부인과, 소아과, 안과, 이비인후과 등을 전공하는 과정이다.[23]

3) 북한 의사 면허 취득 과정

북한에서는 의학대학 졸업시험을 통과하면 바로 의사 자격이 주어진다. 남한과 같은 의사 면허 취득을 위한 국가시험을 통한 면허시험 제도는 존재하지 않는다.

23 북한 의학대학 관계자(비공개).

표 2-14 남북한 의사 면허 취득 시험 비교

구분	남 한	북 한
시험명칭	의사 국가시험	의학대학 졸업시험
시험주관	한국보건의료인국가시험원 (민간기관)	국가졸업시험위원회 (국가기관)
응시자격	의과대학 졸업자, 보건복지부장관이 인정하는 학교를 졸업하고 외국의 의사면허를 받은 자로서 의사 예비시험에 합격한 자	의학대학 일반임상학부 졸업생, 준의, 간호원 중 통신학부 수료생
응시횟수	연 1회(2일 일정)	연 1회(당일 일정)
시험과목	의학총론, 의학각론, 보건의약 관계법규 영역, 내과, 외과, 산부인과, 소아과, 정신과, 신경과, 신경외과, 정형외과, 이비인후과, 안과, 피부과, 예방의학	내과학, 외과학, 외국어(제2외국어 포함), 정치과목(김부자 로작 포함)
평가방법	필기, 실기(진료문항, 수기문항)	필기, 구술
합격기준	필기: 전 과목 총점의 60퍼센트 이상, 매 과목 40퍼센트 이상 득점 실기: 합격선심의위원회에서 결정된 합격점수 이상 득점	10점 만점을 기준으로 모든 과목에서 6점 이상
합격률	94.6%(2015년 기준)	(관행상) 시험 참가자 전원 합격

출처: 한국보건의료인국가시험원; 북한 의학대학 관계자(비공개)

북한 의학대학 졸업자는 5년 6개월의 교육과정을 마치고 졸업시험을 통과하면 6급 의사가 되고 의사로서의 임상 활동이 가능하게 된다.[24] 남북한 의사 면허 취득 시험을 비교하면 〈표 2-14〉와 같다.

4) 북한의 의사 급수 제도

북한은 남한과 같은 평생의학교육 차원의 보수교육 및 재교육 형태 대신

24 참고로 북한의 의학대학에서는 2016년 졸업생부터 졸업과 동시에 의사활동 면허를 주지 않고 졸업을 하고 각 과에 배치되어 3년간 수련훈련을 거친 후 의사면허 시험을 볼 수 있는 자격을 갖추게 한다는 정보가 있다(북한 의학대학 관계자(비공개)). 이는 의학대학에서 실습과 수련을 중요시하는 최근의 실용적 흐름을 반영한 것으로 해석된다.

의사 급수 제도를 두고 있다. 의사 이외에 구강의사, 간호원 직종에도 급수 제도가 존재하며, 이러한 북한의 보건의료인 급수 제도는 보건의료 인력의 자질향상과 기술제고를 목적으로 한다.

북한의 의사 급수 제도는 북한의 의학협회에 의해 관리되며 급수 범위는 최하 6급에서 최상 1급까지 존재한다. 의학대학을 갓 졸업한 6급 의사는 매 3년마다 급수시험에 응시할 수 있으며, 시험결과에 따라 한 등급 상승하거나 현 등급을 유지한다. 4급까지는 시험 성적만으로 승급이 가능하지만 3급부터는 의학과학분야의 학위논문 제출과 같은 실적이 뒷받침되어야 하고, 그에 상응한 치료예방업적이 따라야 한다(이혜경, 2013). 또한 2급 의사시험은 학사 학위 또는 부교수 학직을 수여받은 의사만이, 1급 의사시험은 박사 학위 또는 교수 학직을 수여받은 의사만이 응시할 수 있기 때문에 북한 의사 대부분은 경력이 오래되었더라도 3~4급에 머문다.

5) 북한의 준의 양성체계

북한의 보건의료인력 양성체계에서 남한 체계와 달리 독특한 점은 중등보건일군을 양성하는 의학전문학교와 이 기관에서 배출되는 준의 인력의 존재다. 북한의 준의는 의학전문학교의 임상학과를 통한 3년 교육과정으로 배출되는 의료인력이다. 준의는 주로 1차 의료기관인 진료소에서 근무하는 호담당의사로 배치받고 시·군병원과 상급 병원에도 배치받는 경우가 있다.

준의는 원칙적으로 각급 의료기관의 종류에 따라 간호원의 역할을 하지만 경우에 따라 의사의 역할을 할 수도 있다. 예를 들면, 대학병원이나 중앙급 병원에 배치된 준의는 수술실 준비나 주사, 환자간호 및 처치, 투약 등의 남한의 간호사가 수행하는 업무를 한다. 이에 반해 준의가 군 및 리인민병원 등에 배치될 경우 외래환자 진료 및 입원환자 치료와 처방을 내리는 일을 하고 필요하면 시술까지 한다. 농촌의 리진료소에 파견된 준의는 주민들의 주치의 역할을 하며 환자를 직접 치료할 수 있다. 또한 중환자에게 후송의뢰서(파송증)를 주어 상급병원에서 환자가 치료받을 수 있도록 하는 역할을 한다(임경순, 2001).

최근 탈북의료인들의 증언에 따르면, 북한의 의료 현실상 3차 의료기관인 도병원급에는 준의 인력의 배치가 이루어지지 않고 있다. 그 이유는 북한의 3차 의료기관급에는 의학대학을 졸업한 의사 인력만으로도 수급이 충분하기 때문에 굳이 의학전문학교를 졸업한 준의 인력을 충원할 필요가 없기 때문이다.

6) 북한 의학대학 통신학부 과정

북한의 보건의료인력 양성체계에서 남한 체계와 또 다른 특징으로 의료기관 현직에 근무하는 중등보건일군과 보조의료일군의 자격상승 교육체계가 있다. 이는 준의와 간호원 등이 의사가 될 수 있는 인력양성과정으로서 의학대학 내에 통신학부 과정이 대표적이다.[25]

준의와 간호원은 현직으로 보건의료기관에 근무하면서 해당 도의 의학대학 통신학부를 이수하고 졸업시험을 거친 후 6급 의사로 졸업장을 받게 되며 이를 통해 의사로서 일할 수 있는 자격을 갖추게 된다.

의학대학 통신학부에서의 수업은 1년에 2회(상반기, 하반기 각 1회) 실시된다. 한 번의 수업 기간은 21일간 진행되며 해당 의학대학 통신학부에 등교하여 과정을 이수한다. 수업은 주간에 5~6강의씩 수강하고, 야간에 연장되는 경우도 있다. 준의는 통신학부 2, 3학년으로 편입할 수 있어 3~4년 만에 과정을 이수할 수 있다.[26]

---

25 탈북의사의 증언에 따르면, 의학대학 통신학부 외에 3~5년 과정으로 준의들을 교육시켰던 임시적인 재교육 과정인 의학대학 특설학부와 의학대학 야간과정은 과거에 존재했으나 현재는 운영하지 않는 것으로 알려졌다.

26 최근 탈북의료인들의 증언에 따르면, 북한의 고난의 행군 시기인 1990년대 중반 이

제4절 북한 보건의료 정책·행정 조직 체계

1. 조선로동당 및 국가기구 조직

북한 체제는 일인의 절대권력자(수령)가 조선로동당을 통해 국가기구와 군대, 근로단체 등을 통제하는 당 우위의 체제이다(정성장, 2011). 북한의 사회주의헌법 제11조에는 "조선민주주의인민공화국은 조선로동당의 령도밑에 모든 활동을 진행한다"고 규정되어 있어 국가기구에 대한 당의 지도를 법적으로 정당화하고 있다(장명봉 편, 2015).[27]

따라서 북한의 보건의료 분야 정책·행정 조직을 이해하기 위해서는 사회주의 국가의 특성상 조선로동당과 국가기구를 통한 체제 운용 시스템에 대한 이해가 선행되어야 한다.

1) 북한 조선로동당 조직

북한의 조선로동당은 최고지도자의 교시를 통한 당의 영도를 통해 국가 행정조직 전반을 지도한다. 조선로동당 조직은 〈그림 2-13〉과 같이 당중앙위원회, 당중앙군사위원회, 당중앙검사위원회, 시도당위원회, 조선인민군당위원회 등으로 구성되어 있다. 당중앙위원회 산하에는 정치국과 정

후에는 의학대학 통신학부에서 1년에 두 번 수업을 하면서 과목 시험 등의 학사관리가 엄격히 이루어지지 않는 등 의학대학 통신학부는 준의와 간호원을 의사로 만들어 주는 형식적인 과정으로 운영되었다는 의견도 있다.

27 이 같은 당 우위의 체제 운용 시스템은 현실 사회주의 국가의 운영체계를 바탕으로 하는 것이다. 사회주의 국가는 국가 권력이 당에 집중되어 실질적 권력을 장악한 1당이 국가와 사회를 지배한다. 따라서 사회주의 국가인 북한의 경우에도 예외 없이 로동당은 최고의 위상과 권한을 지닌 권력의 원천으로 타 기관이나 단체보다 상위에 위치하고 모든 정책들은 당의 지도와 통제하에서 추진된다(통일부 통일교육원, 2015).

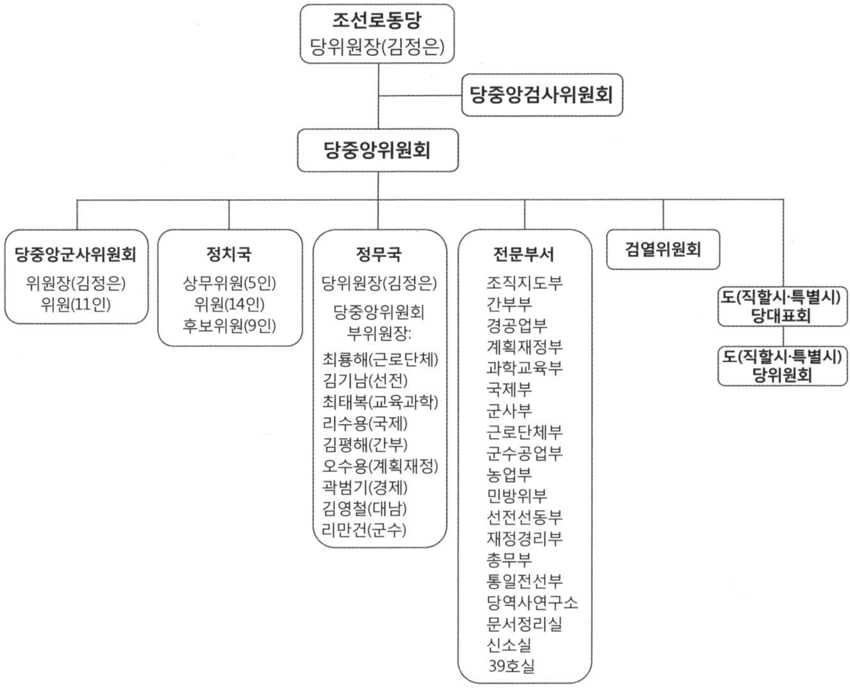

출처: 통일부, 통일부 북한정보포털 권력기구도(당), 2016a; 박영자, 「조선노동당 제7차 대회 분석(2)」, 2016 재구성

그림 2-13 북한 조선로동당 조직도(2016년 9월 기준)

무국(구 비서국), 검열위원회가 조직되어 있고 조직지도부, 선전선동부 등의 각 전문부서가 설치되어 있다.

북한의 조선로동당 조직은 2016년 5월 6일에 열린 제7차 조선로동당 대회에서 변화가 있었다. 제7차 당대회를 통해 조선로동당 당위원장 직위가 신설되었고, 당중앙위원회 산하의 기존 비서국이 정무국으로 새롭게 개편되어 조직되었다. 새로 신설된 당위원장 직위에는 북한의 최고지도자 김정은이 추대되었고, 정무국은 김정은 당위원장과 9명의 당중앙위원회 부위원장으로 구성되었다(박영자, 2016).

조선로동당을 구성하는 주요 조직의 특징을 살펴보면, 당중앙위원회는 당의 모든 사업을 조직, 지도하고 당의 노선과 정책을 수립한다. 당중앙위원회 정치국은 북한의 가장 권위 있는 파워 엘리트들로 구성되고 중요한 인사와 정치일정에 관여하고 있다. 현재 정무국으로 바뀐 기존의 비서국은 정책결정과 인사권 등의 결정권에서 가장 핵심적인 역할을 한다. 특히 각 전문부서들에서 당의 정책안이 작성되어 비서국 담당 비서들을 통해 최고지도자에게 비준을 받는 구조이기 때문에 비서국과 전문부서는 실질적으로 당 사업을 책임지고 국정 전반을 지도하는 기관이다. 전문부서에는 조직지도부, 선전선동부, 계획재정부, 과학교육부 등 19개 부서들이 있으며 각 부서에 부장들과 산하 과에 제1부부장들이 배치되어 있다. 전문부서 중 조직지도부는 모든 파워 엘리트들의 인사권을 행사하고 다른 전문부서와 모든 권력기관들을 지도, 통제, 감독하는 기관이다(정성장, 2011).

2) 북한 국가기구 조직

북한의 각 국가기구는 조선로동당의 해당 부서, 당위원회를 통한 집체적 지도를 받고 당이 제시한 방향에 따라 사법 · 경제 · 교육 · 문예 · 대외정책 등을 비롯한 당의 모든 노선과 정책을 집행하는 기능을 수행한다(정성장, 2011).

북한은 2016년 6월 29일에 개최한 최고인민회의 제13기 제4차 회의를 통해 기존의 국방위원회를 폐지하고 국무위원회를 신설하여 최고지도자 김정은을 국무위원장으로 추대하였다. 국무위원회는 국가주권의 최고 정책적 지도기관으로 규정되었고 국무위원장은 국가의 중요 간부에 대한 인사권을 가지고 전시에 국가방위위원회를 조직하는 권한을 가진다(김갑식, 2016). 또한 북한은 당의 외곽기구였던 조국평화통일위원회(조평통) 서기국을 폐지하고 조국평화통일위원회를 국가기구로 격상시켰다(『한겨레신문』 2016년 6월 30일).

현재 북한의 국가기구는 〈그림 2-14〉에서 보듯이, 신설된 국무위원회

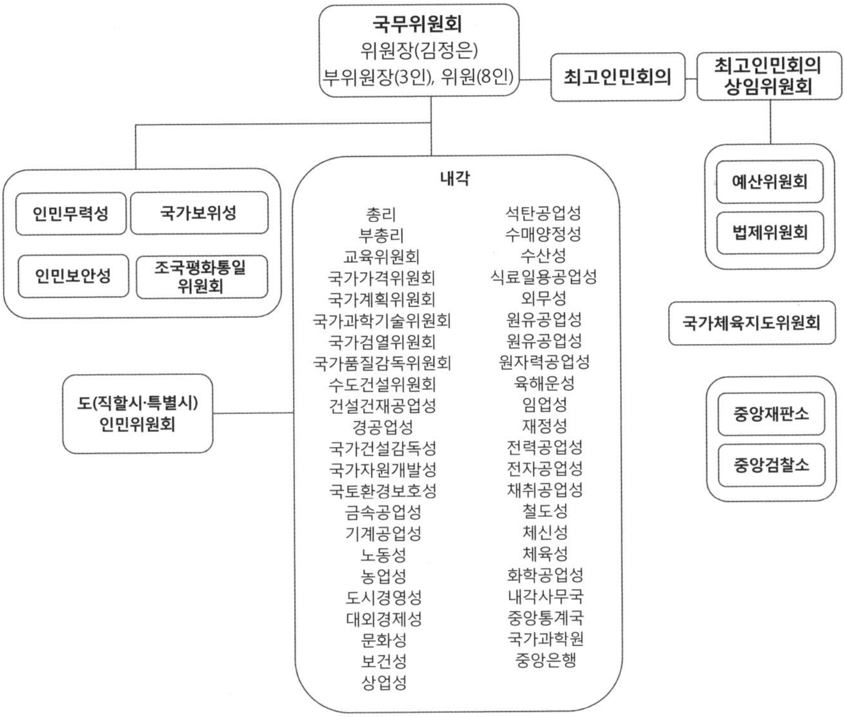

출처: 통일부, 통일부 북한정보포털 권력기구도(정), 2016b, 재구성

그림 2-14 북한 국가기구 조직도(2016년 9월 기준)

를 필두로 국무위원회 산하에 국가보위성, 인민무력성, 인민보안성이 설치되어 있고 최고인민회의와 최고인민회의 상임위원회, 중앙재판소, 중앙검찰소가 조직되어 있다. 그리고 내각에는 보건성과 교육위원회 등 40여 개의 성, 위원회가 조직되어 있고 각 지방의 시·도 인민위원회가 조직되어 있다.

국가기구 중 내각은 당의 결정과 각종 정책을 집행하고 도·시·군 각 지방의 지방인민위원회에 대한 직접적인 지도·감독을 한다. 각 지방인민위원회는 지방의 당위원회의 당적 영도에 따라 해당 지방의 사업을 행정적으로 집행한다(정성장, 2011).

2. 북한 보건의료 정책 및 행정 조직

북한의 보건의료 정책은 조선로동당 당중앙위원회의 정무국(구 비서국) 담당 당중앙위원회 부위원장과 산하 보건의료 관련 전문부서들에 의해 수립되고, 내각의 보건성을 비롯한 관련 국가행정기관들이 당에서 결정한 정책들을 행정적으로 집행한다.

북한의 권력체계 구조에서 보건의료 정책을 담당하는 조선로동당 내의 관련 조직들과 내각의 집행기관 체계를 종합적으로 구성하면 〈그림 2-15〉와 같다.

1) 북한 보건의료 정책결정 조직: 조선로동당

조선로동당은 북한의 모든 정책을 결정하며 국가행정기관의 해당 집행사업을 지도한다. 보건의료 정책에 있어서 조선로동당 내부에서의 관련 조직은 당중앙위원회 정무국(구 비서국)과 산하 전문부서이다.[28]

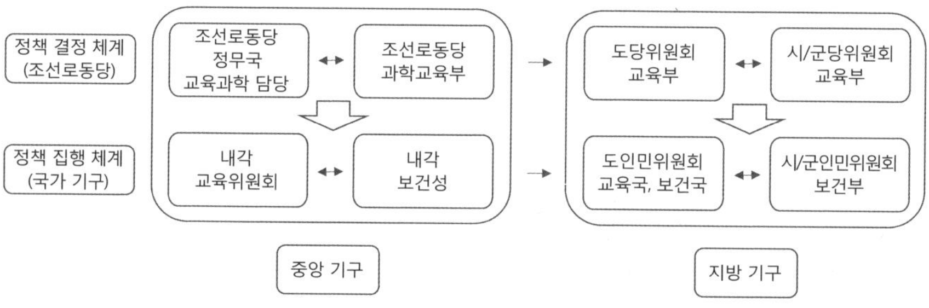

출처: 서울대학교 의과대학 통일의학센터 외2, 『북한 보건의료 백서』, 2013, 재구성

그림 2-15 북한 보건의료 정책 결정 · 집행 체계

---

28 현재 북한의 권력체계, 특히 조선로동당 내부의 담당 부서에 대해서는 공개된 자료가 매우 부족하며, 정책 결정 분야 담당 부서의 구분은 현재 접할 수 있는 자료 등을 토대로 한정적으로 추정하여 분석할 수밖에 없는 한계가 있다.

당중앙위원회 정무국(구 비서국) 소속의 9명의 당중앙위원회 부위원장(구 비서)들은 앞서 살펴본 〈그림 2-13〉과 같이 담당 분야가 정해져 있는데, 보건의료 정책과 보건의료인 양성체계는 교육과학을 담당하는 부위원장(구 비서)이 담당하고 있는 것으로 추정된다. 또한 보건의료 관련 국가재정은 계획재정, 보건의료 관련 국제사회의 원조는 국제, 남한으로부터의 보건의료 대북지원은 대남 담당 부위원장(구 비서)이 담당하고 있는 것으로 추정된다.[29]

당중앙위원회 정무국(구 비서국)의 각 담당 분야 부위원장(구 비서)을 보좌하는 각 전문부서들은 실제 정책을 기안하고 결정하는 과정을 관장한다. 전문부서들 중 과학교육부에서는 보건의료와 관련된 전체적인 방향 설정 및 정책 결정을 담당한다. 과학교육부는 지방 시·도·군의 당위원회 산하부서를 통해 각급의 보건의료기관을 실질적으로 지도한다. 또한 과학교육부는 내각의 교육위원회와 보건성도 직접 지도한다. 보건성을 통해 각급 보건의료기관의 행정사업을 지도하고 교육위원회를 통해 보건의료인 양성 교육체계를 지도하고 있다. 이외 전문부서인 계획재정부와 재정경리부, 총무부에서는 보건의료 재정과 관련된 정책을 수립하며, 국제부와 통일전선부는 각각 국제원조와 남한의 대북지원과 관련한 사안을 담당한다(서울대학교 의과대학 통일의학센터 외2, 2013).

2) 북한 보건의료 행정집행 조직: 내각 보건성과 산하조직

조선로동당 정무국(구 비서국)의 교육과학 담당 부위원장과 전문부서인

29 앞서 살펴보았듯이, 2016년 5월 6일에 열린 제7차 조선로동당대회에서 기존의 비서국이 정무국으로 새롭게 개편되어 조직되면서 기존의 비서국에 있었던 각 분야 담당 비서들이 당중앙위원회 부위원장으로 직책이 바뀌었기 때문에 보건의료 정책을 포함한 담당 분야에 대한 정보를 추후 추가적으로 파악할 필요성이 있다.

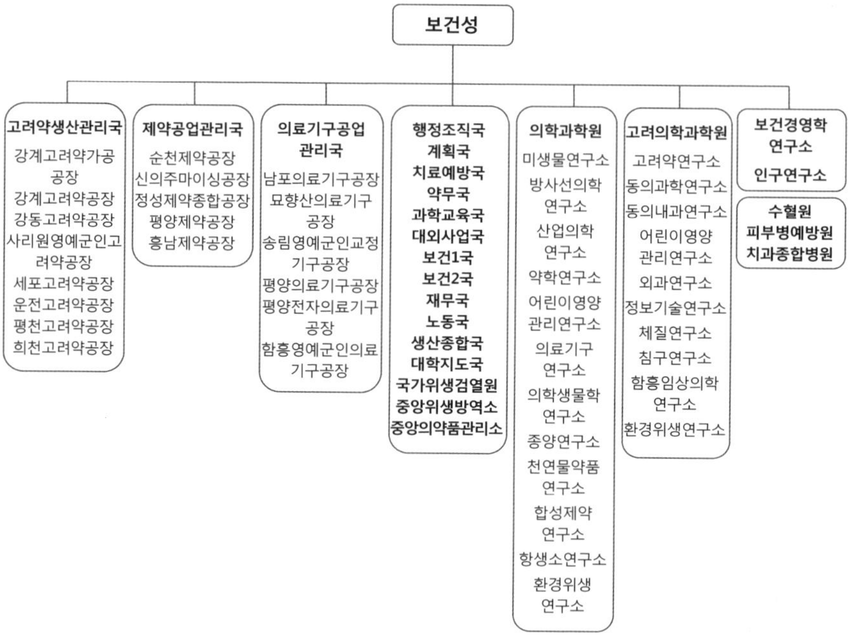

출처: 『로동신문』; 『조선중앙통신』; 통일부, 『2017 북한 주요기관·단체 인명록』, 2016c; 서울대학교 의과대학 통일의학센터 외2, 『북한 보건의료 백서』, 2013; WHO, *WHO Country Cooperation Strategy: DPRK 2014-2019*, 2016, 재구성

그림 2-16 북한 내각 보건성 조직도

과학교육부, 계획재정부, 재정경리부 등에 의해 결정된 보건의료 정책은 내각의 보건성과 교육위원회에 전달되어 실무적으로 집행된다. 또한 당과 내각을 거쳐서 구체화된 정책의 내용은 형식적 의결기관인 최고인민회의에 의해 최종적으로 승인되는 절차를 거친다.

〈그림 2-16〉에서 보듯이, 보건성의 조직은 행정부문과 치료예방부문, 생산부문, 연구부문 등을 비롯하여 다양한 하부 부서들이 존재한다.[30] 보

30 여타 북한의 당, 국가기관들과 마찬가지로 내각 보건성의 조직과 역할 역시 북한정부의 공식적인 관련 자료와 참고문헌들이 공개되어 있지 않기 때문에 실제 조직 구

건성의 행정과 치료예방부문은 행정조직국, 계획국, 치료예방국, 약무국, 국가위생검열원 등의 조직이 담당하고 있다(『로동신문』 2016년 9월 12일; 통일부, 2015; WHO, 2016).

보건성의 생산부문은 크게 부문별로 고려약생산부문, 제약공업부문, 의료기구공업부문으로 나뉜다. 고려약생산부문은 고려약생산관리국이 담당하고 있으며 고려약생산관리국 산하에 강계고려약가공공장, 강계고려약공장, 운전고려약공장, 강동고려약공장, 평천고려약공장, 세포고려약공장, 사리원영예군인고려약공장, 희천고려약공장 등의 고려약 생산공장이 있어 대중약품, 상비약품 등 치료예방사업에 이용되는 고려약들을 생산하고 있다. 제약공업부문을 담당하는 제약공업관리국 산하에는 정성제약종합공장,[31] 평양제약공장, 순천제약공장, 흥남제약공장, 신의주마이싱공장 등의 제약공장이 있다(『로동신문』 2016년 3월 10일, 3월 24일, 5월 8일). 의료기구공업부문을 담당하는 의료기구공업관리국 산하에는 전자위내시경, 복부초음파진단기, 수술용고무장갑 등과 같은 의료설비, 기구, 의료용소모품 등을 생산하는 의료기구공장이 있다. 의료기구공업관리국 산하의 의료기구공장으로는 묘향산의료기구공장, 평양전자의료기구공장, 평양의료기구공장, 남포의료기구공장, 함흥영예군인의료기구공장, 송림영예군인교정기구공장 등이 파악된다.[32]

조와 역할에 대한 파악이 어렵다. 또한 북한의 조직 체계 특성상 그 하부 부서들이 당의 보건정책 노선, 보건현황 등의 다양한 요소들에 의해 수시로 신설 및 폐지되는 경우가 많아 파악이 어렵다. 특히 남한의 문헌에서 북한의 보건성의 조직과 기능에 대해 설명하고 있는 기존의 연구들인 문옥륜(2001), 변종화(1993)는 출처가 불분명한 예전 자료에 기반한 문헌인 북한연구소(1983)의 설명을 재인용하고 있다. 따라서 현재의 북한 보건성의 조직에 대해서는 북한 『로동신문』, 『조선중앙통신』 등의 최근 북한 자료를 검색하여 추정, 확인해야 하는 한계가 있다.

31 정성제약종합공장에 대해서는 인민군 소속과 보건성 소속이라는 서로 다른 해석이 존재한다(『노컷뉴스』 2012년 1월 27일).

32 각 의료기구공장에서는 해당 공장에 특화된 분야별 의료기구가 생산되는 것으로 파악된다. 예를 들어 묘향산의료기구공장에서는 치과종합치료기와 고속원심분리기, 평양전자의료기구공장에서는 종합소독기, 함흥영예군인의료기구공장에서는 수술용

보건성 산하의 연구부서로는 의학과학원과 고려의학과학원, 각종 연구소 등이 있다. 의학과학원은 북한 의학연구의 중심이라고 할 수 있다. 평양에 위치한 의학과학원은 산하에 해당 전문분야 연구소를 두고 있다. 최근 파악된 의학과학원 산하의 주요 연구소와 연구 현황을 살펴보면, 의학생물학연구소는 간염바이러스 연구, 미생물연구소는 수두바이러스, 수두약독화예방약 개발, 의료기구연구소는 부정맥진단지원체계 프로그램과 심박변동분석체계 프로그램을 이용한 휴대용 심전계 개발, 합성제약연구소는 전신마취주사약 개발, 천연물약품연구소는 고압균질유화기, 기름젖제수액, 아픔멎이약 개발, 약학연구소는 피로회복제 개발, 방사선의학연구소는 활성산소를 이용한 방사선역학요법 개발 등 각 소속 연구소가 전문분야별로 연구개발을 진행하고 있다. 이 외에 어린이영양관리연구소, 종양연구소, 산업의학연구소, 환경위생연구소, 항생소연구소 등도 의학과학원 산하의 연구소로 조직된 것으로 파악된다(『로동신문』 2013년 7월 14일, 2015년 9월 24일, 2016년 8월 24일, 9월 26일).

다음으로 고려의학과학원은 고려의학과학 연구와 치료예방, 인력양성, WHO와의 전통의학 협동연구의 역할을 수행하고 있다.[33] 평양에 위치한 고려의학과학원은 의학과학원과 마찬가지로 산하에 전문분야 연구소를 두고 있다. 최근 파악된 고려의학과학원 산하의 주요 연구소와 연구 현황을 살펴보면, 고려약연구소에서는 약초자원을 이용해 신약을 개발하고, 체질연구소에서는 사람들에 대한 임상연구를 통한 해당 병적 상태에 대한 분류연구를, 침구연구소에서는 침구학 관련 과학화 연구를, 정보기

고무장갑, 송림영예군인교정기구공장에서는 석고붕대, 남포의료기구공장에서는 유리주사기, 개성영예군인의료기구공장은 주사바늘날, 평양의료기구공장에서는 수술용 가위, 집게류 등이 생산된다(『로동신문』 2016년 7월 20일).

33 고려의학과학원은 고려의학 분야의 유일한 중앙급 병원이자 고려의학 연구의 중심기지 역할을 하고 있다. 고려의학과학원은 1962년 설립되고 1994년에 고려의학종합병원과 통합되어 보건성 산하가 된 후, 2003년에 다시 고려의학과학원으로 개칭하면서 연구부문을 강화했다(『한의신문』 2015년 11월 6일).

술연구소에서는 고려의학부문의 먼거리의료봉사체계와 관련한 프로그램 개발 등의 연구를 수행하고 있다. 이외에 고려의학과학원 산하에는 동의과학연구소, 동의내과연구소, 어린이영양관리연구소, 외과연구소, 함흥임상의학연구소, 환경위생연구소 등의 연구소가 조직되어 있는 것으로 파악된다(『로동신문』 2016년 2월 14일, 5월 26일, 8월 14일; 『조선중앙통신』 2016년 6월 18일; 통일부, 2016c).

의학과학원과 고려의학과학원 외에 보건성 내부의 여타 연구소 및 기관으로는 보건경영학연구소, 인구연구소, 중앙위생방역소 등이 파악되고 있는데, 보건경영학연구소의 경우에는 원격의료체계인 먼거리의료봉사체계에 대한 설계와 하부구조를 완성하고 중앙병원들과 전국의 모든 도·시·군인민병원들에 먼거리의료봉사망을 형성하는 의료봉사의 정보화와 관련된 연구가 이루어지는 것으로 파악된다(『로동신문』 2013년 7월 14일, 2016년 3월 16일, 5월 5일, 7월 31일, 9월 30일).

또한 보건성은 자체적으로 의료기관을 가지고 있다. 보건성 산하에는 치과종합병원과 수혈원, 피부병예방원 등이 있는 것으로 파악된다(『로동신문』 2016년 3월 4일, 7월 29일, 7월 31일).

이 같은 보건성의 의료 행정, 관리, 생산, 연구개발 등의 역할과 함께 보건성은 보건의료 분야의 인력양성과 교육행정도 담당하고 있다. 보건성은 산하 대학지도국을 통해 평양의사재교육대학, 의학전문학교, 의학대학 통신학부, 간호원양성소 등을 지도한다.

3) 북한 보건의료 행정집행 조직: 내각 교육위원회와 지방 행정 조직

내각의 교육위원회는 일반 교육행정 사업을 집행하는데, 의학 교육 및 보건일군 양성과 관련한 행정도 보건성과 함께 담당한다. 내각의 교육위원회는 고등교육성과 보통교육성으로 구성되어 있다. 2016년 7월 현재 고등교육상 태형철이 김일성종합대학 총장을 겸하고 있는 것으로 볼 때 고등교육성이 김일성종합대학 평양의학대학을 비롯한 각 도의 의학대학들을 관장하고 있는 것으로 판단된다(『로동신문』 2016년 7월 4일). 그 외에 보건의료의 재원조달과 관련해서는 재정성이 담당하고 있다.

북한의 지방 단위인 도·시·군에서 해당 단위의 보건정책은 중앙당의 정책결정 사안을 통한 해당 도·시·군 당위원회 교육부의 당적 지도하에 행정기관인 도 인민위원회의 보건국과 시·군 인민위원회의 보건부에 의해서 집행된다. 이렇게 집행되는 보건정책들은 형식적으로 해당 도·시·군 인민회의의 의결 승인을 거친다(서울대학교 의과대학 통일의학센터 외2, 2013).

3. 대외원조 수원 조직

북한은 1990년대 경제 침체로 인한 고난의 행군 시기를 겪으면서 인민경제 시스템이 큰 위기를 맞았다. 북한의 보건의료체계에 소요되는 국가재정 역시 어려움이 더해져 북한은 고난의 행군 시기부터 상당부분 국제기구와 남한 등의 외부 원조에 의존하게 되었다. 이에 따라 북한의 보건의료 조직체계를 이해하는 데 있어서 북한 내의 보건의료 원조 수원 조직체계를 이해하는 것이 중요하게 되었다.

북한의 조직 체계 특성상 각각의 수원 조직들은 다른 국가기관들과 마찬가지로 모든 정책 결정 과정이 조선로동당의 지도하에 집행된다. 북한은 대외원조 수원 과정에 있어 남한으로부터 원조의 경우에는 조선로동당 당중앙위원회의 대남정책 전문부서인 통일전선부가, 국제원조의 경우 조선로동당 국제부가 관련 정책을 결정한다. 대외원조와 관련된 정책 집행과 실무 담당은 원조 공여 주체와 그 내용에 따라 당과 내각, 외곽단체 소속의 다양한 기관들이 역할을 담당하고 있다(서울대학교 의과대학 통일의학센터 외2, 2013).

1) 남한의 대북지원과 북한의 수원기관

남한의 직접적인 대북지원은 정부당국 차원의 지원과 민간 차원의 지원으로 구분된다.[34] 1990년대 후반 김대중 정부 이후에 남북 간의 교류협력이 다양해지면서 북한은 조직 정비 및 역할 조정의 필요성으로 남한 당국 간 회담은 통일전선부 및 조선아세아·태평양평화위원회(아태위), 남한 기업과의 경제협력은 민족경제협력연합회(민경련), 남한 민간단체(NGO)의 대북지원은 민족화해협의회(민화협)가 담당하는 등 새로운 조직을 설치하여 수원기관을 다양화하였다(이종무·임강택·김석진, 2011).

현재 남한 정부 차원의 대북지원은 북한 내각 산하의 민족경제협력위원회(민경협)가 담당하고 있다. 민경협은 2004년 7월 출범하여 개성공단, 금강산관광, 남북 경제회담 등과 같은 남북 정부 간의 전반적인 경제협력사업을 담당하는 역할을 하고 있다(경기도, 2012).

민간단체에 의한 대북지원의 경우 민간단체의 특성과 원조 내용에 따라 북한의 상대 파트너는 다양하다. 남한의 민간차원 대북지원 수원기관으로는 북한의 민족화해협의회(민화협)가 대표적이다. 1998년 설립된 민화협은 북한의 정계·사회·문화·종교계 인사 등이 참여하는 일종의 대남통일전선기구로 통일전선부 교류1과로도 알려져 있다. 민화협은 2000년대 이후 민간차원의 대북민간교류가 활성화되면서 남한의 대북지원 민간단체, 지자체, 정당, 언론, 종교, 학술 등을 포함한 다양한 민간영역을

34 북한은 1998년에 남한 기업들의 대북 투자와 교역 등 다양한 대남경협창구를 일원화하기 위해 내각 무역성 산하에 민경련을 설치했다. 그리고 2004년에 내각 산하에 민경협을 설치하면서 민경협 산하에 민경련, 중앙특구개발지도총국, 명승지종합개발지도국, 광복총회사 등 남북경제, 특구, 경협 사업을 총망라해 담당하게 했다. 이후 민경협이 남북 당국 간의 경협 사업을 담당하는 동안 민경련은 남한 민간차원의 경제협력을 주도적으로 담당하면서 남한 민간단체의 대북지원을 받는 창구 역할도 수행했는데, 이러한 남한 민간단체 담당 기능이 2007년경 민화협으로 대부분 이양되고 민경련은 남한 기업의 투자 및 교역 등 경제협력 사업에 집중하도록 재편되었다(경기도, 2012).

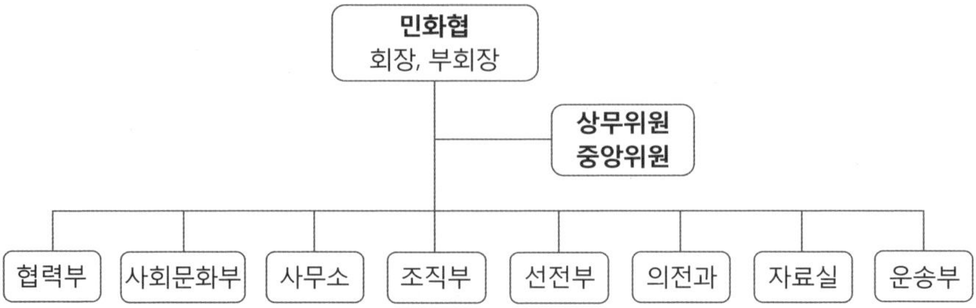

출처: 경기도, 『경기도 남북교류협력 10년 백서』, 2012

그림 2-17 북한 민화협 조직도

포괄적으로 상대하는 대표적인 대남창구로서의 역할을 수행해 왔다(경기도, 2012). 민화협의 조직은 〈그림 2-17〉처럼 여타의 북한 조직과 마찬가지로 조직부, 선전부 등이 있고 대북지원을 비롯한 남북교류협력사업을 담당하는 협력부, 언론분야를 담당하는 사회문화부, 남한의 통일운동단체를 담당하는 사무소 등의 전문 부서가 있다.

이 밖에 통일전선부 산하로 직접적인 대남창구 역할보다는 대남협력사업 전반을 총괄 조정하는 조선아세아·태평양평화위원회(아태위), 남북 천주교인들의 교류와 관련된 사업을 담당하는 조선카톨릭교협회, 남북 기독교 관련 대북인도지원을 담당하는 조선그리스도교연맹, 남북 불교계의 교류협력사업 창구인 조선불교도연맹, 남한 천도교와의 교류를 담당하는 조선천도교회 중앙지도위원회 등의 기관이 남한의 대북지원 수원기관으로서의 역할을 하고 있다(경기도, 2012).

2) 국제사회의 대북지원과 북한의 수원기관

국제사회의 대북지원은 국제기구와 국제 비정부기구(INGO), 남한을 제외한 개별국 대북원조의 경우로 분류할 수 있다(이금순, 1997). 북한은 이러한 국제사회의 양자 간 및 다자 간 원조 공여자를 하나의 조직이 담당

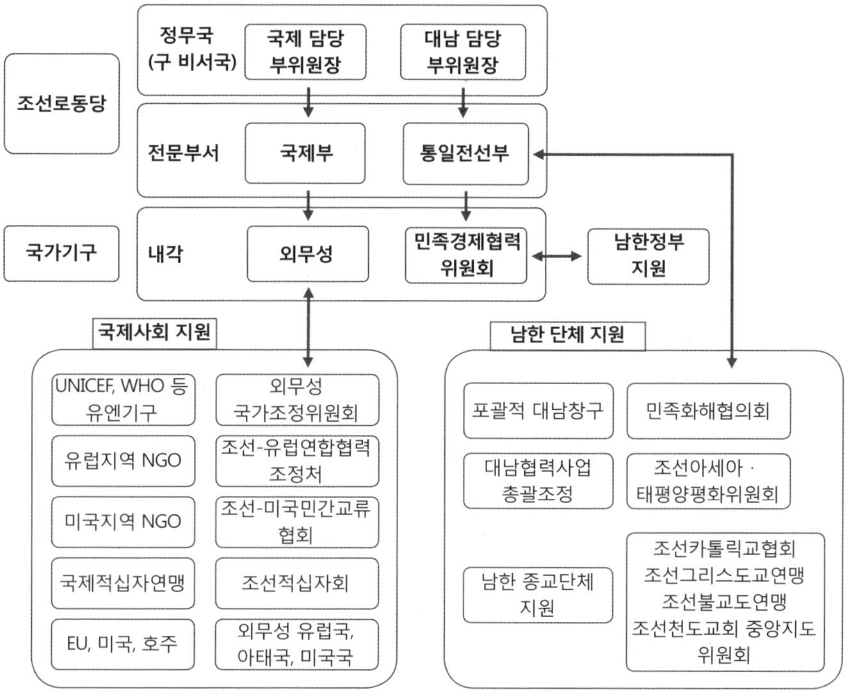

출처: 경기도, 『경기도 남북교류협력 10년 백서』, 2012; 이종무 · 임강택 · 김석진, 『북한의 경제사회 개발전략: 쟁점과 제언』, 2011 재구성

그림 2-18 북한의 대북지원 수원기관

하지 않고 몇 개의 집단으로 분류하여 각각 별도의 조직이 담당하고 있다(장형수 · 김석진 · 임을출, 2012).[35]

우선, 국제기구인 유엔의 유엔개발계획(UNDP), 세계식량계획(WFP), 유엔아동기금(UNICEF) 등과의 협력 사업은 내각 외무성 산하의 국가조

35 북한이 국제사회의 지원을 받기 위해 설치한 최초의 조직은 내각 외무성 산하의 큰물피해대책위원회(FDRC)이다. 1995년 북한 북부지역의 대규모 홍수 피해로 인한 국제사회의 인도적 대북지원이 시작되면서 설립된 큰물피해대책위원회는 2005년 해체될 때까지 국제기구와 INGO의 원조를 일원적으로 관리하는 역할을 담당했다(이근영, 2013; 이종무 외2, 2011).

정위원회(NCC)가 담당한다. 2006년 설립된 국가조정위원회는 외무성 관료들을 비롯해서 농업성, 교육위원회, 보건성 등의 관료들로 구성되어 있고 각 유엔기구별로 담당 부서를 두고 있다. 국가조정위원회는 유엔기구의 대북지원 사업에 대한 협의와 협정서 체결의 당사자로서 역할을 하며 유엔기구와 관련 정부 부처의 직접적인 협력을 촉진하고 조정하는 역할을 맡고 있다. 다음으로, NGO의 대북지원 담당부서는 각 지역, 국가별로 나누어져 있다. 유럽지역 NGO는 '조선-유럽연합협력조정처(KEC-CA)'가 맡고, 미국지역 NGO는 '조선-미국민간교류협회(KAPES)'가 담당한다. 그리고 국제적십자사연맹(IFRC)의 대북지원은 회원국 적십자사와의 협력 방식으로 진행되기 때문에 조선적십자회가 담당한다. 마지막으로, 남한을 제외한 개별국의 대북원조, 협력 업무는 외무성 내의 각 공여국 정부를 담당하는 부서에서 담당한다(이종무 외2, 2011).

이상 살펴본 남한과 국제사회의 대북지원에 대응하는 북한의 수원기관 체계를 종합적으로 정리하면 〈그림 2-18〉과 같다.

더 알아보기 ❷

북한 의학잡지 알아보기

2016년 말까지 통일부 북한자료센터에 구비된 북한 의학잡지는 『내과』, 『외과』, 『소아 · 산부인과』, 『치과 · 안과 · 이비인후과』, 『조선약학』, 『고려의학』, 『조선의학』, 『예방의학』, 『기초의학』, 『의학(외국과학기술통보)』으로 총 10개다. 대부분의 의학잡지는 의학과학출판사를 통해 발행되며, 『의학(외국과학기술통보)』의 경우, 선진과학기술들을 수집 및 분석하는 중앙과학기술통보사를 통해 발행된다. 각 잡지 한 호당 40편 정도의 논문이 수록되어 있으며 논문의 분량은 평균 600자 내외다.

다음으로 북한 의학잡지의 구성을 『조선의학』의 사례를 통해 살펴보고자 한다. 『조선의학』은 북한의 보건의료 특징과 연구의 흐름을 파악할 수 있는 의과학 분야 정기간행물로 양의학에서 고려의학까지 다양한 주제의 논문들이 수록되어 있다. 논문은 보통 ① 제목, ② 저자, ③ 최고지도자의 교시로 시작하여 ④ 연구 대상과 방법, ⑤ 연구 성적, ⑥ 맺는말, ⑦ 참고문헌, ⑧ 영문요약으로 구성된다

표 2-15 북한 의학잡지 리스트

잡지명	출판사	간행 빈도	개간 연도(추정)
내과	의학과학출판사	연 4회	1978
외과	의학과학출판사	연 4회	1978
소아, 산부인과	의학과학출판사	연 4회	1989
치과, 안과, 이비인후과	의학과학출판사	연 4회	2003
조선약학	의학과학출판사	연 4회	1953
고려의학	의학과학출판사	연 4회	1972
조선의학	의학과학출판사	연 4회	1954
예방의학	의학과학출판사	연 4회	1965
기초의학	의학과학출판사	연 4회	1991
의학(외국과학기술통보)	중앙과학기술통보사	연 6~8회	1961

출처: 통일부 북한자료센터

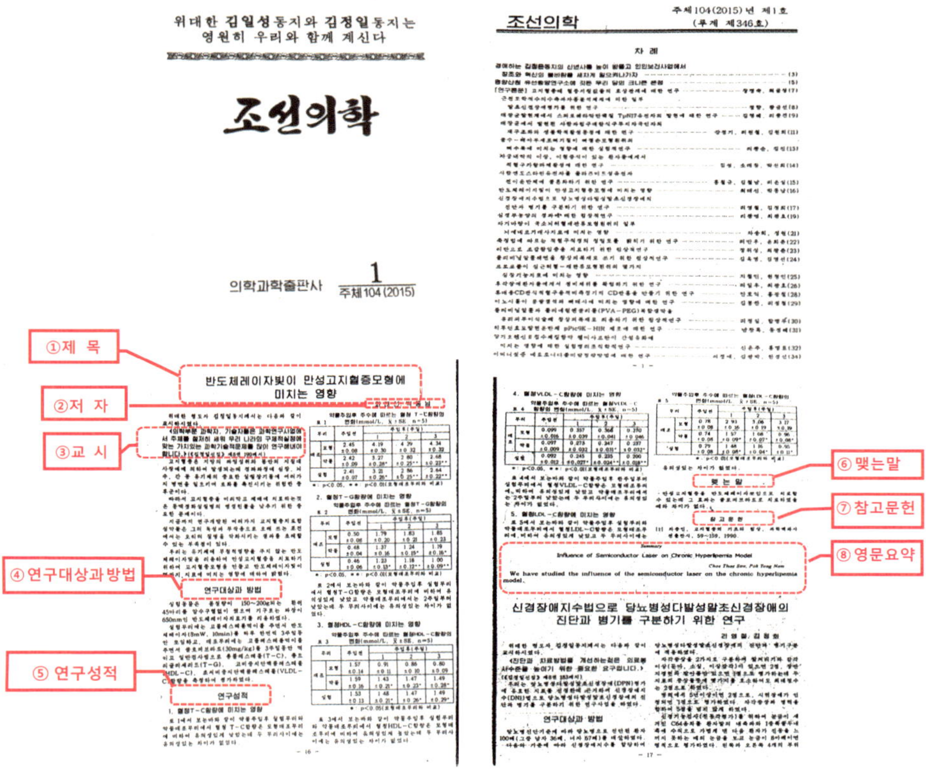

그림 2-19 『조선의학』 잡지의 표지, 목차 및 논문 구성

(〈그림 2-19〉). 북한의 의학 논문은 저자의 소속과 학위에 대한 정보가 없고 키워드가 존재하지 않는 특징을 가지며, 참고문헌의 수와 전체적인 분량은 일반적인 의학 논문 형식보다 적다. 탈북의사 증언에 따르면 의학 잡지에 실린 논문은 의사의 승진에 영향을 미치며, 의무적으로 분기별 또는 반기별로 논문을 투고해야 한다. 그러나 북한의 열악한 연구 환경으로 인해 많은 논문들이 연구 방법론적 측면에서 한계를 보이고 있다.

제3장

북한 주요 보건지표 현황

남북한 사회는 분단 70여 년의 긴 역사로 인해 경제 수준뿐만 아니라 보건의료 수준에도 많은 차이를 보이고 있다. 단적인 예로 2장에서 살펴보았듯이 북한은 경제난으로 인해 유명무실해지긴 했지만 전형적인 사회주의 국가의 무상의료 체계인 반면, 남한은 전 국민 의료보험 체계를 갖추고 있다. 이렇듯 제도, 기술·장비·인력 등의 의료 자원, 나아가 이를 뒷받침할 국가 경제력의 차이는 남북한 인구의 건강 수준 격차로 이어진다. 또한 이러한 차이는 통일 과정에서 상당한 경제적·사회적 비용을 초래할 것으로 예상되므로 북한의 건강수준과 우선순위 보건의료 문제를 정확히 파악하여 적극적으로 대비하는 것이 중요하다.

그러나 북한 주민의 건강 수준을 정확히 파악하는 데는 많은 한계점이 존재한다. 가장 큰 원인은 자료와 데이터의 절대적인 부족이다. 북한의 여러 실태조사 데이터는 양적으로 부족할뿐더러 질적으로도 신뢰하기 어려운 경우가 있다. 그나마 UN 산하기구인 WHO, UNICEF, WFP 등의 보고서를 통해 발표되는 자료가 현황 파악에 가장 많이 활용된다. 하지만 이 또한 보고서 공개 과정에서 북한 정부에 의해 데이터 일부가 임의로 누락되었거나 다르게 보고되는 경우도 있어 해석에 많은 주의가 필요하다.

표 3-1 지역별 주요 건강지표 비교

구분	북한	남한	전 세계	SEARO	출처(연도)
기대수명(전체)	70.6	82.3	71.4	69	World Bank (2016)
기대수명(남)	70.6	78.8	69.1	67.3	
기대수명(여)	74	85.5	73.8	70.7	
60세 기대여명(전체)	17	25	20.4	18	WHO(2016g)
60세 기대여명(남)	13.9	22.2	18.9	17.1	
60세 기대여명(여)	19.5	27.3	21.7	18.9	
건강수명(전체)	64	73.2	63.1	60.6	WHO(2016g)
건강수명(남)	61.3	70.8	61.6	59.6	
건강수명(여)	66.6	75.3	64.6	61.6	
성인 사망률(인구 1,000명당)	147	66	152	184	WHO(2015c)
성인 사망률(남)	175	93	182	219	
성인 사망률(여)	106	38	121	146	
연령표준화 사망률 (인구 10만 명당)	960.6	389.1	-	-	WHO(2014a)
연령표준화 장애보정손실년수 (DALYs)(인구 10만 명당)	36,756	17,921	-	-	
모성 사망비(출생아 10만 명당)	82	11	216	164	WHO et al. (2015)
생애모성사망위험(N명당 1명)	660	7,200	180	240	
5세 미만 아동 사망률 (인구 1,000명당)	25	3	42.5	43	UNICEF (2015b)
영아 사망률(출생아 1,000명당)	19.7	2.9	32	34	
신생아 사망률(출생아 1,000명당)	13.5	1.6	19	24	

자세한 내용은 1절과 2절 본문 참고

본 장에서는 WHO와 UNICEF의 데이터를 주로 활용하여 북한 보건의료 지표를 분석하고 주요 질병별로 역학적 특징을 요약하여 제시하고자 한다. 〈표 3-1〉은 3장에서 다루는 핵심 지표를 남북한 간에 비교·요약하여 제시한 것이다. 데이터가 존재하지 않는 경우, 북한이탈주민의 건강 실태조사 결과를 통해 북한 주민의 건강 수준을 예측하고자 하였다.

또한 독일 통일 사례에 비추어 통일 과정에서 발생 가능한 한반도 보건의료 우선순위 문제를 도출하고자 하였다.

제1절 기초 보건지표

1. 인구학적 특징

2015년 북한의 인구는 총 2,515만 5,000명, 남한은 총 5,029만 3,000명으로 북한 인구는 남북한 전체 인구의 약 33.3%를 차지하고 있다(United Nations, 2015). 북한의 성별 인구는 남자 1,230만 명, 여자 1,285만 6,000명으로 남녀 성비가 95.7이며 남녀 비율이 거의 비슷한 남한(98.8)에 비해 여성의 비율이 약간 더 높은 것으로 나타났다(〈표 3-2〉). 1955년 이후 남한의 인구성장률은 지속적으로 감소한 반면 북한은 다소 변동이 있었다. 그러나 2010~2015년 가장 최근의 인구성장률은 남북한의 차이가 거의 없는 상태다(United Nations, 2015)(〈그림 3-1〉). 한편, 남한은 1960년대부터, 북한은 1970년대부터 가족계획사업을 실시하고 있다. 2014년 북한의 출산율은 1.98로 남한의 출산율인 1.21보다는 높지만 중저소득국가 평균인 2.59보다는 훨씬 낮은 수준이다. 이상에서 본 바와 같이 1950년 이후 남북한의 전반적인 인구 변화는 출산율, 사망률이 모두 낮아지는 인구 변천(demographic transition)의 양상을 보이며 인구 증가율이 지속적으로 하락하는 추세에 있다(최지영, 2015).

남북한의 연령별 인구구성을 살펴보면 2015년 생산가능인구(15~64세)의 비중은 남한 72.9%, 북한 69.3%로 남한이 약간 높다(United Nations, 2015)(〈그림 3-2〉). 65세 이상 고령인구의 비중은 남한 13.1%, 북한 9.5%

표 3-2 남북한 인구구조 비교(2015년)

구분	인구 지표	2005	2010	2015
북한	인구(1,000명)	23,813	24,501	25,155
	남성인구(1,000명)	11,624	11,970	12,300
	여성인구(1,000명)	12,189	12,531	12,856
	남녀 성비(여성 100명당 남성 수)	95.4	95.5	95.7
	0~14세(%)	24.7	22.7	21.2
	15~59세(%)	63.4	64.4	66.3
	60세 이상(%)	11.9	13	12.5
	65세 이상(%)	7.4	8.8	9.5
	80세 이상(%)	0.8	0.9	1.2
	중위연령(세)	31.6	33.1	33.9
	인구밀도	197.8	203.5	208.9
남한	인구(1,000명)	47,606	49,090	50,293
	남성인구(1,000명)	23,790	24,422	24,995
	여성인구(1,000명)	23,816	24,668	25,298
	남녀 성비(여성 100명당 남성 수)	99.9	99	98.8
	0~14세(%)	18.5	16.2	14
	15~59세(%)	68.1	68.2	67.5
	60세 이상(%)	13.4	15.6	18.5
	65세 이상(%)	9.2	11.1	13.1
	80세 이상(%)	1.4	2	2.8
	중위연령(세)	34.9	37.8	40.6
	인구밀도	489.6	504.9	517.3

출처: United Nations, Department of Economic and Social Affairs, Population Division, *World Population Prospects: The 2015 Revision*, 2015

로 각각 2000년과 2004년 고령화 사회[1]에 진입하였다. 남북한 모두 빠른 속도로 고령화가 진행되고 있으며 남한은 2018년, 북한은 2034년에 고령사회에 진입할 것으로 예상된다. 이와 같은 인구 구조는 남북이 통일되면

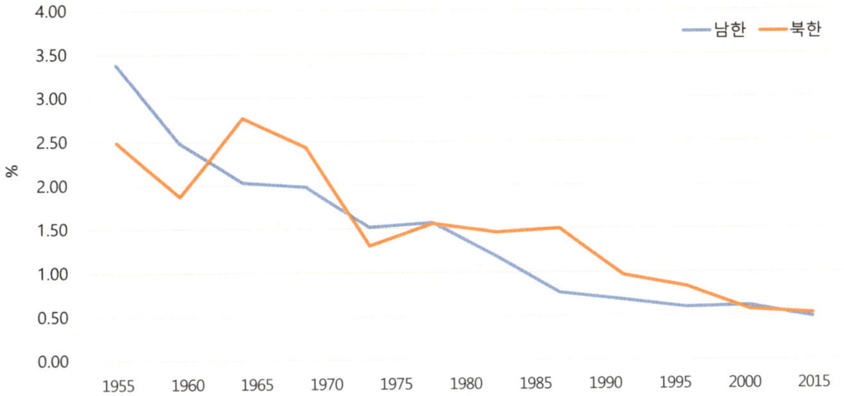

출처: United Nations, Department of Economic and Social Affairs, Population Division, *World Population Prospects: The 2015 Revision*, 2015

그림 3-1 남북한 인구성장률 변화(1955~2015년)

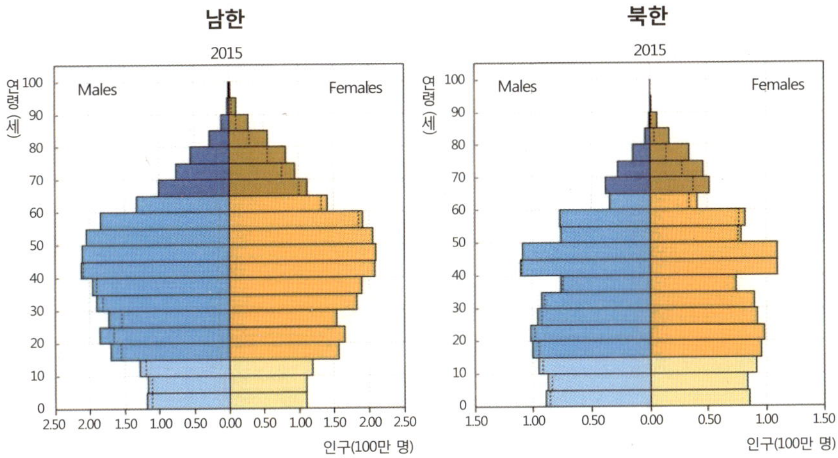

출처: United Nations, Department of Economic and Social Affairs, Population Division, *World Population Prospects: The 2015 Revision*, 2015

그림 3-2 남북한 인구 피라미드(2015년)

1 '고령화 사회'는 고령인구의 비중이 전체의 7% 이상이고 '고령사회'는 14% 이상일 때를 의미한다.

남한의 고령사회 진입을 4년 늦출 것으로 예상되지만 통일 이후 고령화 속도는 독일 통일 사례보다 더욱 빠를 것으로 전망된다(최지영, 2015). 또한 독일 통일 당시 구동독 지역에 발생했던 출산율 충격(fertility shock)이 남북통일 시에도 발생한다면 사회경제적 변화로 인한 출산율 급락과 생산가능 인구의 감소로 이어질 가능성이 있다(최지영, 2015).

2. 기대수명

출생 시 기대수명(Life expectancy at birth)은 인구의 전반적인 사망 수준을 반영하는 지표로서 모든 연령대의 사망 패턴을 요약하여 보여 준다. 전 세계적으로 2015년 출생 시 기대수명은 71.4세(여성 73.8세, 남성 69.1세)로 여성이 남성보다 수명이 더 긴 편이다(WHO, 2016g).

북한의 2015년 출생 시 기대수명은 70.6세(여성 74세, 남성 70.6세)로 WHO SEARO 지역 평균인 69세보다는 약간 높고 전 세계 평균인 71.4세보다는 낮았다(WHO, 2016g). 특히 1990년대 경제 위기 이후 기대수명은 급격히 감소하여 1998년에는 평균 64.2세까지 낮아졌다가 이후 완만한 증가를 통해 1990년대 초반 수준으로 회복되었다. 또한 1990년대 경제위기는 남북한의 기대수명 격차를 더욱 심화시켰는데, 1960년 남북한의 기대수명 차이가 2세에 불과했던 것에 반해 2015년 남북 기대수명 차이는 11.7세로 그 격차가 더 벌어졌다(World Bank, 2016)(〈그림 3-3〉). 1960~2013년 동서독의 기대수명 격차를 비교한 결과 독일 통일이 이루어진 1990년 당시 동독 72.9세, 서독 76세로 가장 큰 기대수명 차이를 보였으나, 그 차이가 3세에 불과했다는 점에서 2015년 현재 남북 기대수명 격차가 상당히 크다는 것을 알 수 있다(Human Mortality Database, 2016).

한편 60세 기대여명은 연령 60세에 앞으로 예상되는 평균 생존년수를 의미하며 60세 이상 인구의 사망 수준을 보여 준다. 2015년 북한의 60

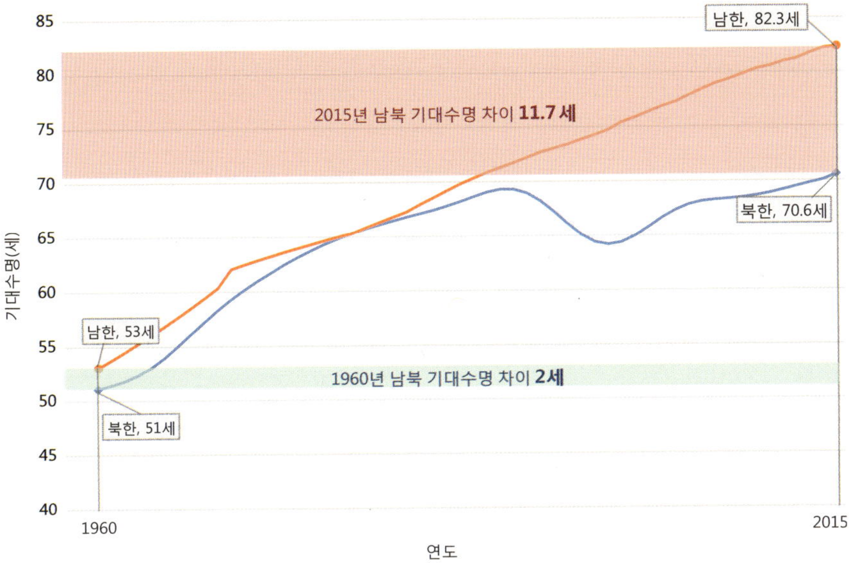

출처: World Bank, *World Development Indicators*, 2016

그림 3-3 남북한 기대수명 변화(1960~2015년)

세 기대여명(Life expectancy at 60)은 17년, 여성 19.5년, 남성 13.9년으로 60세의 여성 노인이 남성 노인보다 5.6년 더 생존하는 것으로 나타났다(WHO, 2016g). 출생 시 기대수명과는 다르게 북한의 60세 기대여명 수준은 타 지역과 비교했을 때 낮았다. 2015년 전 세계 60세 기대여명 평균은 20.4년, 남한 25년, WHO SEARO 지역은 18년이었다(WHO, 2016g). 이는 북한의 60세 이상 노인의 앞으로 예상되는 평균 생존년수가 타 지역에 비해 짧다는 것을 의미한다.

건강수명(Healthy life expectancy)은 기대수명 중 질병이나 장애 없이 건강한 삶을 영위하는 기간을 의미한다. 전 세계 2015년 건강수명은 64세로 기대수명보다 7세 낮았으며 여성이 남성보다 4년 더 건강한 삶을 사는 것으로 나타났다(WHO, 2016g). 북한의 건강수명은 2015년 남성이 61.3세, 여성이 66.6세였다(WHO, 2016g). 전체 평균은 64세였으며 2000

년에 비해 약 5.8년 정도 증가하였다. 이를 기대수명의 변화와 종합하여 해석하면, 1990년과 2013년 사이 북한의 기대수명 변화는 미미했으나 건강한 삶의 기간은 증가했다고 볼 수 있다.

3. 사망률과 사망원인

성인 사망률은 인구 1,000명당 15~60세 사망 확률로 나타내는데, 북한의 성인 사망률은 2013년 인구 1,000명당 147명을 기록하였다(WHO, 2015c). 이는 WHO SEARO 지역(184명), 전 세계(152명)보다는 낮은 수준이지만 남한(66명)의 약 2.3배에 달하는 수치다. 또한 타 지역에서는 1990~2013년 성인 사망률이 지속적으로 낮아지는 데 반해, 북한의 경우 1990년 인구 1,000명당 134명에서 2000년 200명으로 높아졌다가 이후 낮아지는 추세를 보였다. 이는 연도별 기대수명 변화에서도 나타났듯이 1990년대 경제 위기를 거치며 성인 사망률이 높아졌다가 이후 다시 점차 회복된 것으로 보인다. 2014년 북한의 성인 사망률은 여성 1,000명당 106명, 남성 1,000명당 175명으로 여성에 비해 남성의 성인 사망률이 월등히 높았는데, 그 차이는 1990년대에 가장 컸다가 2000년대 이후 점차 줄어들고 있다(〈그림 3-4〉).

연령 표준화 사망률(Age-standardized mortality rate)[2]을 보면 2012년 북한은 모든 원인으로 인한 사망률이 인구 10만 명당 960.6명에 달했는데 이는 같은 시기 남한(389.1명)의 약 2.5배에 달하는 수치다(WHO, 2014a). 사망원인별로는 남북한 모두 비감염성 질환에 의한 사망률이 가장 높았으나 북한의 경우 감염성 질환은 남한의 3.5배, 비감염성 질환은 2.5배로

---

2 연령 표준화 사망률은 인구집단의 연령별 분포를 반영한 사망률을 의미한다.

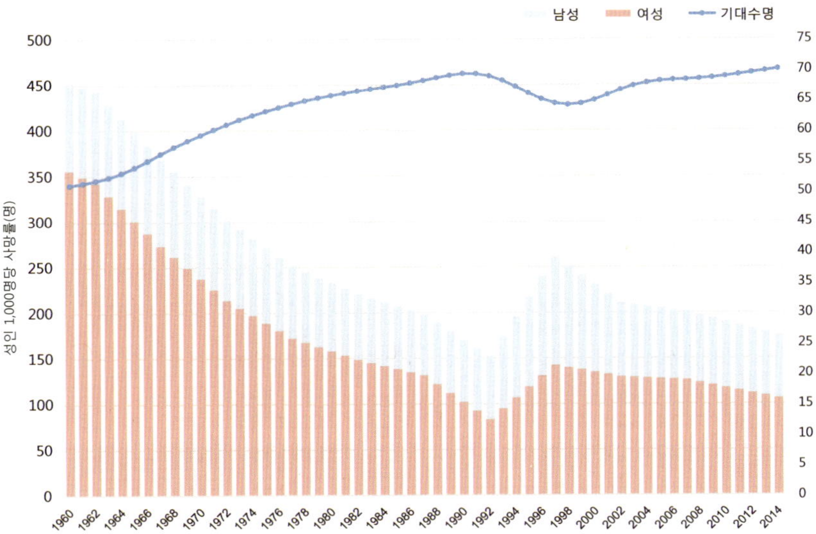

출처: WHO Global Health Observatory

그림 3-4 북한 기대수명과 성인 사망률 변화(1960~2014년)

표 3-3 남북한 원인별 연령표준화 사망률(2012년) (단위: 명, 인구 10만 명당)

구분	북한		남한	
	2012	2000	2012	2000
모든 원인	960.6	1,173.5	389.1	607.8
감염성 질환, 모성 및 신생아, 영양 질환	117.3	192.9	33.8	42.1
비감염성 질환	751.4	865.4	302.1	503.4
상해	91.9	115.1	53.1	62.3

출처: WHO Global Health Observatory

이중 질병부담(double burden of disease)을 겪고 있으며, 이를 통해 남북한의 질병부담 격차가 확연히 드러났음을 알 수 있다(〈표 3-3〉).

북한 주민의 사망원인을 좀 더 세부적으로 살펴보면 2015년 전체 사망원인 중 심혈관 질환이 40%로 가장 많은 비중을 차지했다. 2위는 악성종양(22%), 3위는 만성 호흡기 질환(10%)이었는데, 1~3위 모두 1990년

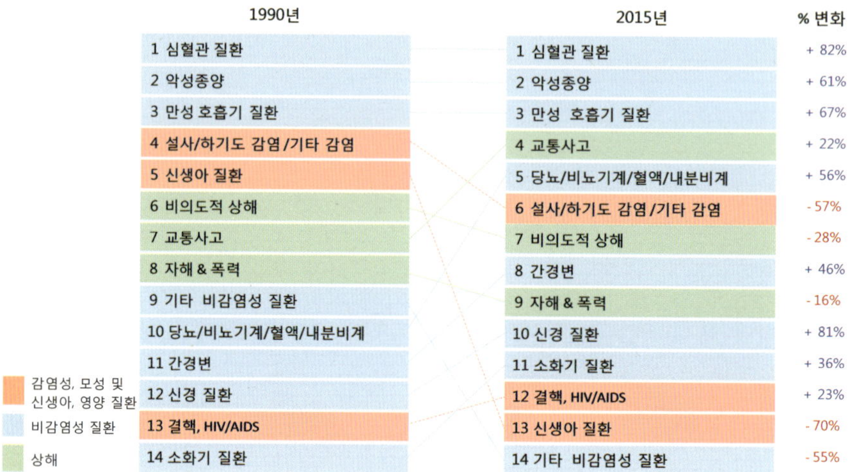
1990년
2015년
% 변화
1 심혈관 질환
2 악성종양
3 만성 호흡기 질환
4 설사/하기도 감염/기타 감염
5 신생아 질환
6 비의도적 상해
7 교통사고
8 자해 & 폭력
9 기타 비감염성 질환
10 당뇨/비뇨기계/혈액/내분비계
11 간경변
12 신경 질환
13 결핵, HIV/AIDS
14 소화기 질환
1 심혈관 질환
2 악성종양
3 만성 호흡기 질환
4 교통사고
5 당뇨/비뇨기계/혈액/내분비계
6 설사/하기도 감염/기타 감염
7 비의도적 상해
8 간경변
9 자해 & 폭력
10 신경 질환
11 소화기 질환
12 결핵, HIV/AIDS
13 신생아 질환
14 기타 비감염성 질환
+ 82%
+ 61%
+ 67%
+ 22%
+ 56%
- 57%
- 28%
+ 46%
- 16%
+ 81%
+ 36%
+ 23%
- 70%
- 55%
감염성, 모성 및 신생아, 영양 질환
비감염성 질환
상해

출처: Institute for Health Metrics and Evaluation(IHME), "GBD Compare," Available from http://vizhub.healthdata.org/gbd-compare, 2016

그림 3-5 북한 주민의 원인별 사망률 변화(1990~2015년)

과 비교했을 때 인구 10만 명당 사망률이 높아졌다. 반면 설사, 하기도 감염이나 신생아 질환 등 감염성 질환으로 인한 사망률은 1990년에 비해 각각 57%, 70% 감소했다. 이는 지난 25년간 북한의 감염성 질환 부담은 감소하고 비감염성 질환 부담은 증가한 추세를 반영하고 있다(〈그림 3-5〉).[3] 남북한의 사망원인 상위 10위를 비교했을 때 남한에서도 가장 높은 비중을 차지하는 사망 원인은 심혈관 질환(27%), 악성종양(30%). 당뇨 등 내분비계 질환(8%)이었으며 북한은 남한에 비해 특히 만성 호흡기 질환에 의한 사망 비중이 높은 것으로 나타났다(IHME, 2016)(〈그림 3-6〉).

3 자세한 내용은 3장 4절 비감염성 질환 참고.

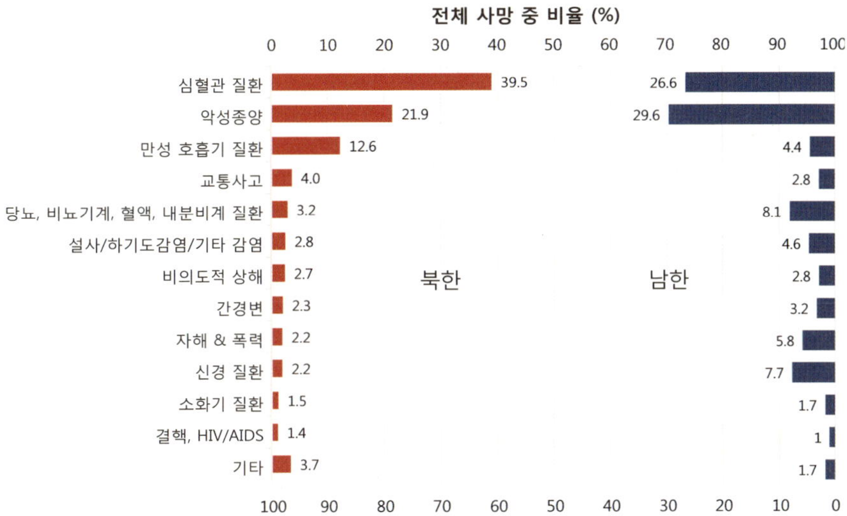

출처: Institute for Health Metrics and Evaluation(IHME). "GBD Compare," Available from http://vizhub.healthdata.org/gbd-compare, 2016

그림 3-6 남북한 주요 사망원인(2015년)

4. 질병부담

사망률(mortality rate)은 인구의 사망원인과 사망수준을 보여 주는 가장 기본적인 지표이지만 서로 다른 인구집단 내 개개인의 질병부담을 비교하기에는 한계가 있다. 예를 들면 평생 장애를 갖고 살아가지만 생명에는 위협적이지 않은 정신질환의 경우 사망률은 낮지만 질병부담은 높은 것이 사실이다. 따라서 이를 보완하기 위해 도입된 장애보정손실년수(Disability-adjusted Life Years, DALYs)는 사망률과 질병의 심각성을 모두 반영한 개념으로 조기 사망(premature death)으로 인한 손실수명년수(Years of Life Lost, YLLs)와 장애생존년수(Years Lived with Disability, YLDs)를 합하는 방식으로 계산된다. 1 단위의 DALY는 완전히 건강한 생존년수 1년의 손실을 의미한다.

표 3-4 남북한 원인별 연령표준화 장애보정손실년수(DALYs)(2012년)

(단위: 인년(person-year), 인구 10만 명당)

사망원인 \ 지역	북한	남한	남북 차이
모든 원인	36,756	17,921	2배
감염성 질환, 모성 및 신생아, 영양 질환	7,319	1,452	5배
비감염성 질환	24,527	13,824	1.8배
상해	4,910	2,646	1.9배

출처: WHO Global Health Observatory

$$DALYs(\text{장애보정손실년수}) = YLLs(\text{손실수명년수}) + YLDs(\text{장애생존년수})$$

〈표 3-4〉에서 보듯이 북한의 연령 표준화 장애보정손실년수(DALYs)는 2012년 인구 10만 명당 36,756 인년(person-year)으로 남한(17,921 인년)의 2배가 넘는 수치다(WHO, 2014a). 이는 실질적으로 북한이 가지는 전반적인 질병부담이 남한의 2배가 넘는다는 의미다. 특히 북한의 감염성

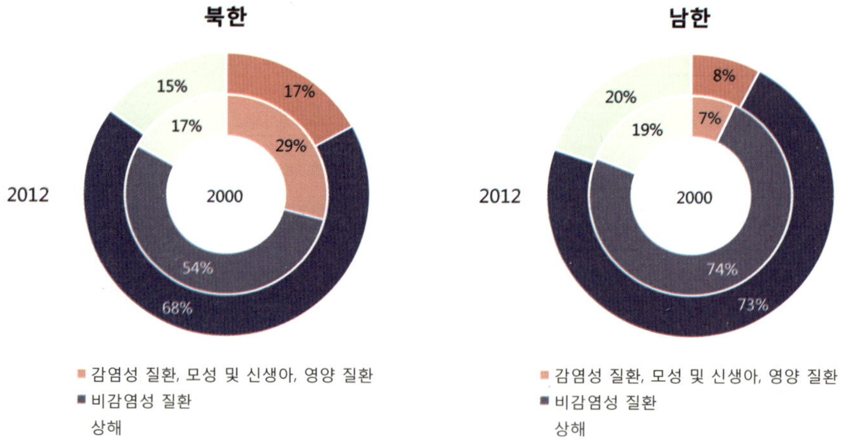

출처: WHO Global Health Observatory

그림 3-7 남북한 손실수명년수(YLLs)(2012년)

질환 부담은 남한의 5배, 비감염성 질환 부담은 남한의 1.8배에 달했다.

한편 손실수명년수(YLLs)는 사망 연령을 고려한 개념으로 조기 사망에는 높은 가중치를, 고령 사망에는 낮은 가중치를 두고 있다. 2012년 북한의 사망원인별 손실수명년수(YLLs) 분포를 보면 전체 사망 중 비감염성 질환이 68%로 가장 높았고 감염성 질환은 17%를 차지했는데, 2000년에 비해 감염성 질환 부담은 감소하고 비감염성 질환 부담은 증가했음을 알 수 있다. 또한 북한의 비감염성 질환 비중은 남한보다 약간 낮았지만 감염성 질환에서는 북한이 훨씬 높았다(〈그림 3-7〉). 이를 통해 북한의 이중 질병부담(double burden of disease) 구조를 다시 한 번 확인할 수 있다.

제2절 모자보건

1. 모성 사망률과 사망원인

1) 모성 사망률

모성 사망(maternal mortality)은 임신 중 혹은 분만 중 각종 합병증에 의한 가임기 여성의 사망을 일컫는다. 전 세계적으로 모성 사망비(maternal mortality ratio)는 1990년 출생아 10만 명당 385명에서 2015년 216명으로 절반가량인 44%가 감소했으나 전 세계에서 하루 800명 이상의 산모들이 여전히 분만 합병증으로 사망하고 있다(WHO, UNICEF, UNFPA, World Bank Group, & United Nations Population Division, 2015).

북한의 모성 사망비는 1990년 출생아(live births) 10만 명당 75명에서 고난의 행군 시기를 거치면서 2000년 128명까지 증가했으나 이후 꾸준히

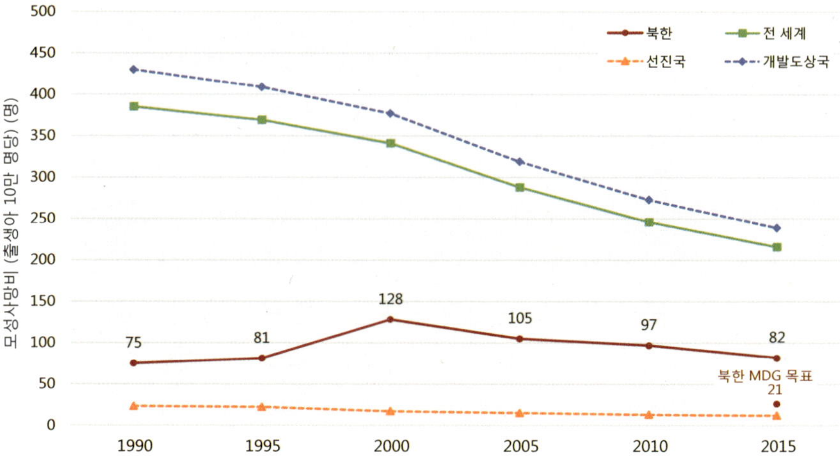

출처: WHO, UNICEF, UNFPA, and The World Bank, *Trends in Maternal Mortality: 1990 to 2015*, 2015

그림 3-8 지역별 모성사망비 비교(1990~2015년)

감소하여 2015년 출생아 10만 명당 82명을 기록하였다(WHO et al., 2015). 그러나 이는 1990년 대비 오히려 9.3% 증가한 수치이며 연간 약 300명의 북한 산모들이 분만 관련 합병증으로 인해 사망하고 있다(〈그림 3-8〉).

북한의 모성 사망 수준은 전 세계 평균(216명), 개발도상국 평균(239명)에 비해서는 훨씬 낮았지만 선진국 평균(12명)과 남한(11명)의 약 8배에 달했다(WHO et al., 2015). 또한 북한은 새천년개발목표(Millenium Development Goals, MDGs) 달성 기준인 출생아 10만 명당 21명을 달성하지 못했다(WHO & UNICEF, 2015). 모자보건은 한 국가의 보건의료 체계 수준을 알 수 있는 가장 기초적인 지표로서 북한의 높은 모성 사망비를 통해 남북한의 보건의료 수준의 격차가 상당히 크다는 것을 간접적으로 알 수 있다.

생애모성사망위험(Lifetime risk of maternal death)은 15세 소녀가 평생 동안 임신이나 출산으로 인해 사망할 확률을 의미하며, 합계 출산율(Total fertility rate)을 고려한 모성사망 수준을 나타내므로 출산을 여러 번 할수록 그 위험이 높아진다. 북한의 생애모성사망위험은 660명당 1명으로 남한(7,200명당 1명)의 약 11배, 동아시아 지역(2,300명당 1명)의 약 3.5배에 달한다(WHO et al., 2015).

2011년 새천년개발목표(MDGs) 달성 경과에 대한 보고서를 보면 북한의 모성 사망비를 행정구역별로 제시하고 있다(WHO, 2011a). 2008년 조사 결과 가장 높은 모성 사망비를 보인 곳은 양강도(105.1명)와 강원도(96.9명)였으며, 이 외에도 황해북도(93.1명), 자강도(89.3명), 황해남도(88.9명)도 전국 평균(85.1명)에 비해 높은 수치를 보였다.

2) 모성 사망원인

전 세계적으로 모성 사망의 주요 원인 중 가장 높은 비중을 차지하는 것은 출산 시 출혈로 총 사망의 약 1/4을 차지한다(Say et al., 2014). 임신 전 신체 상태가 임신과 출산을 겪는 과정에서 간접적으로 악영향을 미치는 '간접적 원인(indirect causes)'[4]의 비중도 28%로 비슷하게 나타났다. 이 외에도 임신성 고혈압, 특히 자간(eclampsia)과 패혈증(sepsis), 색전증(embolism), 낙태(abortion)로 인한 합병증 등도 모성 사망의 상당한 비중을 차지한다(〈그림 3-9〉). 이러한 원인들로 인한 모성 사망은 분만 시 전문 개조 인력(의사, 간호원, 조산사 등)에 의해 신속한 진단, 이송, 치료가 이루어진다면 거의 대부분 예방 가능하다.

북한, 남한, 중국, 몽골이 속한 동아시아 지역의 사망 추정치를 통해 보면 출혈로 인한 사망이 35%로 전 세계 평균(27%)보다 약간 높았으며 시기별로는 분만 후(postpartum) 출혈의 비중이 특히 높았다(Say et al.,

4 간접적 원인이란 임신 전부터 앓고 있던 지병으로 인해, 혹은 임신 중 지병이 악화되어 사망한 경우를 의미하며 그 예로 심장질환, 내분비계, 비뇨생식계, 신경계, 호흡계, 근골격계 질환 등이 있다(WHO, 2012).

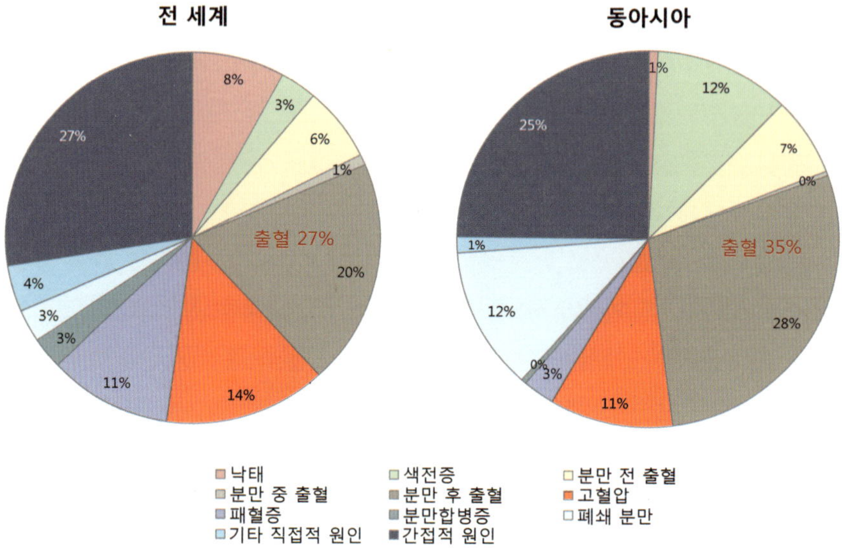

출처: Say et al., "Global Causes of Maternal Death: A WHO Systematic Analysis," 2015

그림 3-9 지역별 모성 사망원인(2003~2009년)

2014)(〈그림 3-9〉). 전 세계와 비교했을 때 동아시아 지역에서 패혈증(sepsis)과 낙태(abortion)로 인한 합병증으로 인한 사망 비중은 상대적으로 낮았던 반면에 폐쇄 분만(obstructed labour)과 색전증(embolism)의 비중은 높았다.

한편 2009년 북한의 모성 사망에 대한 조사 결과 전체 모성 사망의 2/3가 가정에서 발생했으며 사망 원인별 비중은 분만 후 출혈이 28.9%, 자간 25%, 수술/낙태 후 감염 26%, 기타 임신 합병증이 20.1%로 나타났다(United Nations Central Emergency Response Fund, 2012). 이상의 자료를 종합해 보면 북한의 모성 사망을 줄이기 위해서는 고위험 임산부에 대한 사전관리와 출혈 등 응급상황에 대처하기 위한 신속한 이송체계의 구축 및 안전한 혈액관리가 필요하다.

2. 아동 사망률과 사망원인

1) 아동 사망률

5세 미만 아동 사망률은 출생부터 5세까지 사망할 확률을 나타낸다. 지난 25년간 전 세계 아동 사망률은 1990년 출생아 1,000명당 91명에서 2015년 43명으로 절반 이상 감소하며 큰 성과를 보였다(UNICEF, 2015a). 그러나 여전히 매일 1만 6,000여 명의 5세 미만 어린이들이 사망하고 있어 아동 사망률 감소를 위한 지속적인 관심과 노력이 필요한 상황이다.

북한의 아동 사망률은 1990년 출생아 1,000명당 43명에서 고난의 행군 시기에 크게 증가하여 1996~1997년 75.7명까지 달했다가 2015년에는 25명으로 25년간 43%의 감소폭을 보였다. 아동 사망 수 또한 1990년

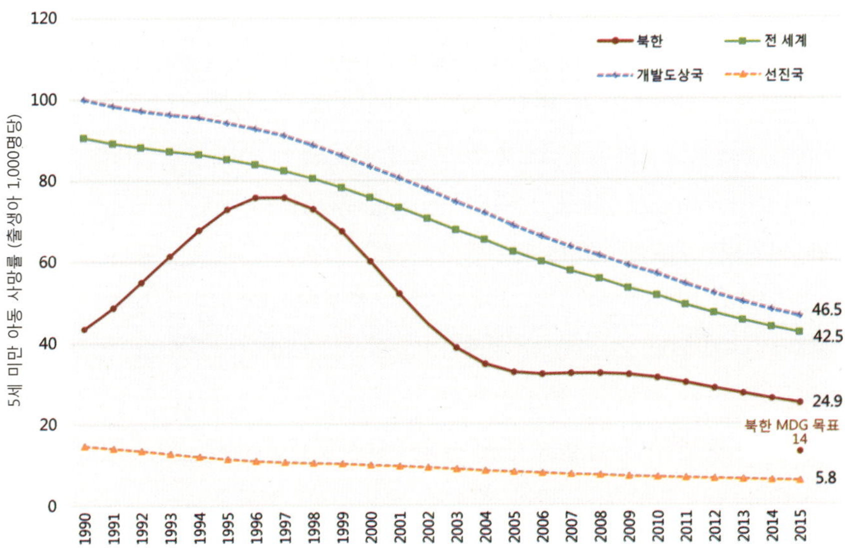

출처: UN Inter-agency Group for Child Mortality Estimation. Available from http://www.childmortality.org/. Last updated on 9 September 2015

그림 3-10 지역별 5세 미만 아동 사망률 비교(1990~2015년)

1만 6,000명에서 2015년 9,000명으로 감소하였다(UNICEF, 2015b). 북한의 아동 사망률 수준은 전 세계 평균인 출생아 1,000명당 42.5명보다는 낮지만 남한(3명)이나 동아시아 및 태평양 지역(18명)에 비해 높다. 또한 새천년개발목표(MDGs)의 아동 사망률 3/4 감소 목표치인 출생아 1,000명당 14명에 도달하지 못했다(WHO & UNICEF, 2015)(〈그림 3-10〉).

2008년 조사 결과 가장 높은 아동 사망률을 보인 곳은 황해남도(29.5명), 황해북도(27.6명), 자강도(27명), 평안북도(26.9명) 순으로 모성 사망비 수준과 대체로 유사한 패턴을 보였다(WHO, 2011a).

2) 아동 사망원인

전 세계 아동 사망의 주요 원인으로는 조산 합병증(preterm birth complications)이 18%, 폐렴 16%, 분만 합병증(intrapartum-related complications) 12%, 설사 9%, 패혈증 및 수막염이 9%로 나타났다(UNICEF, 2015a). 이는 전 세계적으로 그동안 감염성 질환 관리가 성공적으로 이루어졌음에도 불구하고 여전히 5세 미만 아동 사망이 감염성 질환(특히 폐렴, 설사, 말라리아, 수막염 등)에 의해 크게 좌우되고 있음을 보여 준다. 한편, 5세 미만 아동사망의 절반가량이 영양부족(undernutrition)에 기인하는 것으로 보고되었다(UNICEF, 2015a).

5세 미만 아동의 사망은 시기에 따라 신생아기(생후 0~27일)와 영아기(생후 1~59개월)로 분류할 수 있는데, 전 세계적으로 신생아기의 사망이 전체 5세 미만 아동 사망의 45%를 차지하는 것으로 나타났다(UNICEF, 2015a). 이는 영아기 이후 감염성 질환 관리의 성공이 전체 5세 미만 아동 사망률의 감소로 이어지면서 신생아 사망의 비중이 상대적으로 높아졌기 때문인 것으로 분석된다.

북한의 경우 전체 아동 사망의 주요 원인으로는 조산(22%), 폐렴(15%), 분만 합병증(12%), 선천성 기형(11%) 등이 있으며 이 중 감염성

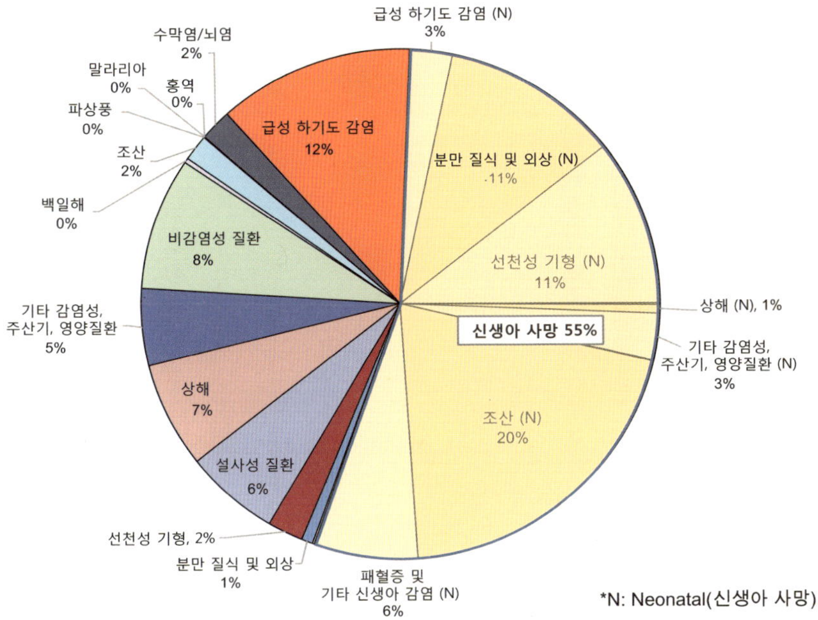

출처: WHO Global Health Observatory

그림 3-11 북한 5세 미만 아동 사망원인(2015년)

질환에 의한 사망은 전체의 37%를 차지했다(WHO, 2016a). 특히 신생아 사망이 전체 아동 사망의 55%를 차지하는 높은 비율을 보였는데, 이는 신생아 관리에 대한 관심 증가가 필요함을 시사한다(〈그림 3-11〉).

3. 모자보건 주요 지표 현황

1) 산전 및 출산 관리(Antenatal and Delivery care)

(1) 산전 진찰(Antenatal Care)

임신 중 정기적으로 진찰을 받는 것은 태아와 산모의 건강에 중요한 일

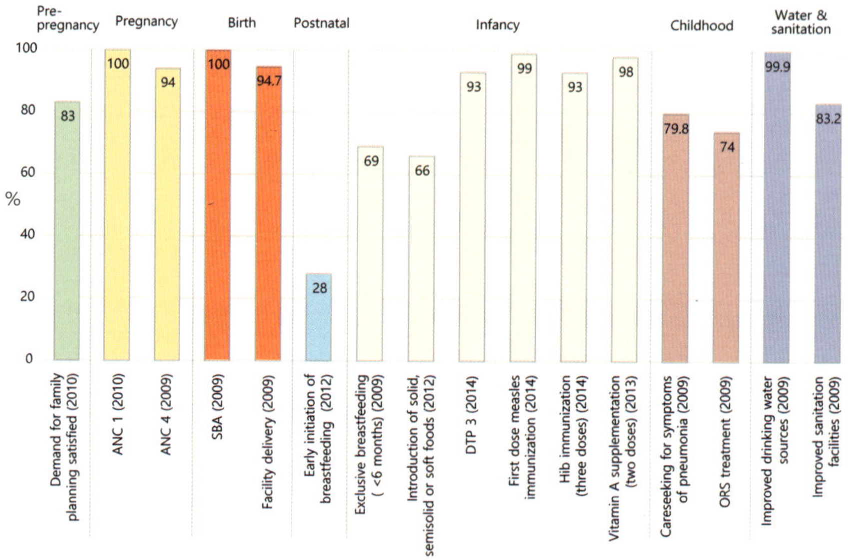

출처: WHO & UNICEF, *Countdown to 2015. A Decade of Tracking Progress for Maternal, Newborn and Child Survival. The 2015 Report*, 2015; UNICEF & CBS. *Multiple Indicator Cluster Survey 2009*, 2009 재구성

그림 3-12 북한 모자보건 주요 지표 현황

이다. 이는 산전 진찰을 통해 위험 신호를 미리 감지하고 각종 합병증을 조기에 예방·진단할 수 있기 때문이다. 또한 산전 진찰을 통해 산모의 영양 관리나 고혈압 등의 치료, 예방접종을 통한 수직감염의 예방이 이루어진다. WHO는 임신 기간 중 최소 4회의 산전 진찰을 받을 것을 권장하고 있다. 그러나 전 세계적으로 이 기준을 충족하는 산모는 58%에 불과하다(UNICEF, 2016b).

2009년 조사에 의하면 북한에서 산전 진찰을 최소 1회 받은 비율은 100%, 최소 4회 받은 비율은 93.5%로 높은 수준을 보였다(UNICEF & CBS, 2009). 그러나 산전 진찰을 최소 4회 받은 비율에서 평양은 97.7%에 달했던 데 반해 양강도는 76.4%, 황해북도 87%, 평안북도 88.8%로 지역별 편차가 매우 큰 것으로 나타났다. 산전 진찰을 수행하는 인력은 주로 의사(71%)였다.

(2) 출산 관리(Delivery Care)

분만 시 합병증의 위험 신호를 인지하고 산과적 응급상황이 발생할 시 산모를 상급 의료기관으로 신속히 이송하기 위해서는 분만 과정에 훈련된 조산사(Skilled Birth Attendants, SBAs)(의사, 간호사, 조산사 등)가 반드시 동반되어야 한다. 그러나 여전히 전 세계 많은 지역(전체 출산의 25%)에서 훈련된 조산사(SBAs)가 아닌 전통적인 조산사에 의해, 혹은 아무런 도움 없이 분만이 이루어지고 있다(UNICEF, 2016c).

마찬가지로 산과적 응급상황에서 신속·정확하게 의료 장비 및 의약품을 사용하고 필요시 상급 기관으로 이송하기 위해서는 '의료 시설'에서의 분만이 중요하다. 선진국과 동아시아 및 태평양 지역, 라틴 아메리카 지역 등에서는 이러한 시설분만이 대부분인 반면 모성 및 신생아 사망이 가장 많은 아프리카 지역에서는 시설분만 비율이 50%에 불과하다(UNICEF, 2016c). 일반적으로 도시 지역보다는 외곽 지역에서, 소득이 낮을수록 분만 시 훈련된 조산사가 동반되는 비율이나 시설에서 분만하는 비율이 낮다.

북한에서 훈련된 조산원을 동반한 분만 비율은 2009년 기준 100%로 보고되었다(UNICEF & CBS, 2009). 분만에 참여하는 인력은 주로 의사(63.4%)였고 분만 장소는 의료 시설이 94.7%로 높은 비중을 차지하였으나 여전히 5.3%의 여성이 가정에서 분만하는 것으로 알려졌다. 그러나 최근 UNFPA의 사회·인구통계 보고서에 의하면 가정분만 비율이 8.9%로 나타났으며, 지역별 편차가 존재하여 평양의 가정분만 비율은 2%로 가장 낮은 반면 양강도는 23%, 강원도와 자강도는 15%에 달했다(CBS & UNFPA, 2015).

한편 WHO는 출생 후 24시간 이내로 산후 진찰을 받기를 권고하고 있으며 산모와 신생아 모두 출생 후 48~72시간 내에 추가적인 진찰을 받아야 한다(WHO, 2013b). 위의 UNFPA의 보고서에 의하면 응답자의 87%가 분만 이후 2일 이내에 첫 산후 진찰을 받았다(CBS & UNFPA, 2015).

2) 아동 건강(Child Health)

(1) 예방접종 현황

북한의 예방접종확대계획(Expanded Programme on Immunization, EPI)은 1980년 시작되었으나 자체적인 백신 생산의 어려움으로 1995년 이후 UNICEF와 다른 국제기구에 의해 모든 백신이 공급되고 있다(Marks et al., 2015). WHO의 권장 예방접종 스케줄에 따라 리진료소 의사들이 예방접종을 시행하고 있다(Grundy, Biggs, & Hipgrave, 2015).

지난 10년간 북한의 예방접종 비율은 상당히 개선되었다(〈표 3-5〉). 특히 한 국가의 필수 예방접종 실태를 보여 주는 DTP3 접종비율은 1997년 37%에서 2015년 96%로 증가하였으며 2015년 홍역(98%), 폴리오(99%)를 비롯한 다른 백신 접종 비율도 높은 수준을 유지하고 있다

표 3-5 북한 아동 예방접종률(1980~2015년) (단위: %)

구분	1980	1985	1990	1995	2000	2005	2010	2011	2012	2013	2014	2015
BCG	50	51	99	82	78	94	98	98	98	98	98	97
HepBB					0	94	99	99	99	99	99	97
DTP1	74	78	98	84	61	83	94	95	97	94	94	97
DTP3	50	55	98	64	56	79	93	94	96	93	93	96
HepB3		0	0	0	0	92	93	94	96	93	93	96
Hib3			0	0	0	0	0	0	32	93	93	96
Pol3	50	65	99	88	93	97	99	99	99	99	99	99
MCV1	29	38	98	67	78	96	99	99	99	99	99	98
MCV2					0	0	99	99	99	99	99	97
PAB	0	0	90	90	81	90	91	93	93	93	93	97

출처: WHO, "WHO Vaccine-preventable Diseases: Monitoring System. 2016 Global Summary," 2016

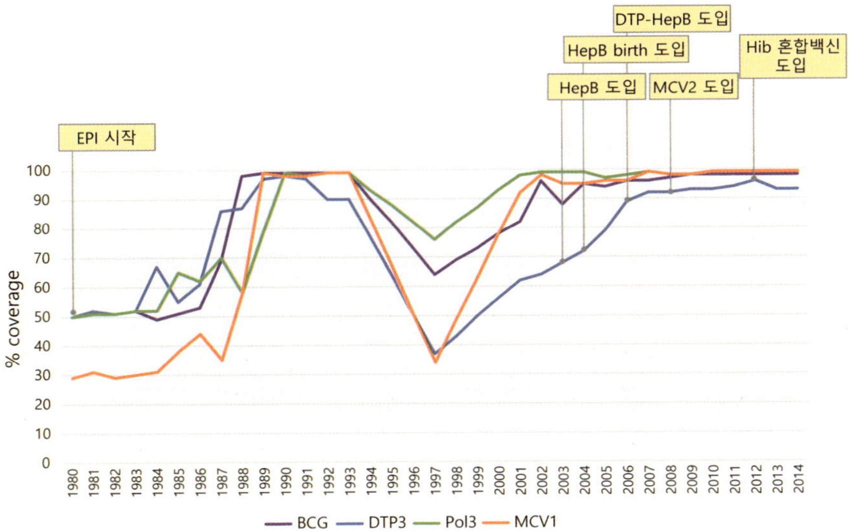

출처: WHO SEARO, *EPI Fact Sheet DPR Korea 2014*, 2015; WHO, "WHO Vaccine-preventable Diseases: Monitoring System. 2016 Global Summary," 2016 재구성

그림 3-13 북한 예방접종사업 현황(1990~2014년)

(WHO SEARO, 2015). 신생아 대상 파상풍 접종은 1998년 30%에서 2015년 97%로 증가했다. 그 결과 북한에서 신생아 파상풍은 1998년, 소아마비는 1996년 이후 신고되지 않았으며 백일해 발생도 2008년 이후 크게 줄었다(WHO, 2016h). 이에 따라 아동 사망의 주요 원인인 홍역과 파상풍의 보고건수는 급격히 감소하게 되었다(UNICEF, 2014). 이후 WHO, UNICEF, GAVI와 같은 여러 국제기구의 도움으로 B형 간염 백신(2003년)과 생후 15개월 대상 홍역 접종(2009년), Hib 혼합백신(2012년)이 도입되었다(WHO SEARO, 2015)(〈그림 3-13, 14〉).

그러나 필수 예방접종 예산의 34%만이 북한 당국에 의해 부담되고 있어, 외부 의존성은 현재까지 여전히 높다(WHO SEARO, 2015). 또한 열악한 도로사정과 불안정한 전력 공급 상황, 가뭄이나 홍수 등의 반복되는 재난으로 인해 백신 공급에 여전히 한계가 많다. 2008년 전국적으로 실시된 콜드체인(cold chain) 평가 결과 40% 이상의 운송수단이 고장 난 상

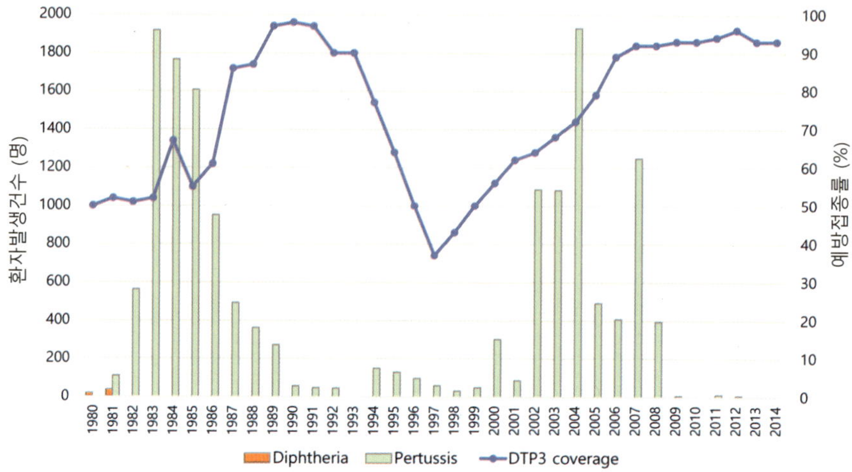

출처: WHO Global Health Observatory

그림 3-14 북한 DTP 예방접종률과 환자발생건수(1990~2014년)

태였으며 온도계를 갖춘 냉장고는 14% 미만으로 파악되었다(Grundy et al., 2015). 이후 외부 지원으로 일부 콜드체인이 개선되어 2011년 조사에서는 약간의 발전을 보였으나 여전히 장비나 운송 수단이 부족한 상태다. 최근 GAVI와 UNICEF는 모든 군(county) 단위 지역에 운송수단에 대한 지원을 실시한 바 있다. 또한 UNICEF는 2015년 5개의 동북 지역에서 근무하는 55명의 EPI 담당자를 대상으로 역량강화 교육을 실시하였으며 30명의 콜드체인 기술자들의 장비 유지·보수 역량 증진을 위한 훈련을 실시하였다(UNICEF, 2015c).

(2) 영양

① 식량안보와 영양

북한은 1990년대 중반부터 전국적인 식량 부족을 겪어 왔으며 자체적인 식량 생산 능력의 부족으로 인해 전체 인구의 3/4 이상이 식량이 불안정한 상태에 노출되어 있다(United Nations and Partners, 2016). 농업 분야는 북한 국내총생산(GDP)의 21%를 차지하는 만큼 많은 인구가 종사하고 있으나 홍수, 가뭄과 같은 자연재해에 취약한 환경으로 인해 식량 생산도 불안정한 양상을 보이고 있다. 이러한 취약한 농경 환경과 불안정한 식량 생산 체계는 북한 주민의 영양 상태에 직·간접적인 영향을 미치고 있다. UN FAO의 2015년 보고서에 의하면 동남아시아 지역의 빈곤 퇴치 목표는 대부분 달성되었으나 유일하게 북한에서만 여전히 높은 수준의 영양실조(undernourishment)가 지속되고 있다(FAO, 2015). 2014~2016년 북한의 영양실조 인구는 약 1,000만 명으로 총 인구의 41.6%를 차지했는데, 이는 2005~2007년 850만 명(총 인구의 35.5%)이었던 것에 비해 증가한 수치다(FAO, 2015). 또한 *2015 Global Hunger Index*에서 북한은 28.8점을 기록하여 기아 수준이 '심각'하다고 평가되었다(WFP, 2016).

UN WFP에 의하면 2014년 북한 총 인구 2,800만 명 중 70%에 달하는 1,800만 명이 식품 섭취 다양성이 부족하며 특히 대부분의 인구가 국제 표준에 의해 권장되는 단백질 섭취 기준량의 25%, 지방 섭취 기준량의 30%를 덜 섭취하는 것으로 알려졌다(WFP, 2016).

② 영양장애 실태

전 세계 5세 미만 아동 사망의 절반(45%)인 약 300만 명의 어린이들이 영양실조로 인해 해마다 사망하고 있으며(Black et al., 2013) 특히 신생아 사망의 20%가 저체중으로 인한 것으로 알려져 있다(Liu et al., 2015). 영양실조는 5세 미만 아동의 감염 확률을 높일 뿐만 아니라 감염으로부터의 회복을 더디게 함으로써 결과적으로 질병 상태와 영양상태 모두 악화되는 악순환에 빠지게 된다(Black et al., 2013). 특히 신생아기의 영양실조는 인지 장애와 학업 능력 부진 등 인지적 발달에 큰 악영향을 미친다(WHO & UNICEF, 2015).

영양장애의 한 종류인 만성영양장애(stunting)는 아동의 삶의 질을 나타내는 주요 지표로서 연령에 비해 키 성장이 더딘 상태를 의미한다.

2014년 기준, 전 세계 5세 미만 아동의 23.8%가 만성영양장애인 것으로 알려졌으며 지역별로는 동남아시아(37%), 서아프리카(35%), 남아프리카(36%)가 가장 높았다(UNICEF, WHO, & World Bank Group, 2016).

급성영양장애(wasting)는 급성 영양실조로 인해 키에 비해 체중이 현저히 감소한 상태를 나타내며 계절이나 자연재해 등의 환경 변화로부터 크게 영향을 받는다. 2014년 전 세계 5세 미만 아동의 약 8%인 5,000만 명이 급성영양장애 상태이며 그중에서도 약 1,600만 명은 중증 급성영양장애[5]를 겪고 있다. 지리적 분포는 대부분 아시아(69%)와 아프리카(29%)에 집중되어 있다(UNICEF, 2016a).

북한의 영양장애 문제는 지속적으로 중요하게 꼽히는 문제이며 모성 및 아동의 이환과 사망의 주요 원인으로서 남북한의 보건의료 격차가 그대로 드러나는 부분이다. 국제식량정책연구소(International Food Policy Research Institute, IFPRI)는 최근 『2016년 세계 영양 보고서(*2016 Global Nutrition Report*)』에서 세계 각국의 최신 영양 지표들을 비교하였는데, 북한의 영양 지표 수준이 남한에 비해 열악함은 물론 전 세계적으로도 심각한 수준임을 알 수 있다(IFPRI, 2016)(〈표 3-6〉).

표 3-6 남북한 영양실조 현황(2015년)

지표	만성영양장애 (Stunting)		급성영양장애 (Wasting)		5세 미만 과체중		가임기 여성 빈혈	
	%	순위[6]	%	순위	%	순위	%	순위
북한	27.9	84/132	4	53/130	0	126/126	25	91/185
남한	2	5/132	1.2	11/130	7.3	74/126	19.4	40/185

출처: IFPRI, *Global Nutrition Report 2016*, 2016

5 WHO의 '신장에 따른 체중 지표(W/H index)'는 z-score로 표현되는데(WHZ) 중증 급성영양장애는 이 지표에서 WHZ 〈 -3 SD이거나 상완둘레 155mm 미만인 경우에 해당한다.

6 조사에 포함된 국가들의 유병률을 오름차순으로 정렬했을 때의 순위. 순위가 높을수록 유병률이 낮음을 의미한다.

특히 전 세계 193개국 중 5세 미만 아동의 만성영양장애와 가임기 여성 빈혈 유병률이 모두 심각한 48개국에 북한이 포함되었다. 5세 미만 아동의 과체중 비율이 전 세계에서 유일하게 0으로 나타났다는 점 또한 주목할 만하다.

2012년 UNICEF 국가 영양조사 결과에 의하면 5세 미만 아동 중 만성영양장애(stunting)는 27.9%, 약 47만 5,868명으로 추산되었다(CBS, WFP, UNICEF, & WHO, 2013)(〈표 3-7〉). 이는 2009년 32.4%에서 감소한 수치로 공중보건 중요도(public health significance)로 따지면 '중간'에 해당하는 수준이다. 그러나 지역별 편차가 존재하여 자강도와 함경남도는 '높음', 양강도는 '매우 높음' 수준이었다. UNICEF는 만성영양장애 상태의 아동이 빈혈일 확률이 높았으며 특히 산모의 영양 상태가 아이에게 대물림 될 가능성이 높으므로 가임기 여성에 대한 지원이 필요하다고 지적하였다. 또한 영유아기 불완전한 모유수유와 다양하지 못한 식품 섭취는 질

표 3-7 북한 행정구역별 영양장애 현황(2012년)

행정구역	만성영양장애		중증 만성영양장애		급성영양장애		중증 급성영양장애	
	추정인구(명)	%	추정인구(명)	%	추정인구(명)	%	추정인구(명)	%
양강도	20,552	39.6	6,307	12.1	3,180	6.1	600	1.1
함경북도	48,641	28.7	13,951	8.2	8,155	4.8	1,089	0.6
함경남도	74,510	32.9	21,364	9.4	9,817	4.3	1,749	0.7
강원도	31,005	28.6	8,557	7.9	5,110	4.7	840	0.7
자강도	32,162	33.3	9,435	9.8	5,576	5.7	745	0.7
평안북도	60,427	29.4	16,665	8.1	7,908	3.8	792	0.4
평안남도 · 남포	76,772	25.8	13,822	4.6	10,720	3.6	1,145	0.4
황해북도	43,968	28.7	12,428	8.1	6,818	4.4	1,379	0.8
황해남도	42,345	25.6	11,049	6.7	5,570	3.3	850	0.5
평양	45,486	19.6	9,210	4.0	5,376	2.3	1,045	0.4
전체	475,868	27.9	122,805	7.2	68,225	4.0	10,234	0.6

출처: CBS et al., *Democratic People's Republic of Korea, Final Report of the National Nutrition Survey 2012*, March 2013

병 위험을 높일 뿐만 아니라 향후 발달과 학습 능력, 국가 생산력에도 부정적인 영향을 미치므로 생후 1,000일(2세)까지의 영양 지원이 반드시 필요함을 강조하였다.

한편 UNICEF의 같은 조사에서 급성영양장애(wasting) 비율은 4%로 2009년 5.2%에 비해 감소하였으며 WHO의 기준에 따르면 '수용 가능' 수준이었다(CBS et al., 2013). 그러나 지역별 편차가 존재하여 자강도, 양강도는 '나쁨' 수준이었고 강원도, 함경북도, 함경남도, 양강도의 경우 영양지원 사업이 중단될 경우 급성영양장애 비율이 다시 증가할 가능성이 매우 높다고 보고하였다(〈그림 3-15〉). 한편 중증 급성영양장애(severe acute malnutrition)는 0.6%(1만 234명)였는데, 급성영양장애 아동은 일반적인 질환으로 인한 사망 확률이 9배로 알려져 있어 중증 급성영양장애 아동을 위한 치료가 시급한 실정이다.

〈표 3-7〉은 2012년 국가 영양조사 결과를 요약하여 제시하고 있다. 앞서 언급되었듯이 영양장애 비율에 지역별 편차가 존재하나, 대체로 양

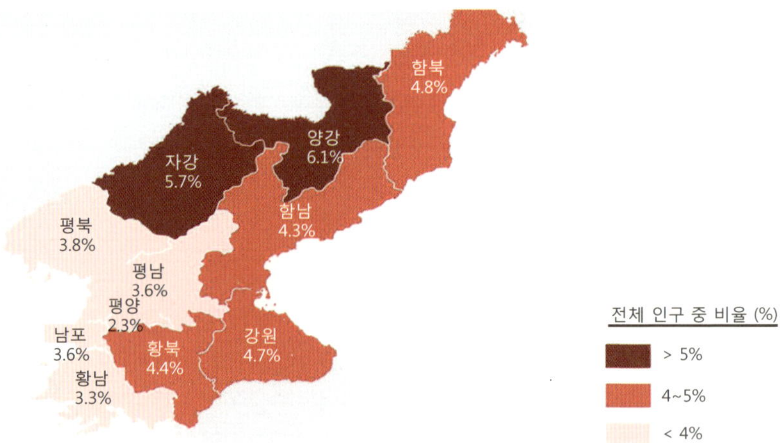

출처: United Nations and Partners, *DPR Korea 2015: Humanitarian Needs and Priorities*, 2015

그림 3-15 북한 행정구역별 급성영양장애(wasting) 현황(2012년)

강도, 자강도, 함경남·북도 등이 가장 높고 평양과 평안남·북도는 낮은 패턴을 보인다. 그러나 지역별 영양장애 수준과 이에 따른 우선순위 지역을 판단하기 위해서는 전체 인구에 대한 비율과 추정인구 수를 모두 고려해야 한다. 예를 들면 평양의 만성영양장애 비율은 19.6%로 전국에서 가장 낮지만 추정 인구 수는 4만 5,000명에 달한다. 이는 가장 높은 만성영양장애 비율을 보이는 양강도, 자강도보다도 많은 인구 수다. 즉, 양강도, 자강도 등 일부 지역은 총 인구 수가 평양에 비해 적기 때문에 영양장애 비율이 오히려 높게 나타나는 경향이 있어 해석에 주의가 필요하다.

성인의 영양실조 상태를 나타내는 상완둘레(Mid-Upper Arm Circumference, MUAC) 측정 결과 급성영양장애(상완둘레 210mm 미만)에 해당하는 여성은 5.3%로 나타났으며 여성의 50%가 식품섭취 다양성을 충족하지 못했다(CBS et al., 2013). 가임기 여성의 영양실조와 빈혈은 신생아의 자궁 내 성장지연(Intrauterine Growth Restriction, IUGR)의 위험요인으로 작용하므로 이들의 영양 상태를 회복시키는 것이 중요하다.

빈혈 유병률은 가임기 여성 31.2%, 5세 미만 아동이 28.7%로 특히 2세 미만 영유아의 빈혈이 높은 것으로 나타났다. 이는 불충분한 모유수유와 이유기 보충식으로 인한 것으로 추정된다. 모유수유는 신생아 사망률을 22% 낮추는 효과가 있는 중요한 요인으로 출생 직후 1시간 이내로 모유수유를 시작하고 6개월 동안 완모수유(exclusive breastfeeding)를 하는 것이 권장되고 있다(UNICEF, 2011).

그러나 북한에서 출산 직후 1시간 이내로 모유수유를 하는 비율은 28.1%로(CBS et al., 2013) 전 세계 평균(43%)(UNICEF, 2016d)에 비해 낮은 수치였다. 실제로 2012년 조사 결과 발육부진 아동 중 출생 1시간 내 모유수유를 받은 비율은 24.4%에 불과하였다. 따라서 향후 북한에서 모유수유 촉진활동이 아동 발육부진 비율 감소에 긍정적인 영향을 미칠 수 있을 것으로 보인다. 한편 아동의 면역력 강화와 비만, 당뇨 예방에 중요한 완모수유 비율은 68.9%로 전 세계 평균(39%)보다 월등히 높았는데,

이는 북한에서 영유아를 위한 다른 종류의 식품(분유 우유, 두유 등)을 구하기 어렵기 때문인 것으로 보인다(CBS et al., 2013). 실제로 24개월 미만 영유아의 85%가 식품섭취 다양성을 충족하지 못한 것으로 밝혀졌다.

북한에서는 어린이 친화적인 병원으로 인정받은 10개의 도 단위 모성병원(maternity hospital)을 중심으로 모유수유 권장활동을 펼치고 있으나 대부분의 산모들이 군 또는 리 병원에서 출산을 하므로 홍보가 확장될 필요가 있는 것으로 보인다(CBS et al., 2013).

한편 6~59개월 영유아의 비타민 A 2회 복용 비율이 98%로 매우 높았는데, 북한에서는 1년에 두 번 UNICEF가 '아동 보건의 날(Child Health Day)' 개최를 통해 효과적으로 구충제와 비타민 A를 배포하고 있기 때문이다(CBS et al., 2013).

제3절 감염성 질환

1. 결핵

1) 결핵지표 현황

결핵은 전 세계 10대 주요 사망 원인에 속하는 공기 매개성 감염질환으로서 2015년 한해 무려 140만 명이 결핵으로 인해 사망했다(WHO, 2016b). 전 세계 인구 1/3이 잠복 결핵에 감염된 것으로 추정되며, 이들 중 영양실조나 고령자, HIV/AIDS 감염자 등 면역력이 약해지면 결핵이 발병한다. WHO는 1990~2015년 사이 전 세계 결핵 사망률은 47%, 결

표 3-8 지역별 주요 결핵지표 비교 (단위: 명, 인구 10만 명당)

구분	북한	남한	SEARO	WPRO	전 세계
결핵 사망률(2015년)	61	5.1	37	4.8	19
결핵 발생률(2015년)	561	101	246	86	142
결핵 유병률(2014년)	442	86	211	85	133

출처: WHO, *Global Tuberculosis Report 2016*, 2016

핵 유병률은 42% 감소하는 등 결핵 관련 MDG가 전반적으로 달성되었다고 평가하였다(WHO, 2015a).

다제내성 결핵(Multidrug-Resistant Tuberculosis, MDR-TB)은 4개의 표준 결핵치료제 중 최소 두 가지(isoniazid와 rifampicin)에 대해 내성이 생긴 난치성 결핵으로, 치료제의 부적절한 혹은 부정확한 사용이나 질적으로 낮은 약제의 사용으로 인해 발생한다. 전 세계적으로 2015년 약 48만 명의 다제내성 결핵 환자가 발생한 것으로 알려졌다(WHO, 2016b).

최근 WHO에서 발표한 『2016년 세계 결핵 보고서(*Global Tuberculosis Report 2016*)』에서는 북한을 결핵 부담과 다제내성 결핵 부담이 높은 30개 국가 중 하나로 선정했다(WHO, 2016b).[7] 특히 북한은 결핵 발생건수 상위 20개 국가와 다제내성 결핵환자 수 상위 20개 국가 순위에 모두 포함되었다. 2015년 북한 내 결핵으로 인한 사망자 수는 1만 5,000명이었으며 결핵 환자는 14만 1,000명에 달하는 것으로 알려졌다. 이는 남한, 동남아시아뿐만 아니라 전 세계와 비교했을 때도 상당히 높은 수준이다. 〈표 3-8〉에서 확인할 수 있듯이 2014년 북한의 결핵 유병률은 남한보다 5배 이상 높은 10만 명당 561명으로 추정되고 있으나, 1999~2006년 남한으로 입국한 북한이탈주민 7,722명을 전수 조사

7 결핵 부담이 높은 국가 선정에는 (a) 결핵 발생건수 및 발생률, (b) 결핵-HIV 발생건수 및 발생률, (c) 다제내성 결핵환자수 및 발생률의 세 가지 기준이 적용되었는데, 총 14개 국가가 세 가지 기준에서 모두 상위 30개 국가 순위 내에 포함되었다.

Estimated TB mortality rates in HIV-negative people, 2015

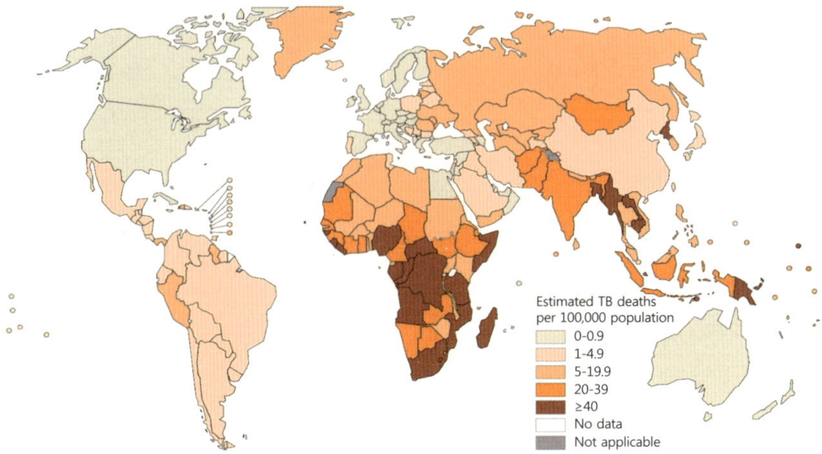

출처: WHO, *Global Tuberculosis Report 2016*, 2016

그림 3-16 지역별 결핵 사망률 비교(2015년)

한 결과 활동성 결핵 유병률이 인구 10만 명당 1,127명으로 나타나 실제 유병률은 WHO 추정치보다 훨씬 높을 것으로 보인다(Choi et al., 2007).

WHO에 의하면 북한의 결핵 사망률은 매년 감소하고 있으며 2014년 결핵 치료 성공률은 91%에 달하는 등 북한 내 결핵 치료가 과거에 비해 비교적 잘 이루어지고 있다는 지표들이 보고되고 있다. 그러나 남한과 비교하여 여전히 높은 수준의 결핵 유병률 및 발생률과 정확한 통계는 없지만 높을 것으로 추정되는 다제내성 결핵 유병률은 감염환자 관리에 대한 더 많은 노력이 요구됨을 시사한다(〈표 3-9〉).

현재까지 북한에서는 국가 단위의 결핵 실태조사가 실시된 적이 없어 데이터 활용에 한계가 존재하나, 2016년 6월 북한 보건성은 WHO의 기술 지원 아래 처음으로 국가 결핵 실태조사를 수행하였다(『VOA』 2016년 8월 18일). 이는 북한 내 100개 지역에서 15세 이상 주민 7만여 명을 대상으로 개인면담과 흉부 X선 검사, 객담 도말검사 등을 실시한 것이다. 이

표 3-9 연도별 북한 결핵 관련 지표 변화(2001~2015년)

구 분	2001	2002	2003	2004	2005	2006	2007	2008	2009	2010	2011	2012	2013	2014	2015
결핵 환자 발견율(%)	33	45	55	49	47	49	64	78	80	87	92	89	91	93	-
결핵 유병률 (10만 명당)	479	479	479	479	479	479	480	482	487	495	507	521	536	552	-
결핵 발생률 (10만 명당)	383	383	383	383	383	383	384	386	389	396	405	417	429	442	561
결핵 치료 성공률(%)	90	88	88	91	90	88	87	90	91	91	92	92	92	91	-
결핵 사망률 (10만 명당)	102	100	96	90	84	75	65	56	48	41	35	30	25	20	61

출처: WHO Global Health Observatory

결과를 바탕으로 향후 신뢰성 있는 데이터에 기반하여 북한의 결핵 질병 부담 규모를 파악할 수 있을 것으로 기대된다.

WHO는 2015년 북한의 다제내성 결핵 신환자의 2.2%, 재치료 환자의 16%로 약 4,600명에 달하는 것으로 추정했다(WHO, 2016b). 그러나 현재까지 보고된 북한의 다제내성 결핵 관련 지표들은 소규모 표본수로부터 도출된 결과이므로 일반화가 어려우며, 실험실 역량 부족 등과 같은 제약으로 인해 정확한 다제내성 결핵 실태 파악에는 한계가 존재한다.

2) 북한 결핵관리체계

북한의 결핵관리체계의 최상위기관인 보건성은 국가결핵관리프로그램(National TB Control Programme, NTP)을 두어 국가 결핵 예방, 관리, 통제를 위한 정책 수립과 시행에 관한 모든 관리·감독을 담당한다. NTP는 기술적·행정적 지원을 제공하는 중앙결핵예방원(Central TB Preventive Institute, CTPI)과 중앙의약품관리소(Central Medical Warehouse, CMW)에 의해 유지·구성된다. 전반적인 결핵 예방 및 관리 업무는 크게 중앙, 도,

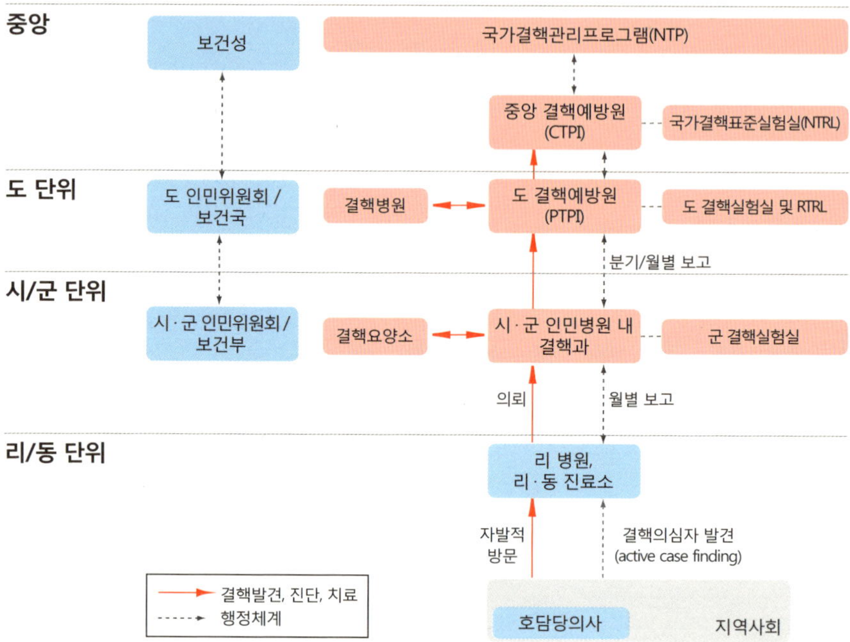

출처: Ministry of Public Health, *National Strategic Plan for Tuberculosis Contol 2015-2018*, 2014; WHO SEARO, *National Tuberculosis Control Programme: Democratic People's Republic of Korea, Report of the Joint Monitoring Mission*, 9-19 May 2014 재구성

그림 3-17 북한의 결핵관리체계

군 단위로 나뉘어 수행되며 결핵 서비스는 총 349개의 현미경검사실(군 병원 209개, 결핵요양소 101개, 동 진료소 39개 등)을 통해 전달된다(Ministry of Public Health, 2014; WHO SEARO, 2015b).

평양의 중앙의약품관리소(CMW)는 필수의약품을 구비하고 약제 재고를 관리하는 곳으로 결핵치료를 위한 약제공급 또한 이곳을 통해 이루어지고 있다. 그러나 북한에서 모든 결핵약제(1차, 2차, 소아결핵)는 Global Fund, UNICEF, Global Drug Facility(GDF) 등을 통해 지원되고 있어 외부 의존도가 높으며, 유통기한이나 온도 관리 등의 측면에서 재고관리의 취약성을 보이고 있다(WHO SEARO, 2015b).

중앙결핵예방원(CTPI)은 결핵 예방, 검사, 치료 서비스와 외부정도관리(External Quality Assessment, EQA)[8]를 담당하는 조직으로 임상 실험, 모니터링 등 NTP에 대한 기술지원을 제공한다. 100여 개의 병상을 갖추고 있어 결핵 합병증, 폐외결핵, 소아결핵환자에 대한 치료와 도말음성결핵 진단을 수행한다. 국가결핵표준실험실(National TB Reference Laboratory, NTRL)은 CTPI의 일부로서 EQA를 통한 수준 높은 현미경 검사의 수행과 다제내성 결핵 진단을 위한 배양검사, 약제내성검사를 실시한다. 또한 지역결핵표준실험실(Regional TB Reference Laboratory, RTRL)을 포함한 도 단위 실험실에 대한 EQA를 실시한다.

도 결핵예방원(Provincial TB Preventive Institute, PTPI)은 관할 도 내 결핵 예방, 치료, 실험실 관리, 모니터링 등의 역할을 수행한다. PTPI에서 결핵 환자 관련 통계와 치료 결과 등을 정기적으로 CTPI에 보고하면 CTPI에서 취합하여 NTP에 보고하는 방식을 취하고 있다. 일부 PTPI의 경우 지역결핵표준검사실(RTRL)이 속해 있으며 입원치료를 제공하는 곳도 있다.

시 · 군 병원 내 결핵과는 NTP의 가장 기초단위로서 가이드라인에 따라 결핵 예방, 관리, 통제를 실제 수행하는 역할을 한다. 또한 현미경검사실로서 진단을 수행하고 환자를 등록 · 관리한다. 시 · 군 병원에서 관리가 필요한 결핵환자로 판단된 경우 결핵병원이나 요양소로 보내진다. 특히 합병증, 부작용, 도말양성폐결핵 환자의 경우 요양소로 보내져 입원치료를 받게 된다. 그러나 결핵요양소를 통한 환자관리는 WHO에서 권장하는 바가 아니며, 결핵요양소에서의 불필요한 치료는 오히려 북한 보건재정에 부담이 되고 있다. 따라서 WHO는 합병증이나 심각한 부작용이 있는 경우에만 요양소 입원을 권장하며 호담당의사를 통한 직접복약

8 외부정도관리(EQA)란 실험실의 기능을 객관적으로 평가하기 위해 외부 기관을 활용하는 것을 의미한다.

확인(Directly Observed Treatment, DOT)[9] 관리강화를 제안하고 있다(WHO SEARO, 2015b).

리 · 동 진료소는 결핵의심자를 발견하여 등록 후 관할구역 내 가장 가까운 현미경검사실로 진단을 의뢰하는 역할을 담당한다. 결핵환자의 발견은 호담당의사가 가정에 직접 방문하여 결핵 증상을 발견하는 경우와 결핵 의심자가 스스로 리 병원에 방문했을 시 발견하는 두 가지 경로가 있다. 결핵과의 승인결과에 따라 확인된 결핵환자들은 각각의 리 · 동 진료소를 통해 DOT를 받게 되며 약제복용 기록을 치료 카드에 작성하게 된다. 리 · 동 진료소는 또한 결핵환자들을 추적관리하여 검사 스케줄에 맞게 시 · 군 결핵과로 보내는 역할을 수행한다. 도말양성환자와 접촉한 이력이 있는 경우에도 검사를 위해 군 결핵과로 보내진다.

일반적으로 결핵의 진단은 흉부 X선 검사와 객담 도말검사 · 배양검사를 통해 이루어진다. 또한 객담 배양검사를 통해 결핵균이 배양되면 약제 감수성검사(Drug Susceptibility Test, DST)를 통해 약제 내성을 검사하게 된다. 이러한 객담 도말검사 · 배양검사와 약제 감수성검사를 위해서는 기본적으로 장비가 갖춰진 실험실과 기술인력이 필요하다. 최근에는 신속 분자 진단법 등 새로운 결핵 진단법이 개발되어 활용되고 있기도 하다.

북한에서는 2010년 평양에 세워진 국가결핵표준실험실(NTRL)에서 정기적인 배양과 1차 약제에 대한 감수성검사를 실시하고 있으며 2013년 Xpert MTB/RIF 시스템[10]이 도입되었다. 또한 북한은 WHO와 함

---

9 직접복약확인(DOT)은 WHO에서 권고하는 결핵관리전략(Directly Observed Treatment, Short course, DOTS)을 구성하는 5가지 요소 중 하나로, 환자가 적절한 기간 동안 적절한 방법으로 결핵약을 복용하도록 하기 위해 훈련된 요원이 환자의 약 복용을 직접 확인하는 방법을 의미한다. 북한에서 DOTS는 1998년 처음 도입되었으며 2003년 전국으로 확대되었다.

10 Xpert MTB/RIF는 자동화된 분자학적 검사로, 결핵의 신속진단과 다제내성결핵 진단이 동시에 가능하다. WHO에서는 다제내성결핵, 중증결핵, HIV환자의 초치료를 위해 Xpert MTB/RIF의 사용을 적극적으로 권고하고 있다(WHO, 2011).

께 함흥과 사리원에 지역결핵표준실험실(RTRL) 구축을 추진하고 있다. WHO는 국가별로 인구 10만 명당 최소 1개의 도말검사가 가능한 지역 단위 실험실을 갖추는 것을 목표로 하고 있는데(WHO, 2010b), 2014년 북한의 실험실 현황은 인구 10만 명당 1.4개(남한: 1.2개, SEARO: 1.2개)이다(WHO, 2015a). 다만 실험실 내 열악한 전기 및 수도 공급 환경으로 인해 결핵 발견이 제대로 이루어지지 않는 문제점이 있으며 지역단위에서 이루어져야 할 혈액검사까지 중앙에서 직접 시행하고 있어 국가결핵표준실험실(NTRL)의 업무가 과중한 상태다. 북한의 결핵 실험실 역량강화는 미국의 민간단체인 Christian Friends of Korea(CFK)와 스탠포드 대학교의 Bay Area TB Consortium(BATC)의 지원으로 이루어지고 있다. 이들은 NTRL의 코디네이터를 위한 훈련교육과 각종 실험 장비들의 유지보수를 지원하고 있다(서울대학교 의과대학 통일의학센터 · 통일연구원, 2015).

2. 말라리아

말라리아는 *Plasmodium*속 원충이 각종 척추동물의 적혈구에 감염되어 발생하는 감염성 질환으로 얼룩날개모기(Anopheles)가 매개한다. 사람에 감염되는 말라리아는 총 5종으로 그중 열대열원충(*P. falciparum*)과 삼일열원충(*P. vivax*)이 주요하다.[11] WHO에 의하면 2015년 한 해 2억 4,000만 명의 신규 말라리아 감염환자가 발생했으며 약 43만 명의 사망자가 발생했는데, 그중 90%가 아프리카 지역이었다(WHO, 2016c). 지난 15년간 전 세계 말라리아 발생률과 사망률은 꾸준히 감소하였으며 WHO는 34개국의 말라리아 퇴치사업 성과에 따라 퇴치 전(Pre-elimination), 퇴치(Elim-

11 열대열원충은 아프리카 대륙에 주로 서식하며 전 세계 말라리아 사망의 대부분을 차지하는 반면 삼일열원충은 사하라 이남 아프리카 지역 이외의 대부분 국가에 서식한다.

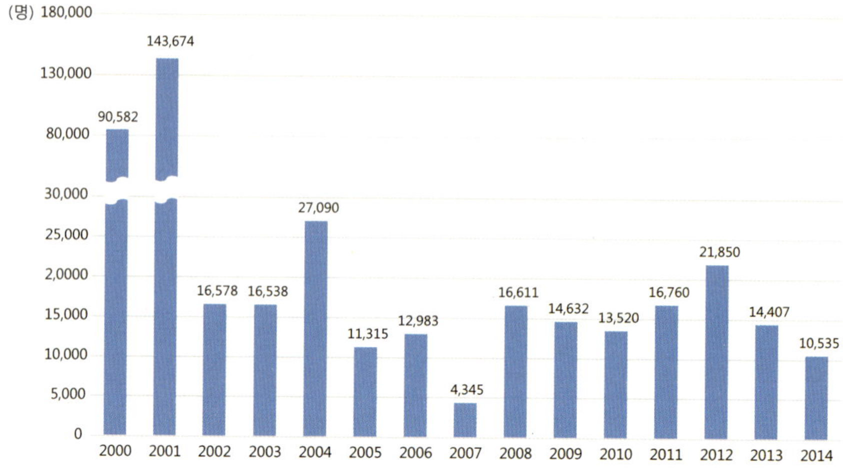

출처: WHO Global Health Observatory

그림 3-18 북한 말라리아 감염환자 수(2000~2014년)

ination), 재출현 예방(Prevention of reintroduction), 박멸(Malaria free)의 4단계로 분류하는데, 이 중 북한은 퇴치 전 단계,[12] 남한은 퇴치 단계에 속한다(WHO, 2015b).

북한에서 말라리아는 1970년대 초 사라졌다가 1990년대 말부터 급격히 증가하여 2000년에는 9만 명, 2001년 14만 명의 환자가 발생하였다. 이후 Global Fund, UNICEF, WHO 등의 국제사회의 지원을 통해 환자 발생이 크게 감소하였으나 여전히 개성시, 황해도, 평안도 등 남북 접경지역 중심으로 매년 1만 건 이상의 환자가 발생하고 있다(〈그림 3-18〉). 또한 2008~2011년에는 소규모 확산양상을 보여 2007년 대비 환자 수가 3배가량 증가하기도 했다(WHO SEARO, 2014).

한편 남북한에서 발생하는 말라리아는 삼일열원충으로 치사율은 낮은 종류이며 아직까지 북한에서 말라리아로 인한 사망자는 보고된 적

12 '말라리아 퇴치 전 단계'는 말라리아 퇴치를 위한 실험실과 임상 서비스 활동, 보고 감시 체제가 제대로 작동하는 단계를 말한다.

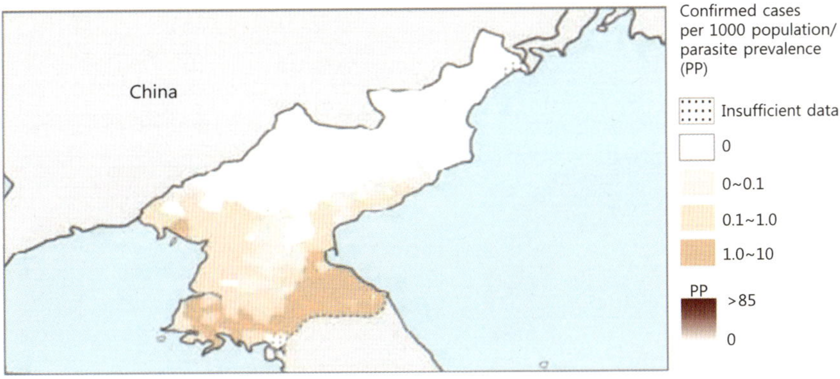

출처: WHO, *World Malaria Report 2015*

그림 3-19 북한 말라리아 유행지역(2015년)

은 없다. 그러나 북한 전체 인구의 절반가량인 1,100만 명이 말라리아 유행지역에 거주하고 있어 말라리아 감염 위험에 노출되어 있다(WHO, 2015b). 남한에서도 2015년 기준 총 150개 지역을 말라리아 위험지역[13]으로 분류하고 있는데, 이는 2014년에 비해 47개 지역이 추가된 것이다(질병관리본부, 2015)(〈그림 3-20〉). 또한 파주, 김포, 강화, 철원 등의 일부 휴전선 접경 지역은 헌혈 제한(위험)지역 또는 헌혈가능(잠재)지역으로 분류되어 관리되고 있다(대한적십자사 혈액관리본부, 2015).

북한에서의 말라리아 재출현 원인으로는 여러 가능성이 제기되고 있다(아주남북한보건의료연구소, 2001; 서울대학교 의과대학 통일의학센터 외2, 2013). 우선 매개모기의 서식환경과 관련하여, 북한에서 말라리아가 완전히 박멸되지 않고 있다가 말라리아 확산에 유리한 조건이 조성되면서 갑자기 발발했을 가능성이다. 1990년대 북한에서 발생한 수차례의 대규모 홍수와 여름철 기온이 상승하면서 매개모기가 서식하기 좋은 환경이 조성되었으며 이는 남한과 중국에서도 동일하게 나타났다. 둘째, 중국 등 북한

13 위험지역은 전년도 환자 발생이 1건 이상인 지역(읍 · 면 · 동)을 의미한다.

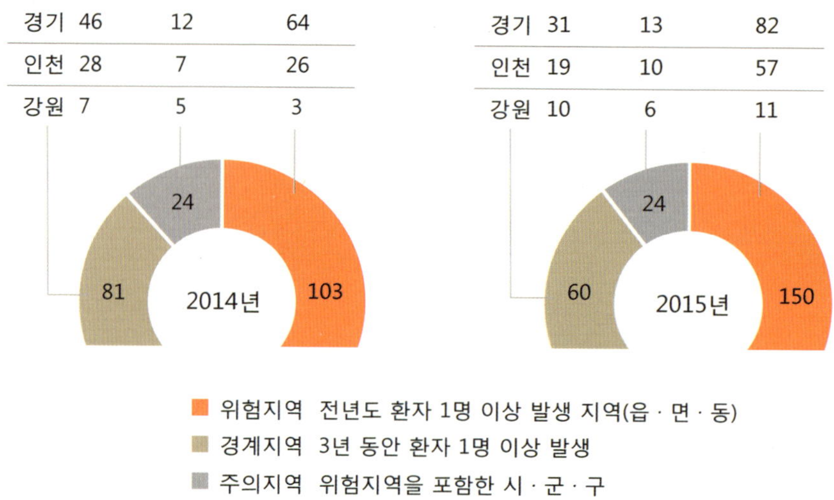

출처: 『세계일보』, "말라리아 위험지역 1년새 47곳 늘어"(2015.5.1.) http://www.segye.com/content/html/2015/05/01/20150501002903.html

그림 3-20 국내 말라리아 위험지역(2015년)

과 교류가 활발한 동아시아 지역에서 삼일열 말라리아가 북한으로 유입되어 토착화되었을 가능성이다. 실제로 1990년대 들어 지구온난화 등 기후변화로 인해 열대성 감염 질환이 다시 급증했다. 북한의 사회경제적 환경 또한 말라리아 재출현 원인으로 거론되고 있다. 경제적 위기로 인한 북한 주민의 급격한 영양상태 악화로 인해 말라리아 환자가 급격히 증가했거나 북한의 취약한 보건의료 체계로 인하여 말라리아 확산에 대한 대응이 미흡했을 가능성이 있다. 또한 과거 대유행하던 말라리아를 경험하지 못했던 북한 의료인들이 말라리아를 제대로 진단하지 못했을 가능성이 있다.

말라리아 감염 예방을 위해서는 살충 처리된 모기장(Insecticide-treated mosquito nets, ITNs), 특히 반영구적 모기장(Long Lasting Insecticide Treated Nets, LLINs)의 사용이 가장 효과적인 방법 중 하나다. Global Fund에 의하면 2016년 살충 처리된 모기장(ITNs) 227만 개를 포함하여 2010~2016년에 총 546만 개의 모기장이 북한에 지원되었다(Global Fund, 2016).

3. B형간염

B형간염은 바이러스성 감염에 의한 간 손상으로 급성, 만성 간 질환을 유발할 수 있으며 전 세계적으로 약 2억 4,000만 명의 인구가 만성 B형간염 보유자이다(WHO, 2016d). 매년 약 68만 6,000명의 환자가 간경변 및 간암 등의 B형간염 합병증으로 사망하고 있으며 사망자 수도 계속 증가하고 있다. 그러나 B형간염은 1982년 개발된 B형간염 백신을 통해 대부분 예방 가능하며 국제사회는 지속가능발전목표(Sustainable Development Goal, SDGs)를 통해 2030년까지 간염 퇴치를 목표로 하고 있다.

지역별로 유병률의 차이는 있으나 사하라 이남 아프리카와 동아시아 지역의 성인 만성 감염률이 5~10%로 가장 높다. 북한이 속한 SEARO 지역에서도 매년 30만 명 이상이 만성적인 B형간염(특히 간 경변 및 간암)으로 인해 사망하고 있으며 결핵 다음으로 많은 사망자가 발생하는 중요한 감염성 질환이다(WHO SEARO, 2016). 북한에서 표면항원(HBsAG) 유병률은 1980~1999년 10%에서 2000~2010년 4.7%로 감소하였다(WHO SEARO, 2013). 그러나 북한이탈주민 건강조사에 의하면 실질적인 유병률은 9~11%에 이르는 것으로 보인다(Lee et al., 2012; 대한 간학회, 2013). 이는 2005년 이후 현재까지 남한의 평균 B형간염 표면항원 양성률이 4% 미만인 것과 비교할 때 약 3배 가까이 차이가 나는 수치다(대한 간학회, 2013).

B형간염 유병률이 높은 개발도상국일수록 산모-태아 간 수직감염은 B형간염 전파의 주요 경로로 파악되고 있다(Ghendon, 1987). B형간염 모자 수직감염 예방을 위해서는 B형간염 양성산모의 신생아가 출생 후 24시간 이내에 백신을 접종받아야 하지만 체계적인 산전검사가 이루어지기 어려운 북한의 모자보건 현실을 반영할 때 B형간염 예방에 많은 어려움이 있을 것으로 예상된다. 또한 북한 내에서 성적인 접촉을 통해 B형간염의 전파가 이루어지고 있는 것으로 추정되나 관련 데이터의 부재로

인해 북한의 B형간염 현황을 파악하는 데 많은 한계가 존재한다(Markus Unnewehr, 2015).

북한 내 B형간염 백신은 2003년 GAVI의 지원이 시작된 이래 2009년 Diphtheria-Tetanus-Pertussis(DTP) 백신과 결합된 4가 혼합백신으로 전환되었으며 2012년부터 현재(2016년)까지 Haemophilus influenzae type b(Hib) 백신이 추가된 5가 혼합백신의 형태로 신생아에게 접종되고 있다(Grundy et al., 2015). 북한의 B형간염 예방접종률은 2003년 27%에서 2014년 93%로 증가하여 높은 수준을 유지하고 있다(WHO, 2016h). B형간염 모자수직 감염을 예방하기 위해 매월 마을단위의 B형간염 신생아 접종이 이루어지고 있지만 수직감염 차단을 위한 실질적인 효과를 얻기에는 부족한 실정이다(GAVI, 2011). 따라서 국제사회가 향후 북한의 B형간염 질병부담을 실질적으로 완화하기 위해서는 모자보건 사업과 긴밀히 연계된 정책을 수립하는 것이 중요하다(박상민 · 이혜원 · 김보현, 2014).

한편 북한 당국에서도 B형간염 퇴치에 높은 관심과 노력을 보이고 있다. WHO가 지정한 2009~2013년 북한의 우선순위 보건의료 문제에서 B형간염은 1위인 의료체계 강화와 2위 모자보건에 이어 3위를 차지했다(WHO, 2010a). 북한 의료체계 내에 간염 치료를 위한 간염병원과 요양소가 별도로 존재하여 리 · 동 진료소 또는 리 · 인민 병원에서 발견된 간염 의심 환자는 간염요양소 및 간염병원으로 후송된다(연세대학교 통일보건의료센터, 2015).

B형간염의 효과적인 치료를 위해서는 진단검사의 접근성 개선과 효과적인 치료약제 확보가 중요하다. 북한에서 B형, C형간염에 대한 진단검사는 무료로 제공되고 있고 진단을 위한 실험실 역량이 어느 정도 갖추어져 있는 것으로 알려져 있다. 그러나 치료를 위한 항바이러스제 수량의 절대적 부족과 시설 부족으로 인해 간염 치료가 제대로 이루어지지 못하고 있는 것으로 보인다(『VOA』 2016년 7월 29일).

북한에서 만성화된 간염의 치료는 대부분 고려약제 및 민간요법을 사용하여 관리하는 것으로 알려져 있다. 만성간염 환자의 경우, 포도당 요법 및 미나리와 생당쑥 등의 민간요법을 통해 어느 정도의 효과를 나타내지만(『통일신문』 2014년 1월 6일), 결국 진단역량의 부족으로 인하여 숨어 있는 환자를 발견하지 못하는 문제가 있다. 이러한 민간요법의 성행은 B형간염 치료약제의 부족에서 기인한 것으로 추정되며, 검증되지 않은 치료에 의한 부작용의 확산이 예상된다.

4. 기생충

기생충은 북한에서 흔한 질병으로 알려져 있으나 정확한 데이터가 없어 감염 실태를 파악하는 데 한계가 존재한다. 대신 남한 내 북한이탈주민 및 중국 국경지대에 거주하고 있는 북한 주민에 대한 건강조사 결과를 통해 감염실태를 추정할 수 있다. 질병관리본부에서 실시한 북한이탈주민 건강조사(2005~2008년)에 따르면 청소년의 35.5%, 성인의 24.6%가 기생충에 감염된 것으로 나타났으며 이는 남한의 약 12배 이상에 달하는 높은 수준이다(홍영림, 2010).

2004년 함경북도 청진시 병원의 환자 137명과 남한 내 북한이탈주민 여성 133명을 대상으로 혈청학적 검사(Enzyme-Linked Immunosorbent Assay, ELISA)를 실시한 결과 각각 11.5%, 9.3%, 4.1%의 대상자가 간흡충(*C. sinensis*), 유구낭미충(*T. solium metacestode*), 고충(*sparganum*)에 대해 양성 반응을 보였다(Chenghua et al., 2007). 이는 전체 조사 대상자 270명 중 약 21.5%(남성 38.2%, 여성 15.8%)의 비율로 조직 내 기생충 감염이 발생한 것이다. 또한 연구진은 중국 북동부와 남한 내 간흡충증 유병률이 높고 날 생선을 즐겨 먹는 식습관을 토대로 북한 내 간흡충증 유병률 또한 높을 것으로 추정했다(〈그림 3-21〉).

한편 2003년에는 중국 국경지대 내 북한 주민 및 군인 총 236명과 중

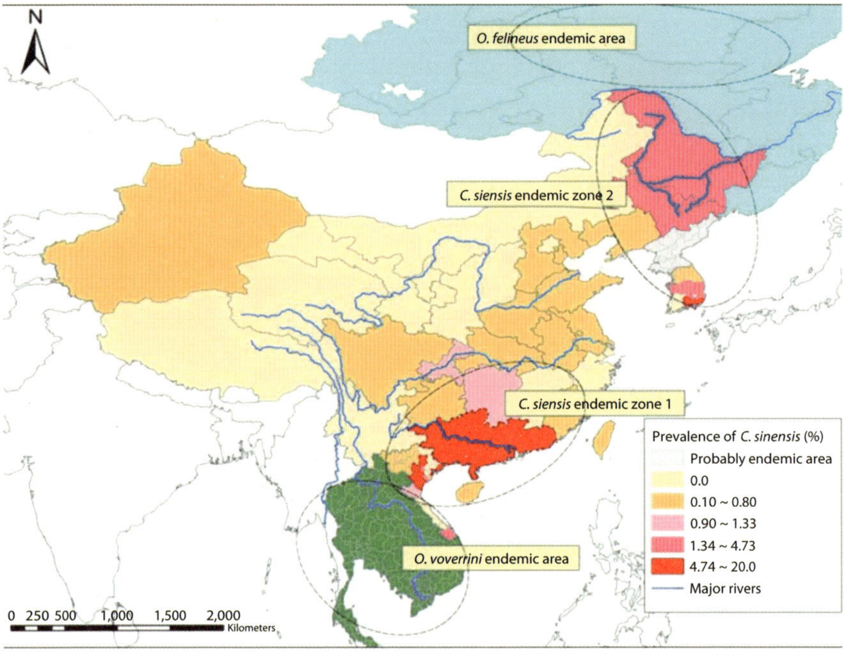

출처: Qian, M.-B. et al., "The Global Epidemiology of Clonorchiasis and Its Relation with Cholangiocarcinoma," 2012

그림 3-21 지역별 주요 간흡충 분포(2012년)

국 내 난민수용소에 머물고 있는 북한이탈주민 46명을 대상으로 장내 기생충 감염 현황을 조사하였다(Shunyu et al., 2006). 조사 결과 회충(*Ascaris*)과 편충(*Trichuris*)이 각각 41.1%, 37.6%의 비율로 발견되었다. 전체 282명 중 55%(남성 53.1%, 여성 61.2%)가 충란 양성률을 보였으며 지역별로는 도시 지역보다 농촌 지역에서 더 높았다.

효과적인 토양매개 기생충 감염 관리를 위해서 WHO는 위험집단인 미취학 아동 및 학령기 아동과 가임기 여성, 특정 직업군(예: 광부) 등에 대해 주기적인 약제 치료(구충제 보급)를 권고하고 있다(WHO, 2016e). 북한에서는 연 2회 아동 보건의 날(Child Health Day) 개최를 통해 구충제와 비타민 A를 보급하고 있어 미취학 아동 75%, 학령기 아동 100%의 높은 치료서비스 제공률을 보이고 있다(WHO, 2016f).

남한의 경우 1971년부터 2012년까지 총 8차례의 전국 장내 기생충 감염 실태조사가 이루어졌다. 그 결과 2012년 장내 기생충 충란 양성률이 2.6%로 토양매개성 기생충은 거의 퇴치 수준에 이르렀으나, 식품매개성(조직 내 기생충 감염) 연충의 양성률은 2.14%로 2004년 대비 79% 증가하여 여전히 문제가 되고 있다(질병관리본부 · 국립보건연구원, 2013). 통일 이

에키노카스므스흡충증의 역학 및 림상적특징과 치료

김명철, 김은흥, 김길영

위대한 령도자 김정일동지께서는 다음과 같이 지적하시였다.

《의학과학기술을 발전시켜야 치료예방사업에서 나서는 모든 문제를 원만히 풀어나갈수 있으며 보건사업을 높은 과학기술적토대우에 올려세울수 있습니다.》(《김정일선집》 8권, 188페지)

에키노카스므스흡충증은 흡충강, 편편흡충아목 극구흡충과에 속하는 에키노카스므스흡충(*Echinochasmus*)이 사람의 소장에 기생하면서 일으키는 감염증으로서 우리 나라에서는 두루에키노카스므스흡충증이라고 한다.

연구대상과 방법

에키노카스므스흡충증으로 확진된 환자 40례(남자 67.5%)를 연구조(연구 1, 2조)로, 소장염으로 확진된 환자 32례를 대조조로 대상하였는데 나이는 평균 43±5.1살이였다.

연구 1조는 프라지판텔 30mg/kg·d과 링게르 500~1,000ml로, 연구 2조는 프라지판텔 30mg/kg·d로 치료하였는데 한 치료주기는 1주일로 하였다.

연구성과

1) 역학적특징의 비교

표 1. 역학에 따르는 발병률

조별 \ 지표	민물고기 생것으로 먹기	조개, 골뱅이 생것으로 먹기	강물을 먹기	자극성음식 먹기	몸을 차게 한것	변질된 음식 먹기
연구 (n=40)	30* (75.0)	27* (67.5)	10 (25.0)	10* (25.0)	5 (12.5)	5* (12.5)
대조 (n=32)	11 (34.4)	6 (18.8)	7 (21.9)	10 (31.3)	8 (25.0)	30 (93.8)

* $p < 0.05$(대조조와 비교), ( ): %

표 1에서 보는바와 같이 민물고기, 조개, 골뱅이를 생것으로 먹은 환자에게서 에키노카스므스흡충증발병률은 소장염발병률에 비해 유의하게($p < 0.05$) 높았으며 자극성음식이나 변질된 음식을 먹은 기왕력이 있는 환자에게서는 에키노카스므스흡충증발병률은 소장염발병률에 비하여 유의하게($p<0.05$) 낮았다.

2) 림상증상발생빈도의 비교

표 2. 림상증상의 발생빈도

조별 \ 증상	설사	배아픔	배끓기	복부 팽만감	몸질량 감소	맥없기	머리아픔	불안감
연구 (n=40)	36 (90.0)	12 (30.0)*	27 (67.5)*	23 (57.5)	18 - (45.0)	31 (77.5)	5 (12.5)*	25 (62.5)*
대조 (n=32)	28 (87.5)	27 (84.4)	9 (28.1)	15 (46.9)	15 (46.9)	20 (62.5)	2 (6.3)	15 (46.9)

*: $p < 0.05$(대조조와 비교), ( ): %

출처: 『내과』 2007년 2호

그림 3-22 북한 의학잡지 수록 기생충 연구 사례(2007년)

후 남북 간의 인적 교류 및 농수산물의 유통 과정 등을 통해 남한 내 장내 기생충의 재확산 및 식품매개성 기생충 확산의 우려가 있으므로 통일 준비 과정에서 북한의 기생충 실태조사를 통한 정확한 현황 파악 및 전략 수립이 필요하다.

한편 북한에서 발간되는 의학잡지인 『내과』지에는 다양한 기생충 관련 연구들이 수록되어 있다. 「에키노카스므스흡충증의 역학 및 림상적 특징과 치료」(김명철 외, 2007년 2호), 「담도내회충미입증을 전기침자극료법으로 치료」(문필, 2008년 2호), 「위내시경산소주입법으로 담도회충증을 치료하기 위한 림상적연구」(김봉만, 2008년 4호), 「비타민C정맥주사료법으로 담도내회충증을 치료하기 위한 림상적연구」(박의진 외, 2010년 4호) 등이 그 예이다(〈그림 3-22〉). 이를 통해 북한에서 기생충 질환의 심각성을 확인하는 한편 남한에서는 윤리적 문제로 수행하기 어려운 임상실험이 다수 진행되고 있음을 알 수 있다.

제4절 비감염성 질환

위의 절에서 살펴보았듯이 지난 반세기 동안 전 세계 인구의 기대수명은 상당히 증가하였으며 전쟁과 기근에도 불구하고 성인 및 아동 사망률은 지속적으로 감소하였다. 전 세계 50세 미만 사망률은 지역별 편차가 크지만 전반적으로 1970년 28%에서 2010년 15%로 절반으로 감소하였다(Peto, Lopez, & Norheim, 2014).

질병부담 연구(Global Burden of Disease Study) 결과 2010년 전 세계 사망 5,300만 건 중 무려 3,500만 건이 비감염성 질환(특히 심혈관 질환, 암, 당뇨, 만성폐질환)에 의한 것이었다(Lozano et al., 2012). 이 연구는 또한 20

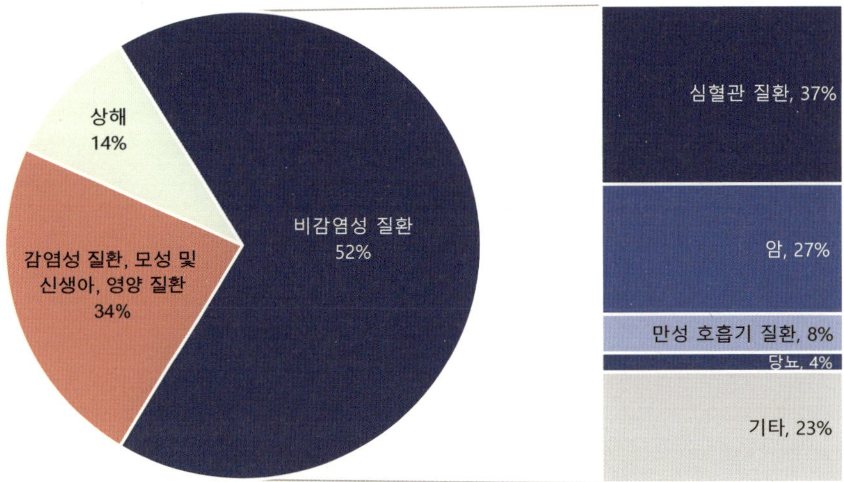

출처: WHO, *Global Status Report on NCDs 2014*, 2014

그림 3-23 전 세계 70세 미만 사망원인(2012년)

년 전과 비교했을 때 감염성 질환이나 산모 및 영유아 질환, 영양실조에 의한 사망은 감소했지만 비감염성 질환과 상해로 인한 청장년층의 조기 사망이 증가하고 있다고 밝혔다. 특히 암, 뇌졸중, 심장질환, 폐기종은 50세 미만 사망의 1/4과 50~69세 사망의 4/5를 차지하는 주요 원인이다(Peto et al., 2014). WHO는 2012년 전 세계 인구의 사망원인 1위가 비감염성 질환(52%)이며 이 중 4대 주요 질환(심혈관 질환, 암, 만성 호흡기 질환, 당뇨)을 통한 사망은 76%를 차지한다고 밝혔다(WHO, 2014b)(〈그림 3-23〉).

이러한 시대에 따른 질병부담의 변화, 즉 감염성 질환에서 비감염성 질환으로의 '역학적 변천(Epidemiological Transition)'은 지역별, 국가별로 그 속도는 다르지만 전 세계적으로 나타나는 현상이며(Omran, 2001) 특히 비감염성 질환에 의한 사망의 3/4이 저·중소득국가(Low and Middle Income Countries, LMICs)에서 발생하고 있다(WHO, 2014b). 저·중소득국가(LMICs)의 경우 비감염성 질환 부담은 점점 증가하는 한편 여전히 감

순위	1990	2000	2005	2010	2015
1	뇌혈관 질환	자연재해	뇌혈관 질환	뇌혈관 질환	뇌혈관 질환
2	하기도 감염	뇌혈관 질환	허혈성 심질환	허혈성 심질환	허혈성 심질환
3	교통사고	허혈성 심질환	허리 & 목 통증	허리 & 목 통증	만성폐쇄성폐질환
4	허혈성 심질환	허리 & 목 통증	교통사고	만성폐쇄성폐질환	허리 & 목 통증
5	조산	교통사고	만성폐쇄성폐질환	교통사고	교통사고
6	허리 & 목 통증	만성폐쇄성폐질환	폐암	폐암	간암
7	선천성 기형	하기도 감염	간암	간암	신경계 질환
8	만성폐쇄성폐질환	폐암	선천성 기형	위암	폐암
9	자해	조산	하기도 감염	선천성 기형	위암
10	신생아 뇌병증	선천성 기형	조산	신경계 질환	하기도 감염
11	폐암	간암	위암	하기도 감염	선천성 기형

감염성, 모자 및 영양 질환

비감염성 질환

상해

* 모든 연령, 성별 포함

** 장애보정수명(DALYs) 기준

출처: IHME, "GBD Compare," 2016

그림 3-24 북한 질병부담 변화(1990~2015년)

염성 질환 부담도 가지고 있어 이중 질병부담(double burden of diseases)의 구조를 보이고 있다(WHO, 2011b).

질병부담 연구 결과에 나타난 북한의 장애보정손실년수(DALYs)[14] 상위 11위를 살펴보면 지난 25년간 북한의 비감염성 질환의 순위는 대폭 상승하고 감염성 질환의 순위는 하락했음을 알 수 있다(IHME, 2016). 2015년 북한의 질병부담 1~3위는 뇌혈관 질환, 허혈성 심질환, 만성폐쇄성폐질환이며 이들 모두 1990년 대비 사망률이 50~70% 증가한 것으로 나타났다. 반면, 하기도 감염, 조산 등 감염성 질환과 산모 및 영유아 질환으로 인한 사망률은 1990년 대비 70% 이상 감소하였다(〈그림 3-24〉).

14 3장 1절 참고.

1. 비감염성 질환 실태

북한에서 비감염성 질환에 대한 관심은 1985년 김정일의 로작[15]에서 비감염성 질환 관리의 중요성을 강조하면서 시작되었으며 1992년에는 암성질환의 예방에 대하여 강조한 바 있다(한국국제보건의료재단, 2014). 북한 또한 타 저 · 중소득국가(LMICs)와 마찬가지로 이중 질병부담을 보이고 있는데, 이는 1990년대 중반 고난의 행군 이후 감염성 질환의 창궐과 보건의료체계 붕괴의 영향인 것으로 보인다. 그러나 그동안 남한 정부 및 국제사회의 대북지원은 대부분 감염성 질환과 모자보건에 초점이 맞춰져 있었으며 비감염성 질환에 대한 지원은 여전히 사각지대로 남아 있다.

특히 남북한이 모두 저출산 고령화 현상을 겪고 있는 상황에서 앞으로도 비감염성 질환 부담은 계속 증가할 것으로 보인다. 또한 통일 시 급격한 사회 변화와 경제 혼란으로 인한 비감염성 질환 부담의 증가가 예상되는데, 실제로 독일 통일 직후 높은 실업률과 경제적 위기로 인해 동독 남성의 허혈성 심질환 사망자가 급격히 증가한 바 있다(조경숙, 2016). 인구 고령화와 통일이라는 사회변화는 비감염성 질환 부담을 증가시키며 이로 인한 국가 의료비 지출 및 재정부담 증가가 예상되므로 통일을 대비한 전략 마련이 시급한 실정이다.

2012년 북한의 비감염성 질환에 의한 사망자 수는 총 18만 명으로 인구 10만 명당 751명의 비율을 보였다(WHO, 2014a). 이는 WHO SEARO에 속한 국가 중 가장 높으며 남한(인구 10만 명당 302명)과 비교했을 때도 2배에 달하는 높은 수준을 보였다(〈그림 3-25〉).

북한 내 비감염성 질환에 의한 70세 미만 조기 사망자 수는 2012년 9

15 로작은 김일성과 김정일의 사상적 · 이론적 지침을 담은 모든 출판물을 의미한다.

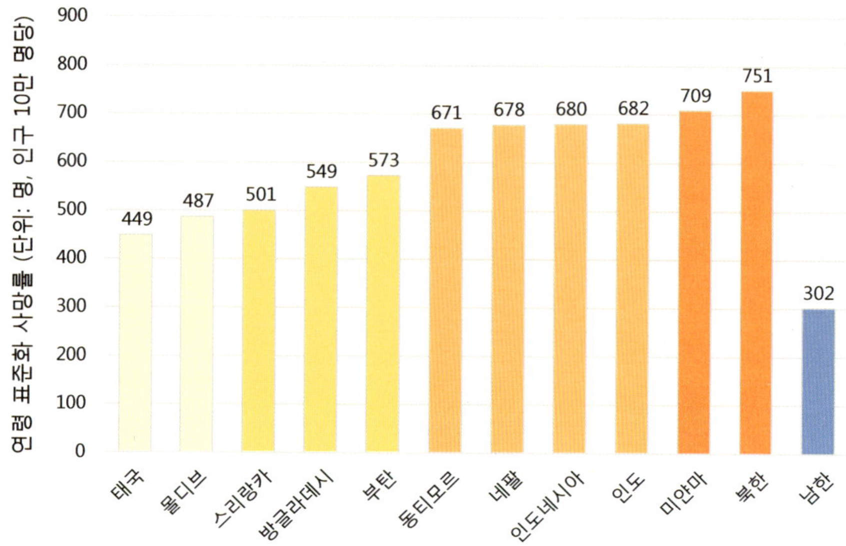

출처: WHO Global Health Observatory

그림 3-25 지역별 비감염성 질환 사망률 비교(2012년)

만 5,600명으로 2000년 5만 8,600명에 비하여 약 39% 증가하였다(WHO, 2014a). 특히 4대 주요 비감염성 질환(심혈관 질환, 암, 당뇨, 만성 호흡기 질환)에 의한 30~70세 사망확률은 2012년 27%에 달해 전 세계적으로도 높은 수준에 속했다. 이러한 조기 사망은 북한의 저출산 고령화 현상과 더불어 생산가능인구의 감소를 가속화할 수 있으며 이에 따른 생산성 저하 및 국가 성장동력 저하로 이어질 수 있다.

남북한의 주요 비감염성 질환에 의한 사망 수준은 다음 〈표 3-10〉과 같다. 남북한 공통으로 가장 많은 사망자가 발생하는 질환은 악성종양, 심혈관 질환, 호흡기 질환, 소화기 질환이었다. 그중에서도 특히 심혈관 질환, 호흡기 질환의 사망자 수에서 북한이 남한보다 훨씬 높았다. 한편 남한의 주요 사망원인인 당뇨와 신경계통 질환은 북한에서는 상대적으로 덜 심각한 것으로 나타났다.

한편 비감염성 질환의 질병부담을 살펴보면 위의 추정 사망자 수 분

표 3-10 남북한 비감염성 질환 사망 수준(2012년) (단위: 1,000명/인년)

비감염성 질환 분류	추정 사망자 수(명)		장애보정손실년수(DALYs)	
	북한	남한	북한	남한
악성종양	39.0	80.6	1,145.9	1,949.7
기타 신생물	0.3	1.4	9.1	28.4
당뇨	4.1	11.3	181.0	480.0
내분비 · 혈액 · 면역계 질환	0.8	1.4	56.4	103.2
정신 및 행동장애	1.2	1.3	578.9	1,483.0
신경계통 질환	1.8	13.7	166.3	626.0
감각기관 질환	-	0.0	147.5	142.8
심혈관 질환	82.1	65.2	1,942.2	1,299.9
호흡기 질환	30.4	13.8	781.0	377.7
소화기 질환	12.5	12.3	386.7	391.6
비뇨생식계 질환	5.3	6.5	254.7	277.3
피부 질환	0.5	0.5	62.6	116.9
근골격계 질환	0.5	2.2	400.9	1,070.3
선천성 이상	2.0	0.6	178.4	73.0
구강	-	0.0	51.7	91.5

출처: WHO, "Health Statistics and Information Systems, DALYs 2000-2012." Retrieved from http://www.who.int/healthinfo/global_burden_disease/estimates/en/index2.html

석결과와는 조금 다른 양상을 보인다. 남북한에서 공통적으로 질병부담이 높은 비감염성 질환은 악성종양, 정신 및 행동장애, 심혈관 질환, 근골격계 질환으로 나타났다(WHO, 2014c). 특히 정신 및 행동장애와 근골격계 질환은 사망자 수는 낮았지만 질병부담은 높게 나타났는데, 이는 장애보정손실년수(DALYs)가 질병에 의해 사망에 이르지 않더라도 질병에 수반되는 각종 장애와 건강하지 않은 상태를 반영하기 때문인 것으로 보인다. 또한 북한에서 선천성 이상에 의한 질병부담은 남한의 2배가 넘는 것으로 나타났다.

이상을 종합하면 북한에서 가장 많은 사망 원인을 차지하는 비감염성 질환은 악성종양, 심혈관 질환, 호흡기 질환, 소화기 질환이었으며 특히

표 3-11 지역별 비감염성 질환 사망지표 비교(2012년) (단위: 명)

구분	북한		남한		WHO SEARO
	사망자 수	사망률 (인구 10만 명당)	사망자 수	사망률 (인구 10만 명당)	사망률 (인구 10만 명당)
비감염성 질환	180,400	751	210,800	421.6	464.3
비감염성 질환 중 70세 미만 조기사망	95,600	385.5	64,900	129.8	-
악성종양	39,000	147.2	80,600	115.7	98.7
심혈관 질환	82,100	351.6	65,200	92.3	275
호흡기 질환	30,400	133.6	13,800	19.4	95.8
당뇨	4,100	16.1	11,300	15.9	32.4

출처: WHO Global Health Observatory

심혈관 질환과 호흡기 질환의 경우 남한보다 심각한 수준이었다. 이 외에도 정신 및 행동장애와 근골격계 질환으로 인한 질병부담이 상당히 높은 것을 알 수 있다.

1) 악성종양

2012년 북한의 악성종양으로 인한 사망은 총 3만 9,000명으로 인구 10만 명당 147명의 비율을 보였으며 SEARO 지역에서 두 번째로 높다. 남한과 비교해 보면 사망자 숫자만으로는 남한이 총 8만 명으로 북한에 비해 높았지만 비율로 보면 남한의 인구 10만 명당 116명에 비해도 높은 수준이다.

북한에서 2012년 가장 많은 사망이 발생한 악성종양은 기관지 및 폐암, 간암, 기타 악성 신생물, 대장암 및 직장암 순인 것으로 나타났다. 이 외에도 남성의 경우 위암, 여성의 경우 유방암의 비중이 각각 높았다. 이와 같은 사망순위는 남한에서도 동일하게 나타났다(〈표 3-12〉).

표 3-12 남북한 악성종양 사망자 수(2012년) (단위: 1,000명)

추정 사망자 수(명)	북한			남한		
	전체	남성	여성	전체	남성	여성
구강암 및 구인두암	0.5	0.3	0.1	1.1	0.8	0.2
식도암	1.4	1.0	0.4	1.6	1.5	0.1
위암	3.3	2.0	1.3	10.8	7.0	3.8
대장암 및 직장암	3.8	1.9	2.0	9.3	5.3	4.1
간암	4.8	3.3	1.5	12.0	8.9	3.1
췌장암	1.5	0.7	0.8	5.1	2.7	2.3
기관지암 및 폐암	12.8	6.8	6.0	17.9	12.8	5.1
흑색종 및 피부암	0.2	0.1	0.1	0.5	0.2	0.3
유방암	2.3	-	2.3	2.1	-	2.1
자궁경부암	1.1	-	1.1	1.1	-	1.1
자궁체부암	0.3	-	0.3	0.3	-	0.3
난소암	0.6	-	0.6	1.0	-	1.0
전립선암	0.1	0.1	-	1.8	1.8	-
방광암	0.7	0.4	0.3	1.4	1.0	0.4
림프종 및 다발성골수종	0.6	0.4	0.3	2.6	1.5	1.2
혈액암	0.8	0.5	0.4	1.8	1.0	0.8
기타 악성 신생물	4.1	2.1	2.1	10.1	5.5	4.5
합계	39.0	19.6	19.4	80.6	50.1	30.5

출처: WHO, "Health Statistics and Information Systems, DALYs 2000-2012." Retrieved from http://www.who.int/healthinfo/global_burden_disease/estimates/en/index2.html

2) 심혈관 질환

북한의 심혈관 질환에 의한 추정 사망자 수는 약 8만 2,000명으로 인구 10만 명당 351.6명의 비율을 보였다. 이는 2000년 인구 10만 명당 405.5명이었던 것에 비해 감소한 수치이지만 여전히 SEARO 지역에서 두 번째로 높으며 남한의 4배에 달하는 수준이다. 또한 남성 사망률이 여성 사망률의 약 1.7배 정도 높았다.

심혈관 질환 현황을 세부적으로 살펴보면 북한이 속한 SEARO 지역에서 가장 흔한 심혈관 질환은 허혈성 심질환, 뇌졸중, 고혈압성 심질환이다. 북한에서 가장 흔한 심혈관 질환은 뇌졸중(stroke)으로 2012년 심혈관질환으로 인한 사망의 약 54%를 차지했다. 그 뒤로는 허혈성 심질환, 고혈압성 심질환이 각각 32%, 5%로 전체 심혈관 질환 사망의 91%를 차지했다. 북한 보건성에 의하면 뇌졸중 관련 사망률은 1960~1991년 기간 동안 3.8%에서 25%로 증가했으며 심장 질환 사망률은 7%에서 18%로 증가했다(WHO, 2011). 한편 남한의 경우 뇌졸중(43%), 허혈성 심질환(29%), 고혈압성 심질환(9%) 순으로 나타났다.

3) 만성 호흡기 질환

만성 호흡기 질환은 만성폐쇄성폐질환(Chronic Obstructive Pulmonary Disease, COPD), 천식, 직업성 폐질환 등을 포함하며 기도가 막히면서 호흡곤란 증상을 동반한다. 호흡기 질환이 다른 비감염성 질환에 비해 가지는 특징은 노인인구층에만 발생하는 질병이 아니라는 점이다(WHO, 2011b). 즉, 만성 호흡기 질환은 전 연령에 나타날 수 있으며 대부분 예방과 치료가 가능하다.

2012년 북한의 만성 호흡기 질환 사망률은 인구 10만 명당 134명으로 SEARO 지역에서 세 번째로 높으며, 남한의 약 7배가 넘는 수치를 보였다. 특히 여성 사망률이 인구 10만 명당 92명인 것에 반해 남성 사망률은 230명으로 여성의 2.5배에 달했다. 호흡기 질환 중에서도 만성폐쇄성폐질환에 의한 사망이 2만 7,000명으로 가장 많은 사망 비중을 차지했다(WHO, 2014a).

2. 위험요인

비감염성 질환의 주요 행동 위험요인(behavioral risk factors)으로는 흡연, 건강하지 못한 식습관, 신체적 비활동성, 고위험 알코올 섭취 등이 있다. 이러한 위험요인들은 주요 비감염성 질환의 발병확률을 높이는 주요 원인들로서 WHO는 4대 비감염성 질환 사망의 80% 정도가 이러한 위험요인들을 통해 발생한다고 보고하였다(WHO, 2011b).

행동 위험요인들은 과체중 · 비만, 고혈압, 고혈당, 고콜레스테롤 등의 대사 변화를 가져오며 이러한 대사 위험요인들(metabolic risk factors) 또한 주요 비감염성 질환 발병확률을 높이는 데 큰 비중을 차지한다. WHO는 비감염성 질환 부담을 줄이기 위한 전략으로 9개의 목표와 19개의 세부 지표를 제시하여 각 국가 차원에서의 적극적인 비감염성 질환 관리를 도모하고 있다(WHO, 2013a). 그러나 북한의 경우 주요 위험요인에 대한 정보와 데이터가 상당히 부족하여 그 실태를 정확히 파악하기가 어려운 상황이다(〈표 3-13〉).

1) 흡연

흡연은 북한의 전체 질병부담 및 비감염성 질환 부담의 가장 큰 기여요인 중 하나로서(IHME, 2013) 북한의 질병부담 감소를 위해 가장 먼저 해결되어야 하는 공중보건 과제다. WHO에 의하면 2013년 북한의 성인(17세 이상) 흡연율은 20.1%였으며 남성 흡연율은 43.9%로(WHO, 2015b) 이들 중 71%가 매일 흡연자인 것으로 나타났다(WHO FCTC, 2014). 이는 2012년 전 세계 남성 흡연율 평균인 36%에 비하여 상당히 높은 수준임을 알 수 있다(World Bank, 2016). 한편 북한은 여성 흡연자가 없다고 보도하고 있는데, 이는 북한 사회에서 여성의 흡연을 도덕교양에 어긋나는 일로 간주하며 금기시하는 사회풍습이 남아 있기 때문이다.

표 3-13 북한 비감염성 질환 위험요인 현황

구분		지표	연도	값		
				전체	여성	남성
행동위험요인	흡연	현재 흡연율(17세+)(%)	2013	20.1	0	43.9
		매일 흡연율(17세+)(%)	2013	-	-	32.6
		청소년 현재 흡연율(%)	-	-	-	-
	신체적 비활동성	신체활동량 부족* 청소년 비율(%)	-	-	-	-
		신체활동량 부족 성인 비율(18세+)(%)	-	-	-	-
	식습관 위험	성인의 1일 소금 섭취량 평균(18세+)(g)	2013	2.75~3.49		
	음주	성인 1인당 연간 총 알코올 섭취량(15세+)(litres)	2008~2010	3.7	0.4	7.6
		성인 과음 비율(15세+)(%)	2010	4.3	0.1	8.8
		성인 알코올 사용장애 비율(15세+)(%)	2010	2.9	0.9	4.9
		성인 알코올 의존 비율(15세+)(%)	2010	1.4	0.4	2.4
		인구 10만 명당 알코올 사용장애 사망률	2008	0.8	-	-
		알코올 사용장애 장애보정손실년수(DALYs)	2008	336	-	-
대사위험요인	과체중 · 비만	성인 과체중 비율(18세+)(BMI ≥25)(%)	2014	20.4	21.4	19.3
		성인 비만율(18세+)(BMI ≥30)(%)	2014	2.4	3.1	1.6
		체질량 지수 평균(kg/m2)	2014	21.8	21.8	21.9
	고혈압	성인 혈압상승 비율(18세+)(%)	2014	21.0	20.0	22.1
		성인 수축기혈압 평균(18세+)(mmHg)	2014	120.7	118.8	122.7
	고혈당	성인 고혈당 비율(18세+)(%)	2014	5.85	5.9	5.8
	고콜레스테롤	성인 콜레스테롤상승 비율(25세+)(%)	2008	26.4	28.1	24

*1일 60분 미만의 신체활동

출처: WHO Global Health Observatory; Powles et al., 2013 재구성

이처럼 북한은 사회 전반에 흡연 문화가 깊게 뿌리내리고 있어 효과적인 금연 사업 시행에 많은 어려움이 있다. 그러나 최근 북한에서도 흡연으로 인한 건강 피해에 대한 인식이 점점 증가하고 있는 것으로 보인다. 김정은은 2016년 4월 흡연반대 법령을 선포하였으며, 관영 매체를 통하여 흡연의 심각성을 소개하고 있다. 조선중앙TV(2016.4.29.)와 『로동신문』(2016.5.2.)은 각각 금연의 필요성과 담배의 해독성에 관한 선전 사업을 적극적으로 진행하고 있음을 밝혔으며(『VOA』 2016년 5월 31일) 『로동

신문』(2016.5.12.)은 간접흡연의 악영향을 소개하였다. 같은 해 5월 20일 조선중앙TV는 여성이 등장하여 담배를 '생명을 위협하는 특등 기호품'으로 표현하는 영상을 통해 담배의 해악성을 강조하기도 했다. WHO 북한 사무소에 따르면, 현재 평양을 비롯해 10개의 도 단위에 금연치료 및 상담을 지원하는 금연지원센터가 있는 것으로 파악되고 있다.

2) 음주

WHO의 데이터에 따르면 최근 북한 성인(15세 이상)의 1인당 음주량은 2008~2010년 3.7리터로 전 세계 평균 6.2리터(2010년)보다는 낮은 편이었으며 과음 비율은 4.3%로 특히 남성의 과음이 많았다. 이러한 음주 습관의 결과 알코올 사용 장애 및 알코올 의존 유병률은 각각 2.8%, 1.4%로 동남아시아 지역 평균인 2.2%, 1.7%에 비해 비슷하거나 높은 수준이었다.

음주로 인한 여러 직간접적 신체적 피해도 나타나고 있다. 예를 들면 알코올 사용장애에 의한 사망률은 인구 10만 명당 0.8명으로 낮은 수준이었지만 이로 인한 장애보정손실년수(DALYs)는 336인년(person-years)에 이르렀다. 음주는 간경화와 교통사고 사망의 주요 원인인데, 2012년 북한의 인구 10만 명당 간경화 사망률은 남성 49.9명, 여성 16.9명으로 남한(남성 20.6명, 여성 4.4명)에 비해 훨씬 높았다. 또한 전체 간경화 사망 중 알코올의 기여도는 남녀 각각 57.5%, 40%로 과음으로 인한 간경화 사망은 남성에게 더 많이 발생하는 것으로 보인다(〈표 3-14〉).

3) 과체중 및 비만

북한이 속한 SEARO 지역은 전 세계에서 과체중 및 비만율이 가장 낮은 지역으로 북한은 그중에서도 매우 낮은 수준의 과체중 및 비만 비율을

표 3-14 북한 음주 관련 사망률 및 사인별 알코올 기여도(2012년)

구분	연령 표준화 사망률 (인구 10만 명당)				사인별 알코올 기여도(%)			
	북한		남한		북한		남한	
	남성	여성	남성	여성	남성	여성	남성	여성
간경화	49.9	16.9	20.6	4.4	57.5	40.0	70.5	51.0
교통사고	18.0	7.7	6.9	22.1	10.9	0.6	25.6	3.6

출처: WHO Global Health Observatory

표 3-15 지역별 성인 과체중 및 비만율 비교(2014년) (단위: %)

구분	북한	남한	SEARO	WPRO	전 세계
과체중	20.4	33.5	22.2	33	39
비만	2.4	5.8	5	6.9	12.9

출처: WHO Global Health Observatory

보이고 있다. 남한도 전 세계 평균과 비교했을 때 과체중 및 비만 비율이 낮은 수준이다(〈표 3-15〉).

이처럼 남북한의 과체중 및 비만 문제는 다른 위험요인과 비교했을 때 심각성이 낮지만 통일 후 급격한 사회변화로 인한 식습관 및 생활패턴 변화로 인해 신체조건에도 변화가 발생할 가능성이 높다(Lee et al., 2012). 남한 내 거주 중인 북한이탈주민의 건강실태 조사 결과 입국 시 정상 체중이었던 북한이탈주민의 3/4이 남한 정착 이후 체중이 증가하였고 당뇨 및 심혈관 질환의 위험을 높이는 대사증후군(metabolic syndrome) 유병률은 남한 평균 수준에 이른 것으로 파악되었다(Lee et al., 2012).

3. 기타 비감염성 질환

1) 정신 건강

북한 주민의 정신 건강에 관한 정보는 다른 질병영역에 비해 부족한 까닭에 북한이탈주민을 대상으로 한 인터뷰 및 실태조사 등을 통해 대부분의 연구가 이루어지고 있다. 북한이탈주민은 탈북 과정과 남한 정착시기 동안 외상, 스트레스, 우울 등의 심리적, 정신적 고통을 수반하는 것으로 알려져 있으며 이는 독일 통일 당시 경험과 일반 난민을 대상으로 한 연구에서도 발견되는 현상이다(엄태완, 2005). 이와 같은 남한 내 북한이탈주민을 대상으로 한 정신건강 연구는 현재 이들의 삶의 질 향상을 위해서도 필요하지만 통일 이후 남북한의 사회통합 과정을 대비해서라도 필요한 영역이다.

남한에 정착한 북한이탈주민과의 인터뷰는 북한 주민의 정신건강 실태를 추정하는 데도 활용할 수 있다. 북한이탈주민과의 면담에 따르면 북한엔 심리상담사와 같은 직군이 없기 때문에 우울증 증상으로 인한 자살과 살인 등이 일어나는 것으로 알려졌다(『NKNews』 2014년 12월 30일). WHO는 2012년 북한의 자살률이 인구 10만 명당 남성 45.4명, 여성 35.1명으로 남한의 자살률보다 높은 수치를 나타내는 것으로 추정하였으나 이에 대한 근거는 부족하다고 밝혔다(WHO, 2014d)(〈표 3-16〉). 같은 해 남한의 자살률이 OECD 국가 중 가장 높은 수준임을 고려했을 때 북한의 추정된 자살률은 상당히 심각한 문제임을 알 수 있다(OECD, 2012).

표 3-16 남북한 연령표준화 성인 자살률(2012년) (단위: 명, 인구 10만 명당)

구분	북한	남한
남성	45.4	41.7
여성	35.1	18

출처: WHO Global Health Observatory

또한 과거 사회주의 국가들의 사례에 비추어볼 때 통일 이후 북한의 자살률은 급증할 가능성이 상당히 높아 이에 대한 대책 마련이 시급하다(Park, Park, Jun, & Kim, 2014; 김석주, 2015).

한편 2010년 북한이탈주민 건강 실태조사에 의하면(Kim & Yoo, 2010) 아는 사람의 공개처형을 직접 목격한 경우가 응답자 중 42.8%를 차지하고 극심한 빈곤과 식량부족을 경험한 경우도 절반 이상을 차지했다. 또한 응답자의 1/4이 교화소나 감옥에 투옥된 경험이 있다고 밝혀 북한 주민들 사이에서 외상 후 스트레스 장애(Post-Traumatic Stress Disorder, PTSD)나 우울장애 등이 흔할 것으로 보인다(김석주, 2015).

북한 주민들은 김일성 로작과 각자가 속한 조직 내에서 업무와 생활을 반성 및 상호 비판하는 '생활총화' 등을 통하여 주체사상의 세뇌교육을 받는다. 주체사상은 북한의 통치이념이자 김일성의 공산혁명사상(통일부 통일교육원, 2013)으로 북한의 정치 · 경제 · 사회 · 문화 · 외교 · 군사 등 사회 전반을 규정 및 지배하고 있어 통일 이후 이를 정화하는 데 많은 노력과 시간이 필요할 것으로 보인다.

2) 장애인

북한의 장애인 실태는 공개된 자료가 거의 없기 때문에 대부분 북한이탈주민과의 면담을 통해 추측이 가능하다. 대다수의 북한이탈주민들은 북한에서 장애인을 위한 복지 시스템이 유명무실함을 언급하고 있다(김석주 · 이왕재 · 박상민 · 이혜원 · 최희란, 2015). 또한, 미 국무부의 국가별 인권보고서에 따르면 북한 장애인의 차별은 심각한 것으로 보인다. 이들은 수용소에 격리되기도 하며 심한 경우 강제불임 수술도 당하는 등 생체 실험의 대상이 되기도 한다고 보고되고 있다(US Department of State, 2016).

북한의 장애인 관련 법률은 2003년 6월에 채택된 '장애자 보호법'뿐이며 아직까지 시행령은 법제화되지 않은 상태다. 또한 북한은 2013년

'UN 장애인권리협약'[16]에 서명하는 등 장애인의 인격과 사회 · 정치적 권리와 자유를 보장하기 위한 노력을 보이고 있으나 실제적인 장애인 권리 보장은 이루어지지 않는 것으로 추정된다(통일연구원, 2016).

세계밀알연합회가 북한의 조선장애자지원협회를 통해 입수한 북한의 장애자 실태조사에 따르면 1999년 북한 전체 인구의 3.41%인 약 76만 명으로 그중에서도 지체장애인이 가장 많았고 남성 장애인이 여성 장애인보다 많았다(『자유아시아방송』 2006년 4월 19일)(〈그림 3-26〉). 또한 평양 인구의 약 1.75%가 장애인인 것으로 알려졌다(『자유아시아방송』 2006년 4월 19일; 통일연구원, 2016). 한편 남한의 경우에도 지체장애자의 수가 가

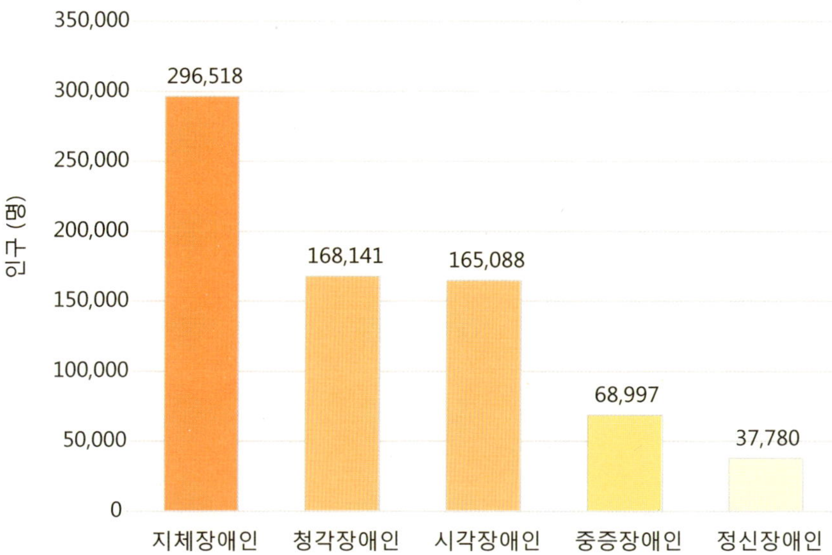

출처: 통일연구원, 『북한인권백서』, 2016

그림 3-26 북한 장애인 실태조사(1999년)

---

16 UN 장애인 권리협약은 신체와 정신 장애, 지적 장애를 포함한 모든 장애가 있는 이들의 존엄성과 권리 보장을 위한 UN 인권협약이다(자유아시아방송, 「북한의 장애인 실태 토론회」, 2015.1.20.).

장 많으며 남성 장애인 비율이 57.7%로 여성보다 많았다(보건사회연구원, 2014; 통계청, 2015).

남한의 민간단체인 등대 복지회는 2006년 2월 민간 최초로 북한에 장애인 자립자활센터를 건립하였다(이수진, 2009). 최근 북한은 남한의 민간단체인 선양하나재단과 함께 평양의학대학 내 척추재활센터[17]를 건립하려는 노력을 하는 등 아동 장애에 관한 관심을 표명하고 있다. 북한의 이러한 노력들은 국제사회가 북한의 인권유린 문제로 압박이 제기되자 이에 따른 보여 주기식의 정책일 수 있으나, 과거 "북한에 장애인은 없다"라는 주장의 허위성을 인정하는 것을 의미한다. 북한의 장애인에 대한 인정은 장애인의 인권 신장과 치료 및 관리의 시작이라는 측면에서 시사하는 바가 크다고 할 수 있다.

---

17 북한의 뇌성마비 어린이들을 위한 시설로 2017년 완공예정이다(선양하나재단 홈페이지).

더 알아보기 ❸

독일 통일과 주요 건강 지표 변화

앞서 3장 1절에서 살펴보았듯이 독일 통일의 과정에서도 구 동서독 간의 건강 격차가 존재했으며 그 차이는 통일 직후인 1990년 초반 가장 심각했다. 독일정부의 공중보건 전문 연구기관인 Robert Koch Institute는 2014년 통일 전후 동서독 지역의 주요 건강 지표들을 추적하여 비교했는데 그 분석결과는 아래와 같다(Robert Koch Institute, 2014).

구동독의 기대수명과 사망률이 구서독 수준에 가까워짐

- (기대수명) 1990년대 초, 구동독 지역 여성의 평균 기대수명은 구서독 여성에 비해 2.3년, 남성의 경우 3.2년 낮았다. 2009~2011년 구동독 여성의 평균 기대수명은 구서독과 0.2년밖에 차이가 나지 않았고, 남성의 경우 1.4년 낮았다.

표 3-17 구 동서독 지역 출생 시 기대수명(1991~2011년) (단위: 년)

구분	여성			남성		
	1991/1993	2002/2004	2009/2011	1991/1993	2002/2004	2009/2011
독일 전체	79.0	81.6	82.7	72.5	75.9	77.7
구동독	77.2	81.3	82.6	69.9	74.7	76.6
구서독	79.5	81.6	82.8	73.1	76.2	78.0

출처: Federal Statistical Office of Germany

- (사망률) 1990년, 인구 10만 명당 여성 사망률은 구동독 815명, 구서독 638명의 격차를 보였고, 남성의 경우 구동독 1,356명, 구서독 1,070명의 차이를 보였다. 2012년 인구 10만 명당 여성 사망률은 약 440명으로 기록되었으며, 구 동서독 지역 간 차이를 거의 보이지 않았다. 한편, 남성의 경우 인구 10만 명당 구동독 743명, 구서독 651명이 사망하여 약간의 차이를 보였다.

심혈관 질환으로 인한 사망률 감소

- 1990년대 초, 구동독 지역의 심혈관 질환 사망률은 구서독 지역에 비해 1.5배 더 높았으나 2012년에는 미미한 차이만 있을 뿐이다. 심혈관 질환으로 인한 사망률 감소는 구 동서독 지역 간 기대수명과 사망률 격차의 감소에 기여했다고 볼 수 있다.

구 동서독 지역 간 흡연율 및 비만 유병률의 차이 감소

- (흡연율) 1990년대 초반 여성 흡연율의 경우 구동독 지역이 구서독 지역에 비해 훨씬 낮았던 반면 남성의 경우 구동독 지역이 약간 높았다. 2012년에는 남녀 흡연율 모두 구 동서독 지역 간 차이가 거의 존재하지 않는다.
- (비만 유병률) 통일 직후 몇 년간, 구동독 지역의 남녀 비만 유병률이 구서독 지역에 비해 상당히 높았으나, 독일 전 지역의 비만 유병률이 전반적으로 증가함에 따라 구 동서독 간의 차이는 점차 감소했다. 2008~2011년 성인 건강조사(German Health Interview and Examination Survey for Adults)에 따르면, 25~69세의 비만 유병률은 더 이상 동서독 간의 유의미한 차이를 보이지 않았으며 노년층의 경우에만 구동독 지역이 구서독에 비해 비만 유병률이 상당히 높았다.

새롭게 대두되는 정신건강 문제

- 2000년대 이후 독일 전역에 우울증, 신경증, 신체형 장애 등 정신 건강 문제가 새롭게 대두되고 있으며 이로 인한 입원환자의 수 또한 꾸준히 상승하는 추세다. 구 동서독 지역 간 차이는 상당히 적은 편이다.
- 1990년대 초 구동독 지역의 남녀 자살 사망률은 구서독 지역보다 상당히 높은 수치를 보였다. 이후 남녀 자살 사망률은 점차적으로 감소하는 추세를 보였으며, 여성의 경우 구 동서독 간 차이가 거의 없어졌다.

이상에서 살펴보았듯이 독일 통일 당시 동독 지역의 건강수준이 전반적으로 서독 지역에 비해 낮았으며 그 격차를 해소하기까지 최소 20년의 기간이 소요되었다. 또한 구 동서독 지역 간의 차이는 거의 사라졌지만 비만, 정신건강 등 독일 전역에 새로운 형태의 건강문제들이 대두되고 있다. 남북한이 분단된 지 70년이 지난 현재 남북한 건강수준 차이는 동서독과는 비교할 수 없을 만큼 큰 간극을 보이고 있다. 구 동서독은 사회 · 경제적 측면에서 남북한보다 그 차이가 현저히 작았다는 점을 고려할 때(조경숙, 2016) 남북한의 건강 격차를 좁히는 데는 훨씬 더 많은 시간적 · 경제적 비용이 소요될 것으로 예상된다. 독일 통일 경험에 비추어, 이러한 남북한의 건강수준 격차를 미리 해소하기 위해서는 남북한 건강수준의 현 주소를 파악하고 데이터를 축적해 나가는 노력이 필요할 것이다.

제4장

국내외 대북 보건의료 지원

본 장에서는 국제사회와 남한 정부의 대북 보건의료 지원 흐름과 최근 경향성을 파악하고자 한다. 우선 국제사회에서 대북 보건의료 지원을 하고 있는 주요 공여국 및 기관(donors)과 수행주체(channels)를 파악한다. 또한 남북협력기금으로 운영되고 있는 대북지원(정부 자체지원/민간단체를 통한 지원/국제기구를 통한 지원)사업을 통해 남한 정부의 대북 보건의료 지원 경향을 파악한다.

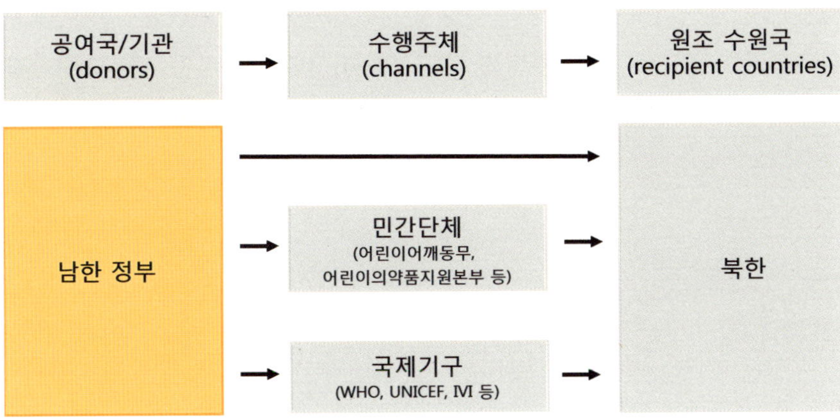

그림 4-1 대북지원의 흐름

〈그림 4-1〉은 국제사회의 수많은 원조 수원국 중 한 국가로서 북한에 대한 원조의 과정을 단순화한 것이다. 공여국이나 기관들은 주로 유엔기구(United Nations, UN), 국제비정부기구(International Non-Governmental Organization, INGO), 비정부기구(Non-Governmental Organization, NGO) 등의 수행주체를 통해 실질적인 원조 활동을 실시하는데, 원조 활동은 대체로 긴급구호와 개발지원 활동 등으로 구분할 수 있다. 공여국의 한 예로 남한 정부는 UN 산하의 국제기구와 국내 민간단체를 수행주체로 우회적인 대북지원을 실시하고 있다.

제1절 대북 보건의료 지원의 추진 과정 및 분석 범위

1. 대북지원 추진 배경 및 변천 과정

1970년대 후반 중국의 시장경제체제 개혁과 1991년 소련의 붕괴로 북한경제는 침체되었으며, 1994년 김일성 주석의 사망과 1995년부터 이어진 자연재해는 북한의 배급체계를 붕괴시켰다. 1995년 대홍수가 발생하자 북한은 UN에 수해긴급구호 요청을 하였고(8월 23일),[1] 이후 지금까지 국제사회의 대북원조는 지속되고 있다. 당시 북한으로 투입된 국제사회의 대외원조 비중은 1996년 95% 이상이었으며, 1999년까지도 80% 이상을 차지할 정도로 1990년대 후반기까지 북한의 해외 원조 의존도는 상당히

1 남한 정부 또한 5월 26일 북한의 대홍수로 인한 긴급 식량지원의 의사를 밝히며 6월부터 10월까지 국내산 쌀 15만 톤을 북한에 직접 지원하였고, 1996년부터는 국제기구를 통한 식량지원(WFP)과 분유지원(UNICEF)을 통해 긴급구호 차원의 인도적 대북지원활동을 실시했다(통일부, 2003).

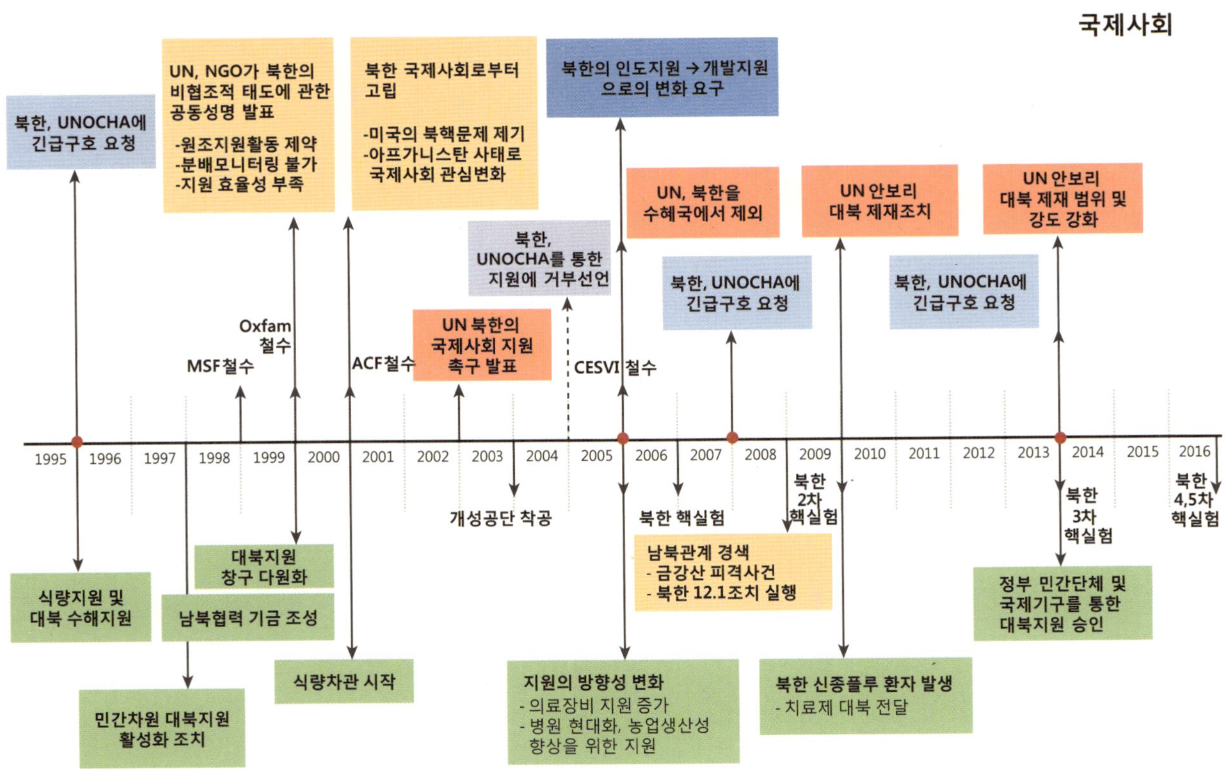

출처: 서울대학교 의과대학 통일의학센터 외2, 『북한 보건의료 백서』, 2013 재구성

그림 4-2 대북 보건의료 지원의 연도별 변천 과정(1995~2016년)

높았다(유원섭 · 김성이, 2007).

1998년 당시 대북지원을 실시하고 있던 국제 비정부기구들(INGOs)은 북한의 폐쇄적인 사회구조로 원조활동에 대한 제약이 심해지자 북한에서의 철수를 결정하고, 1999년 UN과 함께 공동성명을 발표했다. 이후 미국의 북핵 문제와 아프가니스탄 사태가 더해져 국제사회의 북한에 대한 관심은 점차 감소하였고 이는 대북지원 감소로 이어졌다. 그러나 이 시기 남한의 대북지원은 점차 활성화되었다.

정부는 1997년 '민간차원의 대북지원 활성화조치'를 발표하였으며, 1998년 김대중 정부 취임 이후 '대북 화해협력정책(햇볕정책)'이 본격화되면서 1999년 대북지원 창구 다원화, 2000년 식량차관을 시작하여 이후 남한의 적극적인 대북지원은 2008년까지 지속되었다.

2002년 북한은 '7 · 1 경제관리개선조치'를 추진하여 경제난 타개를 위해 노력했다. 이와 같은 북한의 경제개선조치의 변화는 대외적으로 장기적인 대북지원에도 변화의 요소가 되었다. 이후 북한은 2004년 '유엔 인도주의 업무조정국(United Nations the Office for the Coordination of Humanitarian Affairs, UN OCHA)'의 지원거부를 선언했지만, 같은 시기 남한에는 인도주의적 지원에서 개발지원으로의 지원 방향성 전환을 요구하여 남한 정부는 이에 대응하는 개발지원 사업을 모색했다.

2005년 UN이 북한을 수혜국에서 제외한 이후 국제사회의 원조비율은 감소되었으나, 당해 홍수피해가 발생하자 북한은 2007년 다시 국제사회에 긴급구호를 요청했다. 이후 북한의 2, 3차 핵실험으로 UN 안보리 대북 제재조치 강화를 발표했지만 국제사회의 대북 인도적 지원은 지속되었고, 2010년부터는 다자기구의 지원 비중이 확대되고 있다.

2008년 금강산 피격사건 이후 북한은 '12 · 1조치'를 실행했으며, 그 이후 계속된 북한의 미사일 발포와 핵실험으로 남북관계는 경색 국면에 머물러 있다. 남한 정부는 2010년 '5 · 24 조치'를 취해 현재 남한의 직접적인 대북지원은 중단된 상태다. 하지만 정부는 인도적 대북 보건의료 지원을 일부 지속하고 있다. 2009년 북한에서 신종플루 확진 환자가 발생하자 신종플루 치료제 50만 명분을 북한에 전달하였으며, 2013년 민간단체와 국제기구를 통한 대북 보건의료 지원을 승인하여 결핵약품, 의약품, 영양식을 지원하였다. 이 외에도 국제기구인 WHO, UNICEF를 통한 영유아, 모자보건사업을 남북협력기금을 통해 지원하여 남북 간의 경색국면에서도 대북 보건의료 지원은 소규모로 계속되었다. 하지만 2014년 '드레스덴 선언(Dresden Declaration)'을 통해 남북 인도적 문제 해결을 위한 남한 정부의 의지를 북측에 전달했으나 북한은 답하지 않았다. 2016년 1월 4차 핵실험으로 정부는 개성공단 폐쇄를 결정하고, 인도적 지원의 인적 교류도 대부분 중단되었다.

2. 대북 보건의료 지원 분석 범위

1) 자료 출처

(1) 국외 자료

2016년 6월 현재까지 국제사회의 대북지원 실적에 관한 통합 데이터 시스템은 존재하지 않는다. 다만 대북지원 실적을 분석할 때 가장 많이 활용되는 시스템은 경제협력개발기구(Organization for Economic Cooperation and Development, OECD)의 국제개발통계(International Development Statistics, IDS)와 UN OCHA의 재정추적서비스(Financial Tracking Service, FTS)가 가장 대표적이라고 할 수 있다.

두 데이터베이스는 국제사회의 대북지원 실적을 관리한다는 공통점이 있지만 데이터 수집 과정이나 내용적인 측면에서 많은 차이점이 있어 해석에 주의가 필요하다. 예를 들면 OECD 개발원조위원회(Development Assistance Committee, DAC) 회원국의 경우 공적개발원조(Official Development

Aid, ODA)[2]를 일정 부분 의무적으로 실시하고 있으며 이에 대한 계획 및 결과 또한 반드시 보고해야 한다. 반면 UN OCHA의 경우 ODA가 아닌 인도적 지원(humanitarian aid) 실적에 대한 데이터를 수집하며, 의무가 아닌 자발적 보고에 기반하고 있어 실제로 누락된 데이터가 다소 존재한다. 아래는 OECD IDS와 UN OCHA FTS의 특징을 각각 설명한 것이다.

① OECD IDS

OECD IDS의 보고주체는 OECD DAC 회원국 이외에도 비회원국(Non-DAC countries), 다자기구(Multilateral donors), 민간 공여주체(Private donors) 등이 있다. 그러나 이들 중 DAC 회원국만이 원조 실적에 대한 보고 의무를 지니고 있어 모든 원조 실적 데이터를 포함하고 있지 않다는 한계가 있다. 남한의 경우 DAC 회원국임에도 불구하고 대북지원 실적을 OECD IDS에 전혀 보고하고 있지 않은데, 이는 헌법상 대한민국이 한반도의 유일한 정부이기에 북한을 독립된 주권국가로 인정하는 것이 위배되기 때문이다(박지연, 2015).

OECD IDS는 '연간 지원 총액(aggregated data)'으로 연도별 총액을 분석하거나 Creditor Reporting System(CRS)을 통한 '사업단위 자료(project level data)'의 분석이 가능하다. OECD에 보고되는 모든 지원 사업들은 각각의 원조목적을 의무적으로 함께 보고하도록 되어 있는데, 여기에 쓰이는 것이 원조목적코드(이하 CRS 코드)이다. CRS 코드는 총 5자리의 숫자로 이루어져 있으며 각 사업당 단 1개의 코드가 부여되는데, 개

2 공적개발원조(ODA)는 공여국의 공공기관(중앙 및 지방 정부, 또는 그들의 특별기구)에서 수원국의 경제 발전 및 복지 증진을 주요 목적으로 양허적인 금융 조건(concessional financial terms)으로 제공하는 증여(grants)와 차관(loans)을 말한다. 만일 차관인 경우에는 증여율(grant element)이 최소한 25% 이상이어야 하며, 여기에는 기술협력 자금을 포함시키지만 군사적 목적으로 제공된 증여, 차관 및 신용은 제외한다(OECD 홈페이지 http://www.oecd.org/dac/stats/officialdevelopmentassistancedefinitionandcoverage.htm).

표 4-1 OECD의 보건 분야 CRS 코드 분류

DAC5 코드		CRS 코드	DAC 분야 분류	
			한글명	영문명
보건 (120)	보건 일반 (121)	12110	보건정책 및 행정관리	Health policy and administrative management
		12181	의료교육/훈련	Medical education/training
		12182	의료 연구	Medical research
		12191	의료서비스	Medical services
	기초 보건 (122)	12220	기초 보건 진료	Basic health care
		12230	기초 의료 설비	Basic health infrastructure
		12240	영양	Basic nutrition
		12250	전염병 관리	Infectious disease control
		12261	보건 교육	Health education
		12262	말라리아 퇴치	Malaria control
		12263	결핵 퇴치	Tuberculosis control
		12281	보건 인력개발	Health personnel development
인구정책·시책 및 생식보건 (130)		13010	인구정책 및 행정관리	Population policy and administrative management
		13020	생식보건	Reproductive health care
		13030	가족계획	Family planning
		13040	성병 대책(HIV/AIDS포함)	STD control including HIV/AIDS
		13081	인구 및 생식보건 부문 교육	Personnel development for population and reproductive health

출처: 한국국제협력단, "DAC CRS코드" Available from http://www.koica.go.kr/devaid/statistics/1193007_1727.html, 2016, 재구성.

별 원조 활동에 관한 자세한 정보를 담고 있어 지원 영역 및 세부 지원 내용 등을 파악하고 이를 통계적으로 분석하기에 용이하다.

총 150~200 종류의 CRS 코드 중 보건의료 분야와 직접적인 연관이 있는 코드는 120~130의 '보건일반(CRS 121)', '기초보건(CRS 122)', '인구정책·시책 및 생식보건(CRS 130)'이 있다(〈표 4-1〉). 그러나 실제로는 CRS 120이나 130의 정의에는 해당하지 않지만 보건의료 분야의 성격을 띠는 원조 활동이 존재하기도 하며, 원조 목적 자체가 다부문(Multi-sector)인 경우도 있어 이로 인한 분석의 한계점이 존재한다. 또한 자연재해 및 긴급 상황에 실시되는 의료구호활동은 구호 물자지원 및 서

비스(CRS 72010)로 분류되기 때문에 일부 보건의료 지원 데이터가 배제된다는 한계가 있다(OECD, 2009). 북한이 인도적 지원에서 개발지원으로의 전환을 요구하기 전까지 국제사회의 대북 보건의료 지원은 긴급구호 형태의 의료구호활동이 대다수를 이루었기 때문에, CRS 코드를 활용한 대북 보건의료 지원 데이터를 분석할 때는 많은 주의가 필요하다.

② UN OCHA FTS

UN OCHA FTS는 공공에 개방된 인도적 목적의 대북지원 실적을 관리하는 데이터베이스로 공여국 정부나 수행주체뿐만 아니라 언론, 공여주체의 웹사이트 등에 의해 보고된 약정액 등 모든 인도적 지원 데이터를 포함하고 있다. 또한 유엔 합동호소와 관련된 데이터를 관리하는 역할을 주로 담당하며 매일 업데이트 된다.

데이터의 형태는 '사업단위 자료(project level data)'이며 각각의 데이터는 '지원 서약(pledge)', '약정금액(commitment)', '지불된 금액(paid contribution)'으로 분류된다.[3] UN OCHA FTS는 OECD IDS처럼 원조 목적을 세분화하여 관리하는 체계는 존재하지 않지만 대신 13가지의 대분류 주제를 통해 개별 원조 활동을 분류하고 있다. 이 중 보건의료 분야에 해당하는 대분류는 '보건(Health)' 및 '식수 및 위생(Water and Sanitation)'이 있으나 OECD와 마찬가지로 모든 대북 보건의료 지원 데이터를 포함하지 않는다는 한계점이 존재한다.

(2) 국내 자료

① 남북협력기금

남북협력기금은 남한 정부의 대북정책 추진 기반이자 민간 차원의 경제

---

3 지원 서약은 공여국의 지원 약속을 의미하며, 약정금액은 공여국(donor)과 채널(agency)과의 상호약속으로 약정금액이 더 강한 지원협약을 의미한다.

표 4-2 국내외 대북지원 자료 내 보건의료 분야에 대한 조작적 정의

구분	자료 출처	보건의료 분야 정의
국외 대북지원	OECD IDS	CRS 121, 122, 130
	UNOCHA FTS	① 'Health' & 'WASH' ② 연구진 제안코드
국내 대북지원	정부(당국)차원	'긴급구호'
	민간단체(개별사업)	① '일반구호' & '보건의료' ② 연구진 제안코드
	국제기구	WHO, UNICEF, IVI

협력을 위한 실질적으로 유일한 재정지원 창구이다. 남북한의 상호교류와 협력사업에 필요한 자금의 확보 및 공급을 위해 설치되었으며 통일부가 관리, 수출입은행은 실질적인 운용을 담당하고 있다. 남북협력기금과 관련된 통계 현황은 통일부와 수출입은행의 홈페이지를 통해 확인할 수 있으나, 앞서 언급된 OECD나 UN OCHA의 데이터베이스와는 상당히 다른 데이터 관리·분류체계를 지닌다. 이로 인해 남한 정부의 대북지원 실적을 국제사회와 비교하는 데는 많은 제약이 존재한다.

2) 자료수집 방법

① OECD IDS

대북 보건의료 개발지원 자료는 OECD 홈페이지의 CRS 통계 시스템(http://stats.oecd.org/index.aspx?DataSetCode=CRS1#)을 통해 추출하였다(최종 접속일: 2016년 6월 28일). 검색 시 설정은 〈표 4-3〉과 같다. 또한 OECD에 대북지원 실적이 최초로 보고된 2002년부터 2014년까지의 데이터를 분석하였다.[4]

4 보건의료 분야의 실적은 2002년 최초로 보고되었으며, 2015년의 데이터는 가공이 완료되지 않은 1차 자료(preliminary data)이기 때문에 분석에서 제외한다.

표 4-3 자료수집 방법(OECD IDS)

구분	자료선택 기준
Recipient	Democratic People's Republic of Korea
Sector	120: Health, Total 130: Population Policy/Program & Reproductive Health, Total
Flow	Official Development Assistance
Channel	All Channels
Amount type	Current Prices
Flow type	Gross Disbursements
Type of aid	All Types, Total
Unit	US Dollar, Millions

표 4-4 자료수집 방법(UN OCHA FTS)

구분	자료선택 기준
Donor countries	Select all
Destination countries	Korea, Democratic People's Republic of
Year	2000-2015
Recipient Organizations	Select all
Recent Emergencies	Select all
Recent Response Plans/Appeals	Select all
Contribution status	Paid contribution
Sector	'Health', 'Water and Sanitation'

② UN OCHA FTS

인도적 대북 보건의료 지원 자료는 UN OCHA FTS 홈페이지(https://fts.unocha.org/)를 통해 추출하였다(최종 접속일: 2016년 6월 28일). 검색 시 설정은 〈표 4-4〉와 같다.

③ 남북협력기금

통일부의 1997~2016년 『통일백서』에 수록된 남북협력기금 사업비 집행실적과 통일부 홈페이지의 남북협력기금 통계를 통해 대북 보건의료 지원에 해당하는 실적을 추출하였다. 또한 『2008 남북협력기금 백서』, 정책 브리핑 자료 등을 통해 관련 통계자료를 수집하였다.

제2절 국외 대북 보건의료 지원

1. 대북 보건의료 개발지원

OECD IDS 상에서 대북 보건의료 지원 실적은 2002년부터 확인이 가능하지만 유엔인구기금(United Nations Population Fund, UNFPA)[5]은 1985년부터 1989년까지 북한에 의약품, 장비 지원, 의료인력 훈련, 피임기구 공급 등을 지원하였다(UNFPA, 1998). 따라서 실질적인 대북 보건의료 개발지원은 1995년 이전부터 이루어진 것으로 볼 수 있다.

대북지원의 증감은 북한의 국제외교관계와 핵실험 상황에 따라 급격하게 변화해 왔다. OECD IDS에 보고된 2002년부터 2014년까지의 대북 개발지원 총 금액은 12억 7,223만 7,000달러(1조 4,000억 원)다. 이 중 보건의료 분야[6]의 지원 금액은 2억 1,150만 5,200달러(한화 약 2,400억 원)이고, 대북지원 총 금액의 16.6%의 규모다. 하지만 2009년부터 대북 보건의료 지원은 전체 대북지원의 30%로 증가했고, 최근 2014년에는 70%로 대북개발지원 총 금액 중 보건의료 지원의 비중이 점차적으로 증가하고 있음을 알 수 있다(〈표 4-5〉).

1) 보건의료 분야별 지원 현황

OECD의 CRS 코드 정의상 '보건일반(CRS 121)'은 북한 전체의 보건정책 및 관리를 포함한 3차급 이상 전문 보건의료인의 교육 및 훈련, 의료시

---

5 UNFPA는 1980년 평양에 사무소를 설립하였으며 최근까지 북한 주민의 생식보건 지원사업을 위하여 다각적인 사업을 진행해 오고 있다.

6 보건일반(CRS 121), 기초보건(CRS 122), 인구정책 · 시책 및 생식보건(CRS 130)을 의미한다.

표 4-5 OECD IDS의 대북지원 실적 및 보건의료분야 지원 현황(2002~2014년)

(단위: 100만 USD, %)

연도	전체 지원금액(A)	보건의료 지원금액(B)	B/A (%)
2002	189.3	4.4	2
2003	84.0	2.5	3
2004	98.3	4.5	5
2005	62.7	5.5	9
2006	46.5	2.1	5
2007	96.9	6.0	6
2008	202.7	5.5	3
2009	63.6	19.0	30
2010	79.8	30.6	38
2011	99.2	21.2	21
2012	83.1	20.6	25
2013	77.9	27.8	36
2014	88.3	61.9	70
계	1,272.2	211.5	17

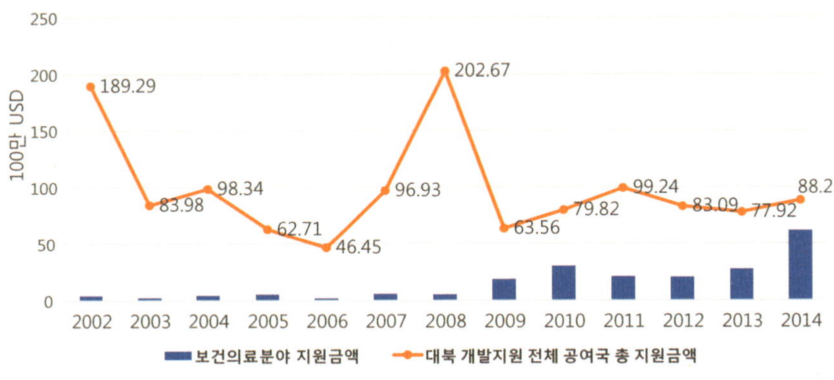

그림 4-3 OECD IDS의 대북지원 실적 및 보건의료분야 지원 현황(2002~2014년)

설 지원, 특수목적 의료서비스에 관한 지원을 포함한다. '기초보건(CRS 122)'은 지역사회 1차 의료 강화를 위한 의약품지원, 의료시설 및 장비 지원, 교육 프로그램, 기초 영양, 감염성 질환 관리를 의미한다. '인구 정

표 4-6 대북 보건의료 개발지원의 분야별 지원 현황(2002~2014년) (단위: 100만 USD)

연도	보건일반 (CRS 121)	기초보건 (CRS 122)	인구정책 · 시책 및 생식보건 (CRS 130)
2002	0.0	2.1	2.3
2003	0.0	1.3	1.3
2004	0.4	2.3	1.8
2005	1.0	3.3	1.1
2006	0.0	0.9	1.2
2007	0.0	4.4	1.6
2008	0.0	3.9	1.6
2009	0.0	16.2	2.8
2010	0.0	29.4	1.2
2011	1.8	18.1	1.3
2012	1.1	18.3	1.2
2013	2.1	25.0	0.7
2014	3.9	56.5	1.6
계	10.3	181.7	19.6

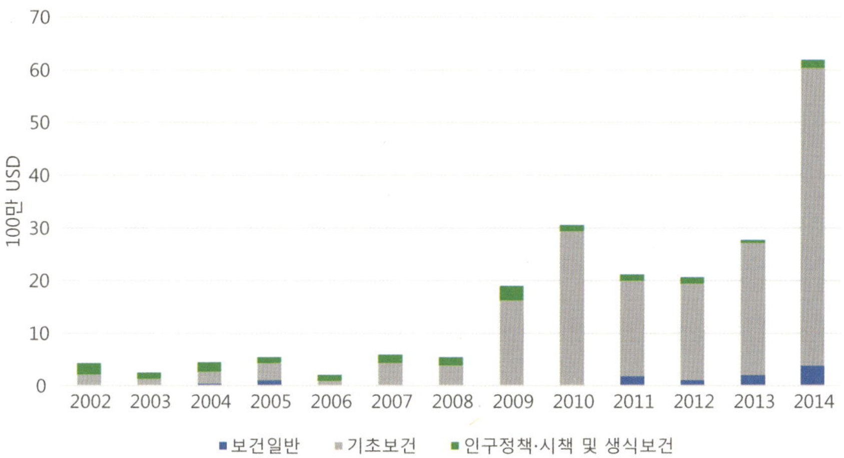

그림 4-4 대북 보건의료 개발지원의 분야별 지원 현황(2002~2014년)

책 · 시책 및 생식보건(CRS 130)'은 인구정책 및 관리, 생식건강 관리 및 교육, 가족계획 프로그램과 성병(HIV/AIDS) 관리를 의미한다.

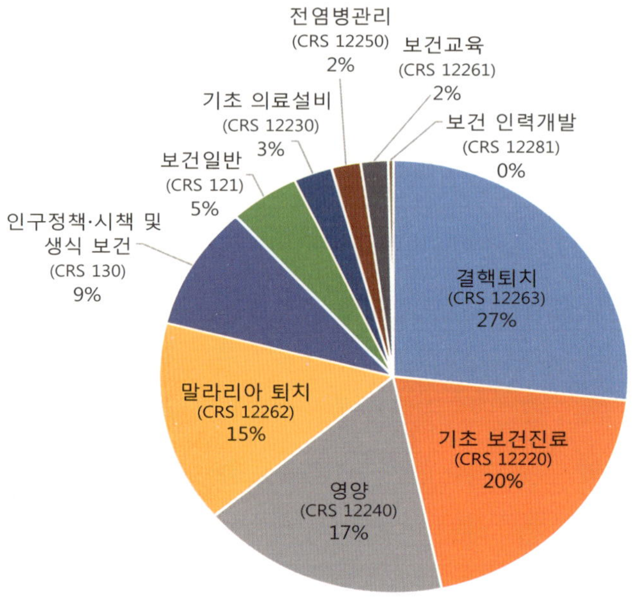

그림 4-5 대북 보건의료 개발지원의 세부 분야별 지원 현황(2002~2014년)

〈표 4-6〉과 〈그림 4-4〉에서 보듯이 2002년부터 2014년까지의 보건의료 분야의 지원 실적을 분석한 결과, '기초보건(CRS 122)'이 전체의 86%로 가장 비중 있게 지원되고 있는 것으로 나타났다. '인구정책 · 시책 및 생식보건(CRS 130)'은 9%, '보건일반(CRS 121)'은 5%를 차지했다.

가장 많은 비중을 차지한 '기초보건(CRS 122)'을 세부 영역별로 나누어 다시 살펴보면 〈그림 4-5〉와 〈표 4-7〉과 같다. 각각의 비중은 '결핵퇴치(CRS 12263)' 27%, '기초보건진료(CRS 12220)' 20%, '말라리아퇴치(CRS 12262)' 15%, '영양(CRS 12240)' 17% 순으로 분석되었다.

'결핵퇴치(CRS 12263)'는 2010년부터 Global Fund가 본격적으로 사업을 시작하면서 그 비중이 큰 폭으로 증가했다. 2014년부터는 WHO, UNICEF도 결핵 사업을 지원하고 있다.

'기초보건진료(CRS 12220)'와 '영양(CRS 12240)'은 2002년부터 꾸준

표 4-7 대북 보건의료 개발지원의 세부 분야별 지원 현황(2002~2014년) (단위: 100만 USD)

구분		'02	'03	'04	'05	'06	'07	'08	'09	'10	'11	'12	'13	'14	계	%
보건일반	보건 정책/행정관리	0.01	0.00	0.00	1.01	0.00	0.01	0.00	0.01	0.00	1.66	0.79	1.24	1.94	6.67	5%
	의료 교육/훈련	0.01	0.00	0.00	0.00	0.30	0.00	0.00	0.00	0.00	0.00	0.00	0.00	0.00	0.03	
	의료연구	0.00	0.00	0.00	0.00	0.00	0.00	0.00	0.00	0.00	0.00	0.02	0.03	0.00	0.05	
	의료 서비스	0.00	0.00	0.37	0.00	0.00	0.00	0.00	0.00	0.00	0.18	0.27	0.79	1.91	3.51	
기초보건	기초 보건 진료	1.72	0.52	1.66	1.59	0.00	2.71	2.30	6.93	4.12	2.85	5.13	3.99	8.62	42.13	86%
	기초 의료 설비	0.00	0.00	0.45	1.05	0.07	0.38	0.34	2.26	0.22	0.18	0.15	0.13	0.39	5.62	
	영양	0.37	0.27	0.21	0.15	0.37	0.49	0.50	6.23	6.02	0.95	2.42	10.66	7.71	36.35	
	전염병 관리	0.00	0.00	0.01	0.50	0.30	0.81	0.68	0.00	0.00	0.30	0.17	0.43	1.09	4.28	
	보건교육	0.00	0.48	0.00	0.00	0.00	0.00	0.00	0.83	0.35	0.41	0.40	0.47	1.03	3.96	
	말라리아 퇴치	0.00	0.00	0.00	0.00	0.00	0.00	0.00	0.00	7.94	4.76	3.16	2.71	13.41	31.98	
	결핵퇴치	0.00	0.00	0.00	0.00	0.00	0.00	0.00	0.00	10.73	8.53	6.88	6.62	23.82	56.58	
	보건 인력 개발	0.00	0.00	0.00	0.04	0.11	0.01	0.06	0.00	0.00	0.09	0.00	0.01	0.45	0.77	
인구정책·시책 및 생식보건	인구 정책/행정관리	1.30	1.20	0.44	0.25	0.04	0.44	0.32	0.33	0.55	0.36	0.34	0.29	1.19	7.05	9%
	생식보건	0.84	0.06	1.38	0.88	1.13	1.13	1.28	2.42	0.67	0.89	0.32	0.26	0.35	11.62	
	가족계획	0.05	0.01	0.00	0.00	0.04	0.00	0.00	0.00	0.00	0.00	0.55	0.13	0.00	0.78	
	성병(HIV/AIDS 포함)	0.08	0.00	0.00	0.00	0.02	0.01	0.00	0.00	0.00	0.00	0.00	0.00	0.02	0.12	
	인구 및 생식보건 교육	0.00	0.00	0.00	0.00	0.00	0.00	0.00	0.00	0.00	0.00	0.00	0.00	0.00	0.00	

히 지원되고 있는 분야다. '기초보건진료(CRS 12220)' 분야는 1차 의료서비스 강화를 위한 지원으로 이 분야가 포괄하는 범위는 상당히 크다. 주로 1차 의료기관에 지원되는 의약품이나, 예방접종 지원, 의사 및 보건의료인력 교육 사업을 포함한다. 주요 사업 수행주체로는 UNICEF,

WHO, GAVI, 유럽개발기금(European Development Fund, EDF) 등이 있다. '영양(CRS 12240)' 분야는 UNICEF가 가장 많은 사업을 지원했으며, 이 외에도 WFP, WHO, 유엔개발계획(United Nations Development Programme, UNDP) 등이 있다.

'말라리아 퇴치(CRS 12262)'는 2010년 Global Fund의 지원 사업이 처음으로 보고되었고, UNICEF에서도 2011년부터 2012년까지 지원한 것으로 나타났다. OECD IDS에는 누락되었으나 실제로는 남한 정부가 2001년부터 2009년까지 WHO를 통한 말라리아 지원 사업을 실시했다(통일부, 2012).

2) 공여기관별 지원 현황

OECD IDS에 보고된 2002년부터 2014년까지의 대북 보건의료지원 공여국 및 다자기구는 총 25개다(〈표 4-8〉). 분석 결과, 1,000만 달러 이상 지원한 공여기관[7]은 Global Fund, WFP, GAVI, UNICEF, UNFPA이며, 500만 달러 이상 지원한 공여기관은 WHO, 노르웨이로 나타났다.

공여기관의 연도별 지원 경향 분석 결과, 개별 공여국가보다는 다자기구의 지원이 상대적으로 지원 규모가 크고 지속성이 있음을 알 수 있다. 특히, 2010년부터 이어진 Global Fund의 말라리아 및 결핵 퇴치 사업은 전체 대북 보건의료 개발지원 공여비중의 42%를 차지할 정도로 규모 및 영향력이 큰 것으로 나타났다(〈그림 4-6〉). 또한 GAVI는 2007년부터 꾸준히 백신지원 사업을 진행한 바 있으며 그 비중은 전체 대북 보건의료 개발지원의 12%를 차지하고 있다.

사업의 지속성 측면에서 보면 공여국에서는 유일하게 핀란드가 2007

7 공여기관 = 공여국 + 다자기구를 의미한다.

표 4-8 공여기관별 대북 보건의료 개발지원 실적(2002~2014년) (단위: 100만 USD)

구분	'02	'03	'04	'05	'06	'07	'08	'09	'10	'11	'12	'13	'14	계
Global Fund	0.00	0.00	0.00	0.00	0.00	0.00	0.00	0.00	18.67	13.29	10.04	9.23	37.19	88.43
WFP	0.00	0.00	0.00	0.00	0.00	0.00	0.00	5.85	6.00	0.46	2.01	9.76	6.77	30.85
GAVI	0.00	0.00	0.00	0.00	0.00	1.17	1.53	3.27	1.93	1.27	4.56	3.47	6.97	24.18
UNICEF	1.70	1.53	0.95	1.92	0.89	2.42	1.50	4.45	0.68	1.77	0.50	0.81	2.53	21.65
UNFPA	1.05	0.89	1.42	0.94	1.01	1.23	1.27	2.32	1.14	0.86	1.20	0.64	1.46	15.45
WHO	0.00	0.00	0.00	0.00	0.00	0.00	0.00	0.00	0.00	2.27	1.19	2.81	3.24	9.51
노르웨이	0.95	0.00	1.21	1.67	0.03	0.74	0.18	2.15	0.00	0.00	0.00	0.00	0.00	6.92
핀란드	0.00	0.00	0.00	0.00	0.03	0.18	0.34	0.24	0.57	0.57	0.55	0.55	1.38	4.41
EU 기관	0.00	0.00	0.00	0.00	0.00	0.00	0.00	0.00	1.58	0.59	0.20	0.00	0.00	2.37
이탈리아	0.00	0.00	0.00	0.51	0.00	0.00	0.00	0.70	0.00	0.00	0.00	0.00	1.04	2.24
스웨덴	0.00	0.00	0.00	0.00	0.00	0.00	0.00	0.00	0.00	0.00	0.00	0.00	1.17	1.17
호주	0.00	0.00	0.37	0.38	0.03	0.00	0.25	0.00	0.00	0.00	0.00	0.00	0.00	1.02
네덜란드	0.58	0.11	0.00	0.00	0.00	0.00	0.00	0.00	0.00	0.03	0.10	0.00	0.06	0.89
UNDP	0.00	0.00	0.00	0.00	0.00	0.00	0.00	0.00	0.00	0.04	0.27	0.34	0.08	0.73
뉴질랜드	0.05	0.00	0.57	0.00	0.00	0.00	0.00	0.00	0.00	0.00	0.00	0.00	0.00	0.62
벨기에	0.00	0.00	0.00	0.00	0.00	0.00	0.42	0.00	0.00	0.00	0.00	0.00	0.00	0.42
스페인	0.00	0.00	0.00	0.00	0.00	0.18	0.00	0.00	0.00	0.00	0.00	0.09	0.00	0.28
독일	0.00	0.00	0.00	0.04	0.08	0.02	0.00	0.00	0.00	0.00	0.00	0.01	0.00	0.15
폴란드	0.00	0.00	0.00	0.00	0.00	0.00	0.00	0.00	0.00	0.00	0.00	0.01	0.03	0.05
그리스	0.00	0.00	0.00	0.00	0.04	0.00	0.00	0.00	0.00	0.00	0.00	0.00	0.00	0.04
UNAIDS	0.03	0.00	0.00	0.00	0.00	0.01	0.00	0.00	0.00	0.00	0.00	0.00	0.00	0.04
영국	0.00	0.00	0.00	0.00	0.00	0.00	0.00	0.01	0.02	0.00	0.00	0.01	0.00	0.04
프랑스	0.01	0.00	0.00	0.01	0.00	0.00	0.00	0.00	0.00	0.00	0.00	0.00	0.00	0.03
스위스	0.00	0.00	0.00	0.00	0.00	0.02	0.00	0.00	0.00	0.00	0.00	0.00	0.00	0.02
아일랜드	0.00	0.00	0.00	0.00	0.00	0.00	0.00	0.00	0.00	0.00	0.00	0.00	0.00	0.00

소숫점 셋째자리에서 반올림

년부터 최근까지 북한의 1차 기초의료시설 지원과 보건의료 교육 프로그램(치과 프로그램 포함)을 진행하고 있다. 다자기구 중에서는 UNICEF와 UNFPA가 오랜 기간 동안 평양에 사무소를 두고 대북 보건의료 지원 사업을 시행해 왔다. UNICEF는 북한의 감염성 질환 예방, 관리, 치료사

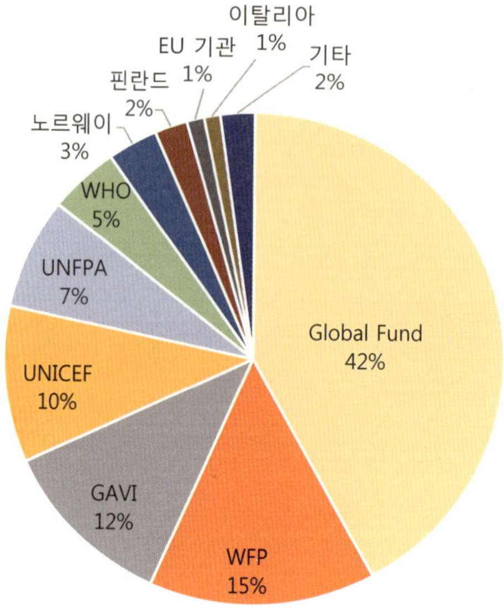

그림 4-6 공여기관별 대북 보건의료 개발지원 실적(2002~2014년)

업과 영양사업 및 의료정보 시스템 구축에 관한 전반적인 대북 보건의료 지원 사업을 실시하고 있다. UNFPA는 모자보건, 생식보건, 인구 및 개발 사업을 중심으로 오랫동안 사업을 지속해 오고 있다. WHO는 결핵, 말라리아, 보건의료시스템 강화를 위한 전략수립 및 보건프로그램 운영, 감염성 질환관리 사업을 지속해 오고 있다.

앞서 언급했듯이 OECD IDS의 한계점 중 하나는 OECD 비회원국의 대북지원에 관한 자료가 일부 누락되었다는 점이다. 예를 들면 북한과 정치적 유대관계를 지니는 중국의 자료가 포함되지 않았으며, 1995년부터 대북 보건의료 지원사업을 하고 있는 WHO의 일부 자료가 누락되어 있는 점을 고려해야 한다. 하지만 본 분석결과를 통해 대북 보건의료 지원사업에 참여한 공여기관을 파악하고, 연도별 지원 규모 및 지속성을 파악하여 추후 대북 보건의료 지원방안 및 전략을 수립할 수 있다.

2. 인도적 대북 보건의료 지원

UN OCHA FTS의 공식적인 인도적 대북 보건의료 지원 실적은 2000년부터 확인되나, 실질적인 국제사회의 지원은 1995년부터 이루어졌다. 북한은 1995년부터 지금까지 총 3번의 국제사회 대북지원 요청을 해 왔다. 1995년 홍수피해로 인한 1차 요청을 시작으로 2007년 북한의 식량사정 악화로 인한 2차 요청이 있었고, 2013년에는 장마철 수해로 인한 긴급 수해지원 요청이 있었다.

1995년부터 1999년까지 자연재해 및 북한의 경제난에서 비롯된 긴급구호성 식량 원조가 주를 이루었으며, 약 6억 900만 달러 규모의 원조가 실시되었다(통일연구원, 2008). 1998년부터 북한의 비협조적인 태도로 인한 원조활동의 제약으로 2000년까지 INGO인 Médecins sans Frontières(MSF), Oxfam, Action Contre la Faim(ACF)의 북한 사무소 철수가 이루어졌지만, 2002년 UN의 국제사회 지원 촉구 발표를 계기로 국제사회의 관심이 다시 북한으로 모였다. 2004년 북한의 UN OCHA를 통한 지원을 거부한 이후 북한의 자체적인 긴급구호 요청을 통한 국제사회의 인도적 지원 외에는 보건의료 지원의 규모나 단체의 수가 비교적 일정한 편이다.

UN OCHA FTS에 보고된 2000년부터 2015년까지의 인도적 대북지원 총 규모는 13억 5,910만 1,712달러(1조 5,000억 원)다. 이 중 보건의료 분야의 지원액(보건, 식수 및 위생 영역[8])은 2억 8,126만 430달러(3,193억 원)로 전체 대북지원 실적의 21%를 차지한다. 보건의료 분야의 비중은 매년 편차가 존재하나, 최근 그 비중은 약 30~40% 수준을 유지하고 있어

8 FTS 상에서 '보건' 영역은 구호성 보건 및 물품지원, 영양지원, 모자 대상 필수 의약품 및 시설지원, 홍역 예방접종 및 캠페인 등에 관한 인도적 지원을 의미하며 '식수 및 위생' 영역은 위생적인 식수와 환경조성, 교육, 물품지원 등을 포함한다.

표 4-9 UN OCHA FTS의 대북지원 실적 및 보건의료분야 지원 현황(2000~2015년)

(단위: 100만 USD, %)

연도	전체 지원금액(A)	보건의료 지원금액(B)	B/A (%)
2000	153.6	3.8	2
2001	250.3	6.7	3
2002	220.3	11.4	5
2003	133.4	11.7	8
2004	191.9	26.2	12
2005	6.3	1.1	15
2006	13.4	6.3	32
2007	57.2	26.7	32
2008	23.9	12.4	34
2009	38.8	20.2	34
2010	16.0	4.1	20
2011	74.9	12.6	14
2012	101.5	94.2	48
2013	50.7	26.0	34
2014	12.4	10.5	46
2015	14.6	7.3	33
계	1,359.1	281.3	21

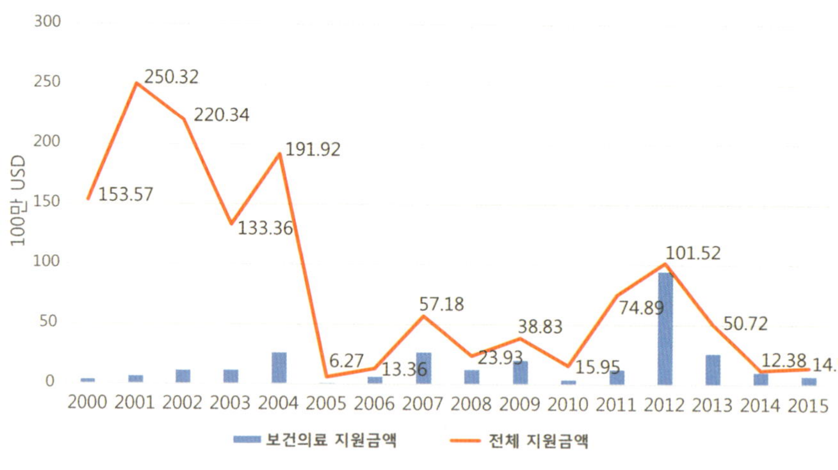

그림 4-7 UN OCHA FTS의 대북지원 실적 및 보건의료분야 지원 현황(2000~2015년)

2000년대 초반에 비해 크게 상승했다.

2000~2015년 '보건'과 '식수 및 위생' 분야의 지원은 대략적으로 연간 2,000만 달러 내외의 규모를 보인다. 예외적으로 2012년 해당 분야의 지원실적은 약 9,400만 달러(105억)로 대폭 상승했는데, 이는 당시 김정일 사망(2011년 12월 19일)과 홍수로 인한 북한의 수해지원 요청에 따른 국제사회의 관심 증가로 인한 것으로 보인다.

1) 보건의료 분야별 지원 현황

앞서 언급되었듯이 본래 UN OCHA FTS는 OECD의 CRS 코드와 같이 개별 지원활동을 세부 원조목적에 따라 분류할 수 있는 체계를 활용하고 있지 않다. 그러나 선행연구에서는 CRS 코드에 착안하여 '연구진 제안코드'를 적용, UN OCHA의 데이터를 원조목적에 따라 상세분류하여 분석한 바 있다(서울대학교 의과대학 통일의학센터 외2, 2013). 이에 의하면 '기초보건(CRS 120)'이 36%로 가장 많이 지원되었으며, '긴급구호(CRS 72010)'가 31%로 그 뒤를 이었다. 즉, 인도적 차원의 대북 보건의료 지원은 필수 의약품 제공이나 기초 영양관리 등의 모자보건 사업과 긴급구호 형식의 영양지원이 대다수였다.

2) 공여기관별 지원 현황

2000~2015년 UN OCHA FTS에 보건의료 분야 대북지원을 실시한 공여국 및 다자기구는 총 50개(공여국 25개, 다자기구 및 기타 25개)다. 분석결과 500만 달러 이상 지원한 공여기관은 총 12개였으며 그중에서도 남한의 지원규모는 6,462만 5,987달러(724억 원), 전체의 24%로 가장 많은 비중을 차지했다. 그다음으로는 유엔 중앙긴급대응기금(Central Emergency Response Fund, CERF) 15%, 유럽집행위원회(European Committee) 8%로

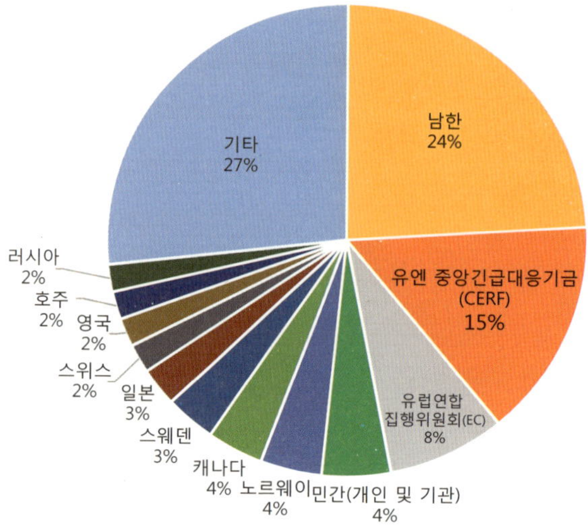

그림 4-8 공여기관별 인도적 대북 보건의료 지원 실적(2000~2015년)

표 4-10 공여기관별 인도적 대북 보건의료 지원 실적(2000~2015년) (단위: 100만 USD)

구분	'00	'01	'02	'03	'04	'05	'06	'07	'08	'09	'10	'11	'12	'13	'14	'15	계
남한	0.00	0.50	0.68	1.20	2.37	0.03	5.05	2.30	11.24	14.21	0.00	0.00	4.39	12.08	6.57	4.00	64.63
CERF	0.00	0.00	0.00	0.00	0.00	0.00	0.00	6.70	0.00	0.39	4.10	3.07	11.02	10.79	2.25	2.13	40.45
EC	0.00	0.00	4.59	5.65	9.73	0.22	0.00	0.14	0.00	0.00	0.00	0.00	0.00	0.00	0.00	0.00	21.35
민간	0.00	0.00	0.00	0.00	0.00	0.00	0.00	12.50	0.00	0.00	0.00	0.00	0.01	0.00	0.00	0.00	12.51
노르웨이	1.43	1.21	0.37	1.75	1.00	0.00	0.03	1.17	0.22	2.10	0.00	0.00	1.77	0.00	0.00	0.00	11.05
캐나다	0.00	0.00	0.00	0.00	0.40	0.00	0.45	0.00	0.00	0.00	0.00	0.00	7.00	0.98	0.90	0.55	10.29
스웨덴	0.39	0.62	0.94	1.05	0.57	0.00	0.00	1.00	0.00	0.00	0.00	2.23	0.00	1.69	0.00	0.64	9.13
일본	0.00	0.00	0.00	0.00	7.14	0.00	0.00	0.00	0.00	0.00	0.00	0.00	0.00	0.00	0.00	0.00	7.14
스위스	0.00	0.00	0.00	0.00	0.00	0.23	0.00	0.00	0.00	0.00	0.00	0.00	4.91	0.20	0.00	0.00	5.34
영국	0.00	1.71	1.71	0.00	1.82	0.00	0.00	0.00	0.00	0.00	0.00	0.00	0.00	0.00	0.00	0.00	5.25
호주	0.62	0.32	0.28	0.00	0.71	0.00	0.78	0.41	0.00	0.00	0.00	0.00	2.02	0.00	0.00	0.00	5.13
러시아	0.01	0.00	0.00	0.00	0.00	0.00	0.00	0.00	0.00	0.00	0.00	0.00	5.00	0.00	0.00	0.00	5.01

소숫점 셋째자리에서 반올림

세 공여기관이 전체 대북 보건의료 지원 실적의 절반가량을 차지했다.

공여기관의 연도별 지원 경향을 파악해 보면, 남한은 2001년부터, CERF는 2007년부터 가장 최근까지 꾸준히 대북지원을 해 오고 있다. 반면 유럽집행위원회는 2007년 이후, 노르웨이는 2012년 이후부터 지원 실적이 보고되지 않고 있다.

UN OCHA FTS 상에는 상대적으로 많은 수의 공여기관들이 인도적 대북지원 실적을 보고하고 있으나, OECD 데이터와 비교했을 때 단발성의 지원이 많으며 지원규모도 작은 편이었다. 이는 자발적인 실적 보고에 의해 운용되는 FTS의 한계점을 반영하고 있다고 볼 수 있다.

제3절 국내 대북 보건의료 지원

1. 남북협력기금을 통한 대북지원

남한 정부는 1991년부터 남북협력기금을 통해 남북 간 인적·물적 교류 및 인도적 지원 등을 위한 사업을 시행하고 있다. 대북지원이 시작된 1995년 6월부터 2015년 6월까지 남한 정부의 무상지원 총액은 1조 5,000억 원이다. 정부의 식량차관과 민간차원의 무상지원을 총 포함한 대북지원 총액은 3조 2,000억 원이다(〈표 4-11〉).

남한의 대북지원은 1999년 대북지원 창구다원화 시행 이후 2000년 '6 · 15 남북 공동선언'에 기초한 햇볕정책의 실시로 2007년까지 활성화되었다. 특히 2000년에는 28%에 불과했던 민간차원의 무상지원이 2004년에는 54%까지 증가했다. 그러나 2005년 북한이 국제사회의 인도적 지원을 거부하면서 개발지원으로의 전환을 요구하였고, 남한 정부 또한 단

표 4-11 남북협력기금의 대북지원 현황(1995~2015년) (단위: 억 원)

구분			1995	1996	1997	1998	1999	2000	2001	2002	2003	2004	2005
정부차원	무상지원	당국차원	1,854	0	0	0	339	944	684	832	811	949	1,221
		민간단체경유[9]	0	0	0	0	0	34	62	65	81	102	120
		국제기구경유	0	24	240	154	0	0	229	243	205	262	19
		계	1,854	24	240	154	339	978	975	1,140	1,097	1,313	1,360
	식량차관		0	0	0	0	0	1,057	0	1,510	1,510	1,359	1,787
	계		1,854	24	240	154	339	2,035	975	2,650	2,607	2,672	3,147
민간차원(무상)			2	12	182	275	223	387	782	576	766	1,558	779
총액			1,856	36	422	429	562	2,422	1,757	3,226	3,373	4,230	3,926

구분			2006	2007	2008	2009	2010	2011	2012	2013	2014	2015	계
정부차원	무상지원	당국차원	2,000	1,432	0	0	183	0	0	0	0	0	11,249
		민간단체경유	134	216	241	77	21	0	0	0	0	23	1,176
		국제기구경유	139	335	197	217	0	65	23	133	141	117	2,743
		계	2,273	1,983	438	294	204	65	23	133	141	140	15,168
	식량차관		0	1,505	0	0	0	0	0	0	0	0	8,728
	계		2,273	3,488	438	294	204	65	23	133	141	140	23,896
민간차원(무상)			709	909	725	377	200	131	118	51	54	114	8,929
총액			2,982	4,397	1,163	671	404	196	141	183	195	254	32,825

출처: 통일부, 『통일백서』, 2016

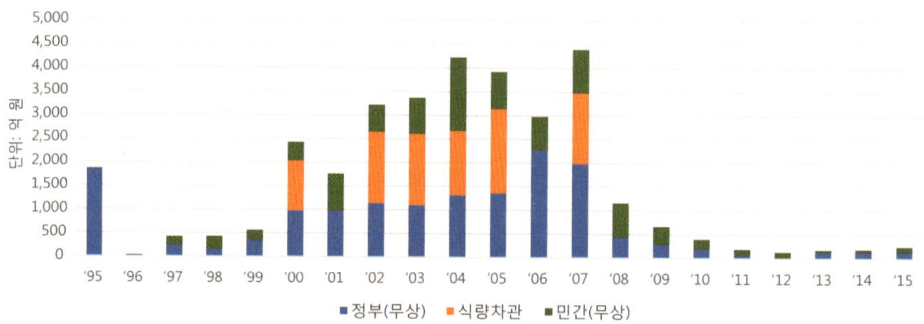

그림 4-9 남북협력기금의 대북지원 현황(1995~2015년)

9 본 통계자료에서 '민간단체 경유'는 개별사업만을 의미한다.

순 긴급 인도적 지원에서 장기적인 대북 개발협력 사업으로의 전환을 모색했다. 하지만 2008년 초 이명박 정부의 민간 대북지원 분배 투명성 향상, 남북협력기금 집행투명성 제고에 따라 남북관계가 조정국면에 들어가고, 7월 금강산 관광객 피격사건으로 정부의 대북지원은 2007년 1,983억 원에서 2008년 438억 원으로 급감했다. 이후 2009년 북한의 2차 핵실험과 2010년 3월 천안함 피격으로 인해 남북관계가 경색되면서 2011년부터 최근까지 국제기구를 통한 우회적인 지원 외에는 당국차원의 무상지원 및 식량차관이 전면 중단된 상태이며, 민간단체를 통한 사업 또한 일부만이 진행되고 있다.

2. 남북협력기금을 통한 대북 보건의료 지원

남북협력기금을 활용한 보건의료 분야 지원은 '대북 인도적 지원' 사업으로 분류되고 있으며, 기금 사용 주체별로 '정부차원의 지원', '민간단체를 통한 지원', '국제기구를 통한 지원'으로 구분된다. 각각의 창구별 활동내용 중 보건의료 분야로 정의할 수 있는 '긴급구호 지원', '일반구호', '보건의료'와 '국제기구를 통한 지원'을 세부적으로 살펴보고자 한다(〈그림 4-10〉).

1) 정부차원의 지원

남한 정부는 자연재해, 감염병 등으로 북한이 긴급구호를 필요로 하는 경우 인도적·동포애적 차원에서 조건 없이 지원해 오고 있다(통일부, 2008a). 정부는 2001년 북한 주민의 겨울 내의 152만 벌 지원을 시작으로 2010년까지 총 15번의 정부차원의 긴급구호 총 1,176억 200만 원을 지원했다.

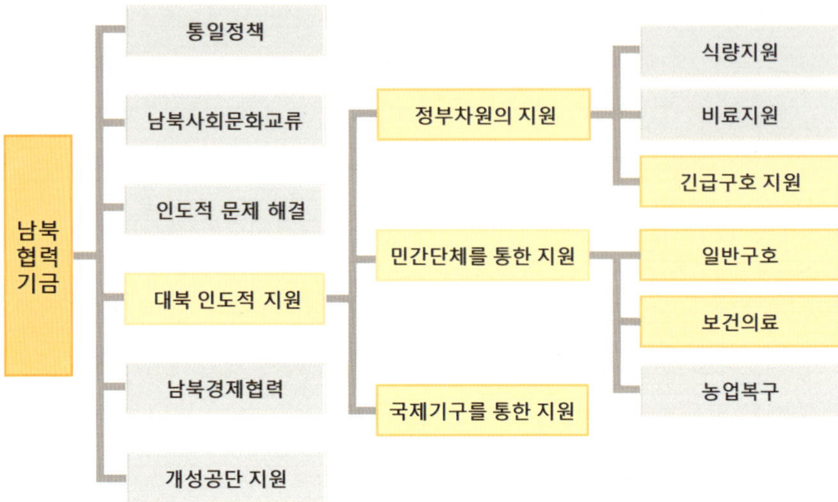

그림 4-10 남북협력기금 통계 내 보건의료 분야 지원

〈표 4-12〉를 통해 정부차원의 긴급구호 내역과 집행액을 확인할 수 있다. 2001년과 2002년 총 340만 3,000벌의 겨울내의 지원 사업을 제외하고는 북한의 재해, 수해, 방제, 바이러스 확산에 따른 긴급구호 물품, 의약품, 식료품 등이 지원되었다.

2004년 4월 22일 평안북도 용천역 인근에서 발생한 대형 폭발사고로 1차 구호물품(의약품, 라면, 생수, 모포 등)이 해상운송을 통해 전달되었다. 2차로는 덤프트럭 20대, 책걸상 1,500조 등의 교구비품, 고무 방수판, 아스팔트 피치 1,000톤 등이 육로를 통해 지원되었다.

2005년에는 북한의 조류인플루엔자 발생에 따른 방역약품 장비(야외진단키트, 복합산성제제, 소독방제차량, 분무기), 신속진단키트 등의 진단 방역 물품 총 112개 품목을 인천-남포 항로로 전달하였다. 이 외에도 북한의 산림 황폐화로 인한 수해피해가 2005년부터 2007년까지 계속되어 정부는 긴급 수해 구호물자와 복구 자재장비를 3년간 지원하였다. 수해피해 지원 물품은 구호식량(밀가루, 옥수수, 라면 등)과 기초의약품, 긴급구호

표 4-12 정부차원의 긴급구호 지원(2001~2010년)

연도	내역	금액
2001	내의 구입, 수송비	45억 9,400만 원
2002	내의 구입, 수송비 등 부대비용	43억 7,900만 원
2004	용천재해 구호물품지원, 의료진 및 병원선파견 경비	14억 6,000만 원
	용천재해 구호복구용 자재 장비 및 운영비	15억 6,500만 원
2005	조류인플루엔자 방역약품 및 장비, 운송료, 행정비	12억 3,200만 원
	수해복구 지원 물품, 수송비 및 기타경비	1억 9,300만 원
2006	수해복구 민단단체지원, 복구자재장비, 긴급구호물품	406억 4,800만 원
2007	수해복구 긴급구호물품, 민간단체지원	68억 6,700만 원
	수해복구 복구자재 및 장비, 수송비	335억 2,900만 원
	선홍열 완제 의약품 및 원료 지원, 수송비	3억 9,900만 원
	구제역 방역 약품 및 장비지원, 수송비, 행정비	26억 4,100만 원
	산림병충해 방제 약품 및 소모품, 장비, 수송비	17억 9,500만 원
2009	북한 신종플루 치료제 손소독제	183억 원
2010	북한 신종플루 손소독제	
	신의주 수해복구 식품, 시멘트 등	
계		1,176억 200만 원

출처: 통일부, 『남북협력기금 백서』, 2008; 통일부, 『통일백서』, 2012

품(모포, 의약품, 긴급구호세트), 복구자재장비(시멘트, 트럭, 굴삭기, 철근 등)가 포함되었으며 3년간 총 812억 3,700만 원을 지원하였다.

2007년에는 수해복구 지원뿐만 아니라, 2006년 10월, 북한 북부 지역에서 발생한 성홍열 확산치료 지원 사업의 일환으로 완제 의약품 및 의약품 원료를 지원하였으며, 구제역 방제 지원(소독약, 소혈청 알부민 등 약품 18종, 분무기, 멸균기 등 19종)과 산림병충해 확산 방지 지원(약품 및 소모품, 방제 장비)이 이루어졌다. 특히, 산림병충해 확산지원은 남북 간 산림병충해 공동방제의 필요성이 제기되어 남한 기술진이 6월 8일 평양 인근의 피해지역을 직접 방문하여 현장조사와 기술지도가 이루어져 공동방제작업이 실시될 수 있었다(통일부, 2008a).

2008년부터 남북관계의 긴장상태로 당국차원의 활발한 대북지원이 이루어지지 않았으나, 2009년 12월 초 북한 내 신종플루 발생이 보고된 이후 남한 정부는 즉각 대한적십자를 통해 50만 명분에 해당하는 타미플루와 리렌자 1,500만 달러 상당을 지원하였다. 이후 2010년 2차로 손소독제 20만 리터 지원과 함께 남한 보건복지 전문가가 동행하여 신종플루 방역을 위한 경험과 사례를 공유하였다.

2010년에는 북한 수해로 인한 수해물품(쌀, 컵라면, 시멘트 등)을 한 차례 지원하였다. 하지만, 2011년과 2012년 북한은 남한 정부의 수해지원에 대한 거부 의사를 연달아 밝혔으며, 2014년 2월 북한의 구제역 발생 확인 이후 구제역 퇴치 지원을 위한 방역관계자 간 실무접촉 개최 제의에도 회신하지 않았다.

2) 민간단체를 통한 지원

정부는 2000년부터 민간단체 대북지원 활성화 및 정책적 요건에 따라 민간단체를 통한 대북지원을 지원해 오고 있다. 통일부의 허가를 받은 대북지원 지정단체는 총 104개로 파악되며, 대북협력민간단체협의회에 의하면 이 중 현재까지 대북지원 사업을 지속적으로 수행하고 있는 단체는 32개다(대북협력민간단체협의회, 2015). 특히 보건의료 지원을 수행한 적이 있는 민간단체는 25개이며 단체별 주요 사업의 내용은 〈표 4-13〉과 같다. 즉 대북지원을 하고 있는 국내 민간단체들의 대다수는 보건의료 지원 사업을 수행하고 있다고 할 수 있다. 민간단체 지원 사업은 사업의 성격, 추진주체 및 방식에 따라 개별사업, 합동사업, 정책사업 및 영유아사업으로 구분된다.[10]

10 각 개별, 합동, 정책, 영유아 사업은 〈그림 4-10〉과 같이 지원의 성격에 따라 '일반구호'와 '보건의료', '농업복구'로 나뉘며, 본 장에서는 각 사업의 '일반구호'와 '보건의료' 지원만을 보건의료 분야로 정의한다.

표 4-13 주요 대북지원 민간단체의 보건의료 분야 사업 내역

사업단체명	사업내용
국제라이온스한국연합회	안과병원 및 수액약품공장건립 지원
국제사랑재단	결핵약, 영양제 지원
굿네이버스 인터내셔날	제약공장 지원 및 병원 현대화 지원
굿피플 인터내셔날	결핵약 지원, 병원건립 지원
기아대책	의약품, 수액제공장, 병원건립 지원
나눔인터내셔날	의약품, 의료장비지원, 종합병원 현대화, 의료진 교육
남북나눔운동	병원 현대화, 의약품, 검진차량 지원
대한결핵협회	결핵치료약품, 검진차량 지원
대한예수교장로총회(통합)	나선지구 결핵이동진료버스 구입 지원
등대복지회	의약품, 검진차량 지원
민족사랑나눔	의약품 및 의료소모품 지원
새누리좋은사람들	평양종양연구소 현대화 사업, 간질치료, 개안수술
샘복지재단	의약품, 왕진가방 지원
세계결핵제로운동본부	결핵관리 지원
어린이어깨동무	병원건립, 의약품, 의료장비 지원, 북한의료인 교육
어린이의약품지원본부	구약병원 및 철도성병원 현대화
우리겨레하나되기운동본부	평양인민병원설립지원, 항생제공장설립지원, 의료기자재 지원
우리민족서로돕기운동	제약공장 지원 및 병원 현대화 지원
유진벨재단	결핵퇴치 지원
조국평화통일불교협회	수액제공장설립 지원
지구촌공생회	수액약품공장설립 지원
초록우산 어린이재단	병원지원 및 대안군 인민병원 현대화
평화3000	의약품 지원
한국건강관리협회	구충약품, 기자재, 의약품 지원 및 병원건립 지원
한코리아	병원 개보수, 항생제 등 각종 의약품 지원

출처: 대북협력민간단체협의회, 『대북지원 20년 백서』, 2015

(1) 개별사업

정부는 민간단체가 추진하는 대북 지원사업의 일정 요건을 심사하여, 남북협력기금을 매칭펀드 방식으로 지원하고 있다. 개별사업은 1개 단체가 추진하는 단일사업에 기금을 지원하는 방식이다. 2000년부터 2015년까

지 총 34개의 단체가 175개의 보건의료 지원에 해당하는 개별사업을 수행했으며,[11] 남북협력기금 421억 1,000만 원이 집행된 것으로 파악되었다(〈표 4-14〉). 〈그림 4-11〉은 전체 민간단체 개별사업 실적 중 보건의료 분야에 대한 지원현황을 보여 주고 있다. 2000년부터 2015년까지 전체 개별사업 중 보건의료 분야는 36%의 비중을 보이며, 남북교류 활성화 시기(2003~2007년) 북한이 인도적 지원을 거부하기 전까지 보건의료 지원이 전체의 최대 55%를 차지하기도 하였다. 2010년에는 그 비중이 70%에 달했으나 이는 전체 개별사업 지원 실적의 급감으로 상대적인 비중이 증

표 4-14 민간단체의 대북지원 개별사업 중 보건의료 지원 실적(2000～2015년)

(단위: 억 원, %)

연도	민간단체 개별사업(A)	보건의료 개별사업(B)	B/A(%)
2000	34.0	9.7	29
2001	62.0	16.9	27
2002	65.0	12.9	20
2003	81.0	41.6	51
2004	102.0	56.1	55
2005	120.0	55.2	51
2006	134.0	48.8	36
2007	216.0	82.6	39
2008	241.0	57.0	24
2009	77.0	25.7	33
2010	21.0	14.6	70
2011～2014	0.0	0.0	-
2015	23.0	0.0	0
계	1,176.0	421.1	36

11 보건의료 지원에 해당하는 개별사업은 2000년부터 2016년까지 통일부가 발행한 『통일백서』의 연도별 사업비 집행실적을 통해 파악하였다. 사업내용의 기술형태에 따라 순수 보건의료 사업 내용이 아닌 복합사업(예: 2007년 한국JTS 농업, 의료, 주택 건설사업 421억 원)의 금액 총액이 추가되어 분석되었다는 점에 한계가 있다. 또한 질병퇴치 목적의 영양지원 사업을 포함한다.

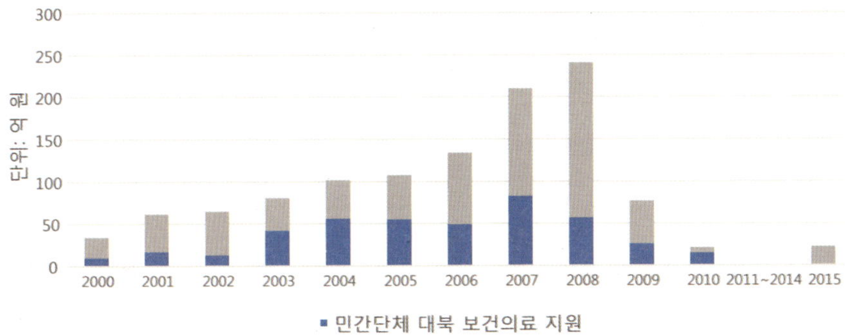

그림 4-11 민간단체 개별사업 실적 및 보건의료 분야 현황(2000~2015년)

가한 것으로 분석된다. 남북관계 경색 시기인 2011년부터 2014년에는 민간단체의 개별사업 실적이 보고되지 않았으며 최근에서야 소규모 개별사업이 재개되고 있다.

보건의료 개별사업은 의약품, 의료물품, 기자재, 병원 및 제약공장 시설 등 다양한 분야를 포함한다. 지원 초기에는 감염성 질환, 수인성 질환 등 각종 보건문제 해결을 위한 인도적 목적에서의 구호 중심 지원으로 전개되었으나, 2005년 이후부터 보건의료 분야도 개발 및 복구 차원의 병원 설립과 인프라 개선을 위한 장비 등이 지원되었다.

통일의학센터에서 2000~2010년 민간단체 개별사업의 보건의료분야 지원을 분석한 결과에 따르면,[12] 기초보건(CRS 122)이 91%로 가장 많은 비중을 차지했다(〈그림 4-12〉). 세부 분야별로는 질병치료 목적의 '기초영양(제안코드 122400)' 지원과 건강증진 및 질병퇴치사업인 '기초의료관리(제안코드 122200)' 지원이 해당 기간 내 꾸준히 진행되었음을 알 수 있다(서울대학교 의과대학 통일의학센터 외2, 2013).

12 앞서 살펴본 UN OCHA의 데이터와 마찬가지로 OECD의 CRS 코드에서 착안한 '연구진 제안코드'를 적용, 민간단체 개별사업 데이터를 원조목적에 따라 세분하여 분석한다.

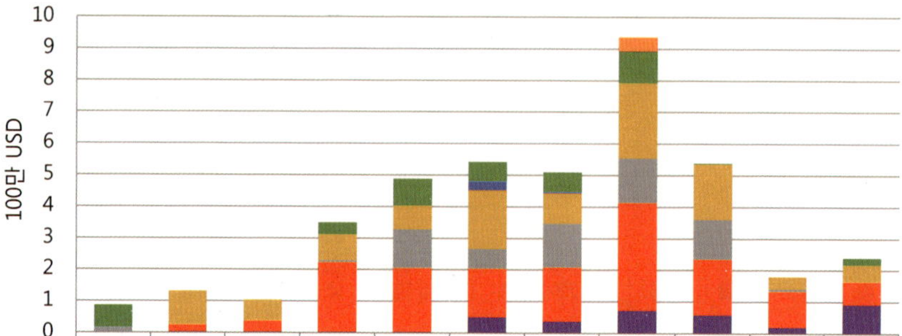

	2000	2001	2002	2003	2004	2005	2006	2007	2008	2009	2010
Multisector	0	0	0	0	0	0	0	0.45	0	0	0
결핵	0.70	0	0	0.38	0.86	0.61	0.62	1.00	0.03	0	0.22
전염성 질환	0	0	0	0	0	0.28	0.04	0	0	0	0
기초영양	0	1.06	0.66	0.84	0.75	1.86	0.97	2.38	1.76	0.40	0.53
기초의료시설	0.16	0	0	0.04	1.22	0.63	1.38	1.40	1.26	0.05	0
기초의료관리	0	0.25	0.38	2.23	2.05	1.55	1.73	3.43	1.77	1.16	0.74
의학서비스	0	0	0	0	0	0.49	0.35	0.70	0.57	0.18	0.90

출처: 서울대학교 의과대학 통일의학센터 외2, 『북한 보건의료 백서』, 2013

그림 4-12 민간단체 개별사업의 세부 보건의료 분야별 지원 현황(2000~2010년)

이 외 병원 설립 및 현대화 사업인 '기초의료시설(제안코드 122300)' 분야 또한 꾸준히 지원되었다. 우리민족서로돕기운동의 제약공장 지원 사업은 대표적인 사례로, 2003년 사업 합의체결 이후 2005년 수액약품공장 건립, 평양 조선적십자종합병원의 신경외과병동 개보수 등 본격적인 사업이 2008년까지 이루어졌다.

2000년부터 2015년까지 북한 보건의료 개별사업을 수행한 총 32개 민간단체를 분석한 결과, 총 지원 금액을 기준으로 9억 원 이상의 기금지원을 받은 10개 단체를 선별할 수 있었다(〈표 4-15〉). 이 외 22개 단체들은 정부로부터 지원받은 기금의 규모가 상대적으로 작았으며 단기사업을 수행했다.

가장 많은 기금지원을 받은 민간단체는 '유진벨재단'으로 북한의 결핵퇴치 사업을 주로 수행하고 있다. 특히 정부는 2016년 보건의료 분야 대북지원 민간단체로는 유일하게 유진벨재단을 통한 다제내성결핵

표 4-15 주요 대북지원 민간단체의 보건의료 분야 개별사업 실적(2000~2015년)(단위: 억 원)

기관	'00	'01	'02	'03	'04	'05	'06	'07	'08	'09	'10	'11~'15	계
유진벨재단	7.9	10.0	0.0	13.1	9.9	5.9	6.0	9.3	5.6	0.0	2.5	0.0	70.1
어린이어깨동무	0.0	1.2	1.7	5.4	13.0	6.3	4.3	2.5	7.5	0.0	5.0	0.0	46.9
굿네이버스	0.0	0.0	1.8	11.7	8.5	8.1	6.0	4.1	0.4	0.6	0.0	0.0	41.3
굿네이버스 인터내셔날[13]	0.0	0.0	0.0	0.0	0.0	0.0	0.0	10.8	0.5	0.0	0.0	0.0	11.3
남북나눔	0.0	2.6	3.6	5.3	5.4	10.2	1.7	0.0	4.2	2.7	0.0	0.0	35.6
남북나눔운동	0.0	0.0	0.0	0.0	0.0	0.0	1.3	6.3	2.1	0.0	0.0	0.0	9.8
한국JTS	0.0	2.0	3.0	2.7	1.7	2.2	2.9	5.0	0.0	5.6	1.7	0.0	26.7
우리민족 서로돕기운동	0.0	0.0	0.7	0.5	5.0	0.0	5.6	0.8	3.6	4.5	0.9	0.0	21.5
한민족복지재단	1.8	1.1	2.1	0.8	1.3	3.5	5.9	2.9	0.0	0.0	0.0	0.0	19.0
나눔인터내셔날	0.0	0.0	0.0	0.0	0.0	0.0	3.0	9.1	3.1	2.8	0.8	0.0	18.7
등대복지회	0.0	0.0	0.0	0.0	0.0	0.0	3.4	3.9	5.9	0.0	0.0	0.0	13.2
한국복지재단	0.0	0.0	0.0	0.0	2.1	2.8	0.0	5.1	0.0	0.0	0.0	0.0	9.9

출처: 통일부, 『남북협력기금 백서』, 2008; 통일부, 『통일백서』, 2009~2015

(MDR-TB) 치료 사업을 위한 약품지원을 승인하기도 했다. '우리민족서로돕기운동'과 '한민족복지재단'은 대북지원 활성화 시기 의료지원 및 병원 현대화 사업을 주로 담당하였다. 이 외 '어린이어깨동무', '굿네이버스', '나눔인터내셔날'은 주로 어린이를 대상으로 한 영양, 의료사업을 수행하고 있으며, '남북 나눔'은 어린이 영양지원 사업, '한국 JTS'는 영양, 농업, 의료사업을 중점적으로 지원했다.

---

13 '굿네이버스'는 2003년 외교부에 '굿네이버스 인터내셔날'을 사단법인으로 등록하여 국내 대북지원의 정치적 한계에서 비교적 자유로이 활동을 하기 위해 노력하고 있다. '남북나눔'과 '남북나눔운동' 또한 같은 사실상 재단으로 당시 남북 교류가 활성화되었던 시기 국내 대북지원 민간단체의 다양한 노력을 확인할 수 있다. 두 기관 모두 같은 재단이기 때문에 본 표에서는 통일부에 보고된 기관명으로 제시하되 같은 재단으로 분석한다.

(2) 합동사업

합동사업은 정부의 협조 하에 3개 이상의 민간단체가 컨소시엄을 구성해 북한의 자립·자활 능력을 제고시키기 위한 중장기적인 사업을 의미한다. 이는 2004년 용천재해 복구지원과 대북지원 10년 경험을 통해 개별단체나 개별사업을 대상으로 하는 일회성 지원보다는 중장기적인 사업 추진의 필요성이 제기됨에 따라 시작되었다(통일부, 2007). 합동사업의 추진을 위해 2004년 '대북지원민관정책협의회(민관협)'가 발족되었으며, 2005년부터 2009년까지 매칭펀드 방식으로 사업이 진행되었다.

2005년부터 2009년까지 합동사업은 총 8회 진행되었으며,[14] 그중 보건의료 분야는 5개 사업이 해당된다(최현주, 2012). 전체 합동사업의 기금 지원 금액은 131억 원이며, 보건의료 사업 지원 금액은 총 71억 7,700만 원으로 전체 사업 규모의 35%를 차지한다(〈표 4-16〉).

2006년에 지원된 '모자보건 복지사업'은 출산과정 및 5세 이하 어린이 성장과정에 필요한 건강관리와 영양공급을 위한 영양사업(콩우유, 영양

표 4-16 민간단체 합동사업의 보건의료 분야 지원 내역(2005~2008년) (단위: 억 원)

주관단체명	사업명	2005	2006	2007	2008	계
어린이어깨동무	모자보건 복지사업	-	7.83	-	-	7.83
한국국제기아대책기구	보건 · 식수환경 개선사업	-	1.66	2.73	-	4.39
굿네이버스 인터내셔날	축산사료지급사업, 강남군 종합복지모델개발사업	-	10.41	12.04	-	22.45
나눔인터내셔날	보건의료체계 개선사업	10.47	4.33	17.16	1.19	33.15
	종합검진 · 검사센터 개설	-	-	-	3.95	3.95
계		10.47	13.82	19.89	5.14	71.77

출처: 통일부, 『남북협력기금 백서』, 2008; 통일부, 『통일백서』, 2009

14 모자보건복지사업, 보건의료체계 개선사업, 축산사료 자급사업, 농업보건용수 개발사업, 주거환경 개선사업, 강남군 종합복지모델 개발사업, 복토직파 농업협력사업, 종합검진 검사센터를 개설했다(통일부, 2008).

빵 지원), 의료, 위생, 교육사업을 추진하여 총 7억 8,300만 원을 지원했다(통일부, 2006).

2006년부터 2007년에 실시된 '보건식수환경 개선사업'은 북한의 오수처리장 및 지하수개발, 병원 및 학교 등의 정수시설과 농업용수 개발이 주된 내용이며 깨끗한 물 공급을 통해 북한의 수인성 질병을 예방하는 목적으로 총 4억 3,900만 원이 지원되었다. 같은 시기 '강남군 종합복지모델개발사업'은 북한 지역개발 모델을 개발하기 위한 사업으로 지역주민과 접근성이 양호한 군 지역을 대상으로 영양, 보건, 교육, 위생 사업을 진행하였으며 총 22억 4,500만 원이 지원되었다.

2005년부터 2008년까지 진행된 '보건의료체계 개선사업'은 대표적인 보건의료 합동사업으로 북한의 1~4차 의료기관 및 의료장비 수리 지원을 통해 북한의 보건의료체계 전반을 다루었다. 해당 사업의 규모는 총 33억 1,500만 원으로 가장 많은 금액이 지원되었다(통일부, 2007).

'종합검진 · 검사센터 개설사업'은 2008년 신설된 사업으로 평양에 검진 · 검사센터를 설립하여 평양과 지방병원 간의 연계를 강화하고 질병관리체계를 구축하는 목적으로 총 3억 9,500만 원이 지원되었다(통일부, 2009).

(3) 정책사업

정책사업은 당국 간 협력이 불가한 상황에서 중장기적 관점에서 파급효과가 큰 정책개발을 위해 전문가의 추천과 정부의 정책적 판단에 따라 추진하는 사업으로 2007년부터 2010년까지 시행되었다.

해당 기간 동안 총 6개의 정책사업이 진행되었으며,[15] 전체 정책사업의 기금지원 금액은 총 88억 6,000만 원이다(최현주, 2012). 이 중 보건의

15 봄철 못자리용 비닐지원사업, 결핵관리사업, 의료인력 교육사업, 제약공장의약품생산 협력사업, 산림녹화 시범사업, 대북지원 민간단체 정책사업(취약계층지원)이다.

표 4-17 민간단체 정책사업의 보건의료 분야 지원 내역(2007~2010년) (단위: 억 원)

추진단체	사업명	2007	2008	2009	2010	계
한국국제보건의료재단	결핵 관리 사업	-	10	-	-	10
	의료인력 교육 사업	0.6	10.85	-	-	11.45
	제약공장의약품생산 협력사업	10	10	10	-	30
민간단체	대북지원 민간단체 정책 사업	-	-	-	6.72	6.72
계		1.6	30.85	10	6.72	58.17

출처: 통일부, 『남북협력기금 백서』, 2008; 통일부, 『통일백서』, 2009

료 분야는 4개 사업이 해당되어 전체의 60%인 약 58억 1,700만 원이 지원되었다(〈표 4-17〉).

한국국제보건의료재단은 총 3개의 정책사업을 추진했다. 2007년부터 수행한 '의료인력 교육사업'은 의료인 국외 및 평양 현지교육과 의료기기 수리 인력에 대한 교육 사업이며 '제약공장 의약품 생산 협력사업'은 원료의약품 지원과 기술(Good Manufacturing Practice, GMP) 교육 사업이다(통일부, 2009). 한편 2015년 정부는 한국국제보건의료재단을 통한 북한 의료인력 교육사업에 기금 1억 원을 지원했는데 이 역시 정책사업에 해당되는 것으로 유추된다. 이 외에도 2008년 '결핵관리 사업'으로 결핵예방원 시설 개보수(1개소), 결핵 진단장비 및 소모품 지원과 기술교육을 시행하였다.

(4) 영유아사업

남한 정부는 2005년 북한 영유아 지원 기본계획을 수립하여, 민간단체와 국제기구를 통한 취약계층(영유아, 임산부)에 대한 지원 사업을 실시하였다. 민간단체를 통한 영유아사업은 2007년부터 2008년까지 영양개선, 질병관리, 건강관리, 기타 시설 및 관리 목적으로 지원되었다.

총 5개의 주요 보건의료 지원 민간단체가 영유아사업으로 기금을 지원받았으며, 남포산원 등의 병원 현대화 사업과 영양식 지원 사업 등 그

표 4-18 민간단체 영유아사업 지원 내역(2007~2008년) (단위: 억 원)

추진단체	사업 내용	2007	2008	계
우리민족서로돕기운동	남포산원 현대화	10.80	78.26	89.06
어린이어깨동무	남포 소아병원 현대화			
굿네이버스 인터내셔날	어린이 영양식 생산시설 건립			
어린이재단	대안군 인민병원 현대화			
한국 JTS	회령 모자보건센터 신축 및 영양사업			

출처: 통일부, 『통일백서』, 2009; 최현주, 「북한 보건의료 지원 현황 및 평가」, 2012

규모는 총 89억 600만 원이었다(〈표 4-18〉).

3) 국제기구를 통한 지원

정부의 국제기구를 통한 대북지원은 1995년 8월 23일 UN주재 북한 대표부가 UN OCHA에 긴급구호 요청을 하면서 시작되었다. 1996년 WFP를 통한 식량지원(혼합곡물 3,409톤), UNICEF를 통한 북한 영유아 영양지원, 세계기상기구(World Meteorological Organization, WMO)를 통한 기상장비 지원을 시작으로(통일부, 2012) 정부는 국제기구를 통해 2015년까지 2억 4,768만 달러(2,743억 원)를 지원하였다.[16]

주요 국제기구를 통한 대북지원은 남북협력기금을 통한 전체 대북지원 규모의 8%에 해당되는 작은 규모이지만, 남한이 국제사회의 일원으로서 UN 기구의 대북지원 활동에 참여하고, 남북관계의 정치적 상황과 무관하게 지속적인 인도적 지원이 가능하다는 점에서 의의가 있다. 2010년 5·24 조치 이후 인도적 지원을 제외한 모든 대북지원이 일시적으로 중단되었으나, 2011년 UNICEF를 통한 영유아지원, 2012

16 통일부 통계자료 검색일 2016년 6월 28일 기준.

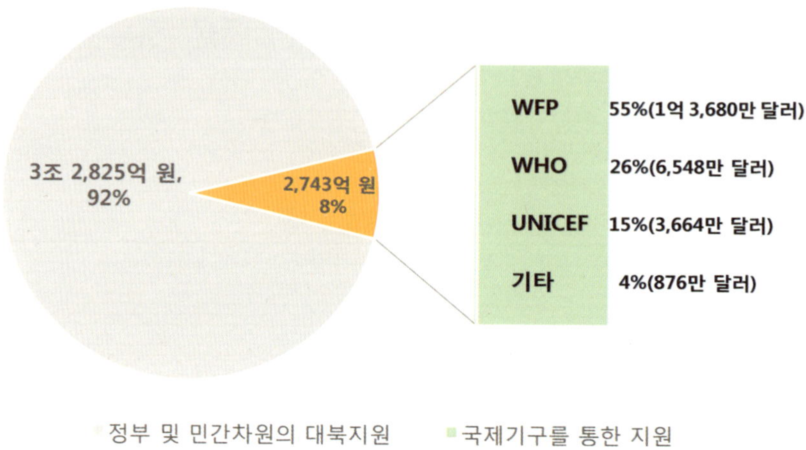

출처: 통일부 홈페이지

그림 4-13 국제기구를 통한 대북지원 실적(1996~2015년)

년 국제백신연구소(International Vaccine Institute, IVI)를 통한 백신 및 의료교육 지원 등 최근 2015년까지 국제기구를 통한 대북지원이 이루어졌다.

〈그림 4-13〉을 통해 알 수 있듯이 정부는 WFP를 통한 대북 식량지원에 총 1억 3,680만 달러(1,508억 원)를 지원했는데, 이는 국제기구를 통한 지원 전체의 55%에 해당하는 규모다. WHO는 총 6,548만 달러(721억 원)로 전체의 26%, UNICEF는 총 3,664만 달러(379억 원)로 15%를 차지했다.

정부는 1996년 WFP를 통한 긴급구호차원의 식량지원을 시작으로 2001년 WFP를 통한 옥수수 지원, 구입, 수송비, 행정비 등을 포함한 총 223억 원을 지원하는 등(통일부, 2003) 지속적인 대북 식량지원을 실시해 왔다. 그러나 2005년 8월 북한이 국제기구의 긴급구호성 지원에 대한 거부의사를 밝힘에 따라 WFP를 통한 식량지원도 중단되었다(통일부, 2007). 2007년 2,000만 달러(190억 원) 규모의 식량지원이 실시되었으나

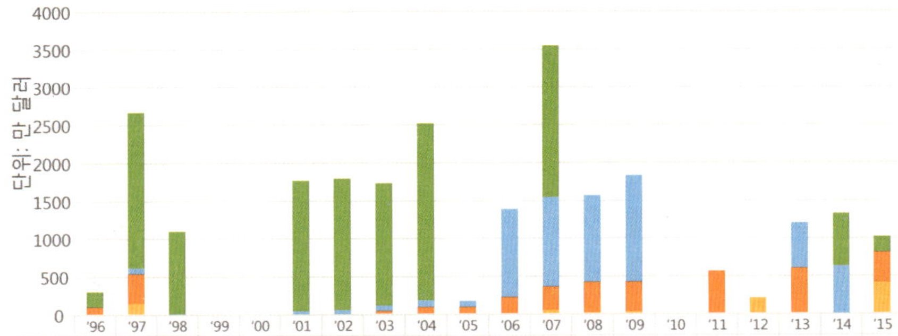

	'96	'97	'98	'99	'00	'01	'02	'03	'04	'05	'06	'07	'08	'09	'10	'11	'12	'13	'14	'15
WFP	200	2,053	1,100	0	0	1,725	1,739	1,619	2,334	0	0	2,000	0	0	0	0	0	0	700	210
WHO	0	70	0	0	0	46	59	66	87	81	1,167	1,181	1,147	1,409	0	0	0	605	630	0
UNICEF	100	394	0	0	0	0	0	50	100	100	230	315	408	398	0	565	0	604	0	400
기타	5	150	0	0	0	0	0	0	0	0	0	50	19	30	0	0	210	0	0	412

기타 UNICEF WHO WFP

출처: 통일부 홈페이지

그림 4-14 주요 국제기구를 통한 대북지원 현황(1996~2015년)

반복되는 북한의 핵실험 및 천안함 피격사건으로 인해 WFP를 통한 식량지원은 더 이상 진행되지 않았다.

이후 WFP를 통한 지원이 중단된 지 7년 만인 2014년 북한 영유아·산모·수유부 68만여 명을 대상으로 한 모자보건사업을 위해 영양식 700만 달러(74억 원)의 지원이 재개되었다(통일부, 2015년).[17]

국제기구를 통한 보건의료 분야의 대북지원은 WHO, UNICEF와 기타 국제기구(IVI, UNFPA[18] 등)를 통해 이루어졌으며, 단순 식량지원 혹은 의료기자재 지원 형태의 사업을 제외한 실질적인 보건의료 분야 지원은 2001년 WHO를 통한 말라리아 방역사업으로 처음 시작되었다.

17 2014년 WFP에 의해 모자보건사업이 지원된 바 있으나, 본 장에서는 WFP를 통한 단순 식량지원을 '보건의료 분야의 지원실적'으로 정의하지 않는다.

18 통일부 공식 통계자료 또는 〈그림 4-14〉에는 UNFPA를 통한 지원실적이 포함되지 않았으나, 정부는 2007년과 2015년 UNFPA의 사회·인구학적 건강조사를 총 2회에 걸쳐 지원한 바 있다.

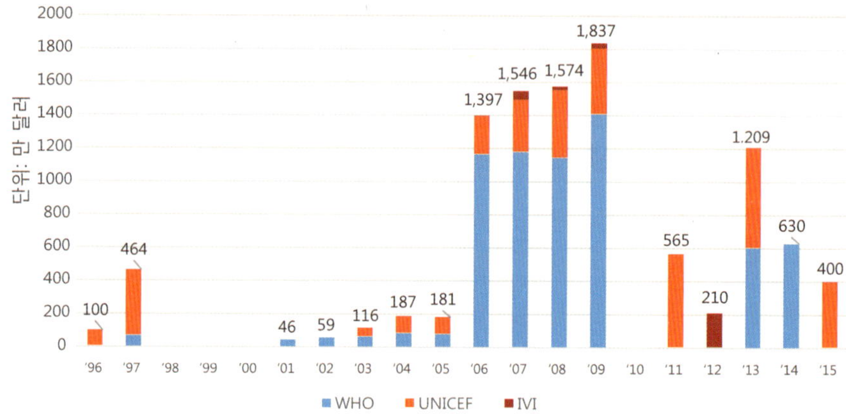

출처: 통일부 홈페이지

그림 4-15 국제기구를 통한 보건의료 분야 대북지원(1996~2015년)

(1) WHO를 통한 지원

2000년 당시 말라리아의 재유행으로 북한 내 말라리아 환자가 30만 명에 달할 것으로 예상됨에 따라(통일부, 2003) 정부는 말라리아 예방 및 치료제 2종, 모기 방제장비 및 진단장비 등의 지원물자 26만 달러(6억 원)를 북한 내 WHO 사무소에 전달하였다. 그 결과 북한 주민 10만 명 이상이 혜택을 받은 것으로 추정되며(통일부, 2002) WHO는 방북보고서 및 말라리아 방제사업 결과보고서를 통해 2001년도 말라리아 발생률이 전년 동기 대비 20% 가량 감소했다고 밝혔다(통일부, 2003). 또한 2003년 11월 상하이에서 개최된 WHO 말라리아관리 워크숍에서 북한 관계자는 북한의 말라리아 환자 발생이 감소했다고 발표하면서 우리 정부의 지원에 대한 감사를 표했다(통일부, 2004). 이후 정부는 2009년까지 매년 WHO를 통한 말라리아 관리사업을 지원했으며 그 지원규모도 점차 증가했다.[19]

19 2010년 2월 정부는 Global Fund에서 대북 말라리아 사업에 5년간 총 1,600만 유로(248억 원)를 지원하기로 하는 등의 사업 중복문제가 제기되어 지원을 유보했다(서

표 4-19 WHO를 통한 보건의료 분야 대북지원 실적(1997~2014년)

연도	내역	금액
1997	의료기자재 등	70만 달러 (6억 3,000만 원)
2001	말라리아 방역	46만 달러 (6억 원)
2002	말라리아 방역	59만 달러 (8억 원)
2003	말라리아 방역	66만 달러 (8억 원)
2004	말라리아 방역, 용천 구호세트	87만 달러 (10억 원)
2005	말라리아 방역	81만 달러 (9억 원)
2006	말라리아 방역(100만 달러), 영유아지원(1,027만 달러)	1,167만 달러(116억 원)
2007	말라리아 방역(138만 달러), 영유아지원(938만 달러), 홍역(105만 달러)	1,181만 달러(111억 8,000만 원)
2008	말라리아 방역(120만 달러), 영유아지원(1,027만 달러)	1,147만 달러(148억 원)
2009	말라리아 방역(107만 달러), 영유아지원(1,311만 달러)	1,409만 달러(166억 5,000만 원)
2013	영유아지원(의약품 및 의료기기)	605만 달러 (65억 원)
2014	모자보건사업	630만 달러 (67억 원)
계		6,548만 달러(721억 7,000만 원)

출처: 통일부, 『통일백서』, 2012; 2013; 2015; 2016; 통일부, 『남북협력기금 백서』, 2008

또한 2003년부터 2008까지 말라리아 방제지원 사업에 대한 남북한 참석 평가회의가 연 1회 개최되었다(통일부, 2009). WHO의 말라리아 방제지원 사업은 북한 내 말라리아 환자를 위한 치료 제공뿐만 아니라 비무장지대와 인접한 남측 지역의 말라리아 방제에도 효과가 있었던 것으로 평가된다.

WHO를 통한 또 다른 보건의료 지원으로, 2006년 정부는 북한의 산모 및 영유아 보건을 위한 5개년 지원계획을 발표했다(통일부, 2008b). 이에 따라 2006년 1,027만 달러(106억 원) 규모의 영유아지원을 시작으로 2014년까지 의약품, 의료기기, 의료소모품 등을 지원했다. 또한 영유아지원사업에 대한 남북 공동 영유아지원 평가회의가 연 1~2회 개

울대학교 의과대학 통일의학센터 외2, 2013).

최되었다. 특히 2006년과 2007년에는 해당 사업에 대한 평가를 위해 호주 멜버른 대학의 평가팀이 북한 현지를 방문하여 외부평가를 진행한 바 있으며(2008.4.8.~4.22.), 2008년부터 2010년까지의 사업 비교평가를 위한 기초조사를 실시하여 객관적인 사업평가에 기여하였다(통일부, 2009).

(2) UNICEF를 통한 지원

북한의 식량난에 대한 국제사회의 관심이 증가함에 따라 정부는 동포애와 인도적 차원에서 1996년 UNICEF를 통한 아동용혼합곡물(Corn Soya Blend, CSB)과 국산분유 100만 달러 규모의 영유아지원 사업을 시작했다(통일부, 1998). 이후 2003년 북한 어린이의 영양실조와 질병 발생률 감소를 위해 어린이 영양식, 의약품 지원을 재개했다. 특히 2008년에는 주요 사업으로 영유아와 임산부에 대한 필수 예방접종 및 콜드체인(cold chain)

표 4-20 UNICEF를 통한 보건의료 분야 대북지원 실적(1996~2015년)

연도	내역	금액
1996	분유 203톤	100만 달러 (8억 원)
1997	ORS 공장, 분유 781톤	394만 달러 (35억 4,000만 원)
2003	취약계층 지원	50만 달러 (6억 원)
2004	취약계층 지원	100만 달러 (12억 원)
2005	취약계층 지원	100만 달러 (10억 원)
2006	영유아지원(백신, 영양)	230만 달러 (23억 원)
2007	영유아지원(백신, 영양)	315만 달러 (29억 원)
2008	영유아지원(백신, 영양)	408만 달러 (47억 원)
2009	영유아지원(백신, 보건, 영양)	398만 달러 (46억 6,000만 원)
2011	영유아지원(백신, 보건, 영양)	565만 달러 (65억 3,000만 원)
2013	영유아지원(백신, 보건, 영양)	604만 달러 (67억 4,000만 원)
2015	모자보건사업	400만 달러 (약 30억 원)
계		3,664만 달러(약 379억 7,000만 원)

출처: 통일부, 『통일백서』, 2012; 2014; 2016; 통일부, 『남북협력기금 백서』, 2008

구축사업, 영양사업, 식수위생 사업 등을 지원했다. 2010년 남북관계 경색에도 불구하고 UNICEF를 통한 북한 영유아 지원사업은 분배 투명성 확보를 전제로 2015년까지 400만 달러(30억 원)가 지원되었다(통일부, 2015년 4월).

(3) IVI를 통한 지원

IVI는 2007년부터 북한 아동을 대상으로 뇌수막염, 일본뇌염 퇴치사업을 시작하였으며 정부는 이를 위해 50만 달러(4억 6,000만 원) 규모의 뇌염백신을 지원하였다(통일부, 2008a). 해당 지원을 통해 IVI는 2008년 7월까지 일본뇌염과 뇌수막염에 대한 진단실 장비 지원과 북한 일부 지역에 예방접종을 제공할 수 있었다. 정부는 또한 2008년 백신연구 및 전염병 예방능력 향상을 위한 교육 위주의 사업조건을 부가해 49만 달러를 지원하였다(통일부, 2009). 2012년에는 국제기구로는 유일하게 IVI에 대해 북한 어린이 백신지원 및 백신 능력 강화사업을 위한 210만 달러(23억 원)를 지원하였다. 이를 통해 북한 어린이 315만 명을 대상으로 하는 일본뇌염 백신접종과 북한 의료인력 교육 등이 지원되었다(통일부, 2013).

표 4-21 IVI를 통한 보건의료 분야 대북지원 실적(2007~2012년)

연도	내역	금액
2007	백신, 의료교육	50만 달러 (4억 6,000만 원)
2008	의료장비 및 시약지원	19만 달러 (2억 5,000만 원)
2009	의료인력 교육 지원	30만 달러 (4억 5,000만 원)
2012	백신, 의료교육	210만 달러(23억 원)
계		309만 달러(34억 6,000만 원)

출처: 통일부, 『통일백서』, 2012; 2013

제4절 요약과 결론

대북 보건의료 지원은 북한 주민의 건강권과 직결되는 문제로 한민족이라는 동포애 정신의 구현과 북한의 인도적 위기 개선이라는 중요한 의의를 지닌다. 대북 보건의료 지원은 남북관계, 국제사회의 정치적 상황과 연계되지 않는 기본 원칙을 바탕으로 남북 간의 화해와 협력을 실천하는 영역이다. 따라서 앞서 분석한 국내외 대북 보건의료 지원을 요약 및 분석하여 대북 보건의료 지원의 역할과 향후 역할에 대한 기초 자료로 활용하고자 한다.

첫째, 국내외 보건의료 분야의 대북지원이 전체 대북지원에서 차지하는 비중이 점차 증가하고 있다. OECD IDS 상의 보건의료 분야 지원 실적은 2002~2014년 전체 대북지원 실적의 16.6%로 작은 규모이나 2009년 이후 30% 이상으로 증가했으며, 2014년에는 70%에 달하기도 했다. 또한 UN OCHA FTS 상의 인도적 보건의료 지원 비중도 마찬가지로 2000~2015년 대북지원 총액의 20.7%에 그쳤으나 2006년에 32%로 증가했으며, 2011년 14%로 낮아졌지만 최근에는 다시 그 비중이 증가하고 있다. 남한 정부 차원에서는 국제기구를 통해 이루어지는 지원 사업의 대다수가 보건의료 분야임을 알 수 있었다.

둘째, 국제사회의 대북 보건의료 지원은 '기초보건진료(CRS 12220)'와 '영양(CRS 12240)' 사업이 꾸준히 지원되었으며, 특정질환 중심의 집중적인 지원 비중이 증가하고 있다. 대북 보건의료 개발지원은 1차 의료서비스 강화를 위한 의약품, 예방접종, 의료인력 교육사업이 꾸준히 지원되었으며, 동시에 치료목적의 영양 사업이 진행되었다. 이외 북한 보건성과의 보건정책 및 연구지원 또한 꾸준히 이루어졌다. 인도적 대북 보건의료 지원은 긴급구호 지원이 대다수였으며, 그중 1차 필수 의약품 지원과 영양 지원이 많았다. 감염성 질환으로는 결핵과 말라리아를 중심으로 한 질병

퇴치 사업의 비중이 크다.

셋째, 대북 보건의료 지원의 공여주체가 개별 국가보다는 다자기구로 역할이 점차 확대되고 있다. OECD IDS의 통계에서 DAC 회원국의 대북 보건의료 지원은 2000년 초반에는 높았지만 점점 줄어들었으며, 2010년 이후부터는 다자기구의 지원이 크게 늘어난 것을 확인할 수 있었다. 특히, GF나 GAVI와 같은 Global Health Initiatives(GHIs)[20]의 역할이 확대되었다. 따라서 최근 대북 보건의료 지원의 주요 수행주체로는 GF, WFP, GAVI, UNICEF, UNFPA, WHO인 것으로 파악되었다.

넷째, 남한 정부는 민간단체의 개별사업 지원을 통해 '보건의료 물품 지원 사업'에서 '보건의료 개발지원 사업'으로의 지원 방향성 변화를 보였으며, 국제기구를 통해 보건의료 지원에 대한 의지를 지속적으로 보였다. 남한의 민간단체는 2003년부터 점차 보건의료 개발지원 사업으로 전환하여 병원현대화 및 증축 사업의 비중을 확대했다. WHO, UNICEF, GAVI 등과 같은 국제사회에서 진행하는 사업보다 규모가 현저히 작고 사업의 범위도 평양 및 인근 지역으로 한정되어 있지만, 단순 의약품지원에서 발전된 보건의료 교류협력 사업으로 평가될 수 있으며 남북한 민간교류 활성화라는 큰 의의가 있다. 하지만, 2008년 이후 민간단체의 대북 보건의료 지원은 현재까지 중단된 상태이며 정부는 국제기구를 통한 우회적인 지원만을 실시하고 있다. 이는 남북협력기금 통계상 전체의 8%밖에 되지 않는 작은 규모이지만, 1996년부터 최근 2015년까지 모자보건사업, 말라리아 방역사업, 백신 및 의료인력 사업, 북한 사회 · 인구학적 조사, 식량지원 사업 등 지속적인 지원을 하고 있다는 데에 의의가 있다.

---

20 Global Health Initiatives(GHIs)는 결핵 말라리아와 같은 전염병의 면역이나 개발도상국의 보건 시스템 강화를 위해 추가기금을 인상하거나 지출하는 인도주의적 계획으로 예로는 'President's Emergency Plan for AIDS Relief(PEPFAR), 'Global Fund to fight AIDS, Tuberculosis and Malaria(Global Fund)' 등이 있다.

표 4-22 국내외 보건의료 대북지원 실적 요약

구분		국외 대북지원		국내 대북지원					
		OECD IDS	UNOCHA FTS	정부(당국)	민간단체				국제기구
					개별	합동	정책	영유아	
전체 데이터 수록기간		1995~2015	2000~2016	1995~2015	1995~2015				1995~2015
보건의료분야* 데이터 수록 및 분석기간		2002~2014	2000~2015	2001~2015	2000~2015	2005~2008	2007~2010	2007~2008	WHO 1997~2014 UNICEF 1996~2015 IVI 2007~2012
전체 대북지원 실적 (A)	(KRW)	(1조 4,000억 원)	(1조 5,000억 원)	1조 1,249억 원	1,176억 원	131억 원	89억 원	89억 원	2,743억 원
	(USD)	12억 7,223만 달러	13억 5,910만 달러	-	-	-	-	-	-
보건의료분야 대북지원 실적 (B)	(KRW)	(2,400억 원)	(3,193억 원)	1,176억 원	421억 1,000만 원	72억 원	58억 2,000만 원	89억 원	WHO 721억 원 UNICEF 379억 8,000만 원 IVI 34억 6,000만 원
	(USD)	2억 1,150만 달러	2억 8,126만 달러	-	-	-	-	-	WHO 6,548만 달러 UNICEF 3,664만 달러 IVI 309만 달러
B/A(%)		16.6	20.7	14.5	36	35	60	100	-
등록 공여기관/ 민간단체 수(개)		25	50	-	34	4	2	5	-

천만/천억 단위에서 반올림

*조작적 정의에 의함

더 알아보기 ❹

북한을 가장 많이 지원하는 나라는 어디일까?

앞서 제4장에서는 OECD IDS와 UNOCHA FTS 통계자료를 통해 국제사회의 대북지원 흐름과 경향을 보건의료 분야를 중심으로 살펴보았다. 하지만 국제사회의 대북지원에 있어 보건의료 영역은 일부에 불과하다. 지난 2000~2015년의 '새천년개발목표(Millenium Development Goals, MDGs)'에 이어 2015년 9월 UN은 2016~2030년을 위한 새로운 국제사회 공동목표로 '지속가능발전목표(Sustainable Development Goals, SDGs)'를 채택했다. 이는 교육, 보건, 환경, 성평등 등 여러 다양한 영역에 있어 국제사회가 앞으로 달성해 나갈 목표를 제시한 것으로, 국제사회가 북한의 SDGs 달성을 위해 어떤 국제개발협력 노력을 이어 나갈 것인지에 대한 관심이 집중되고 있다.

OECD IDS에 보고된 2000~2014년 기간 동안 OECD DAC 회원국의 북

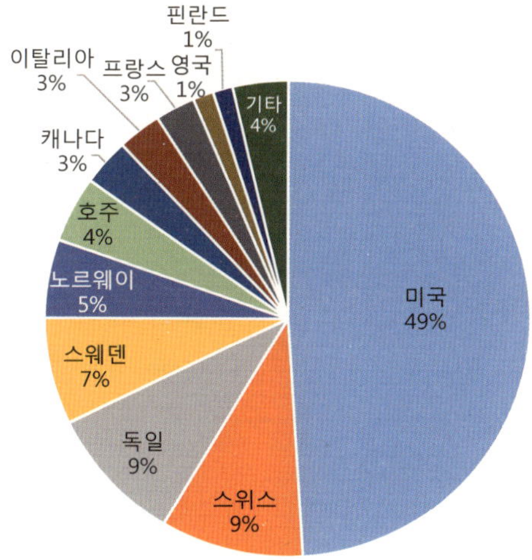

출처: OECD IDS 홈페이지(최종 접속일: 2016년 10월 24일)

그림 4-16 OECD DAC 회원국의 대북 개발지원 실적(2000~2014년)

한에 대한 개발지원 실적을 살펴보면, DAC 회원국 중에서는 미국이 49%로 압도적인 차이로 1위를 차지했다. 그러나 미국은 2008년 이후 지원액이 급격히 감소하여 최근 5년 동안의 실적이 상대적으로 미미한 편이다. 반면 스위스와 스웨덴을 포함한 북유럽 국가들은 꾸준히 대북지원에서 큰 비중을 차지하고 있었다. 주요 다자기구의 경우, 유럽연합이 37%로 가장 많았으며, Global Fund(20%), WFP(16%), UNICEF(11%), GAVI(6%) 순으로 나타났다.

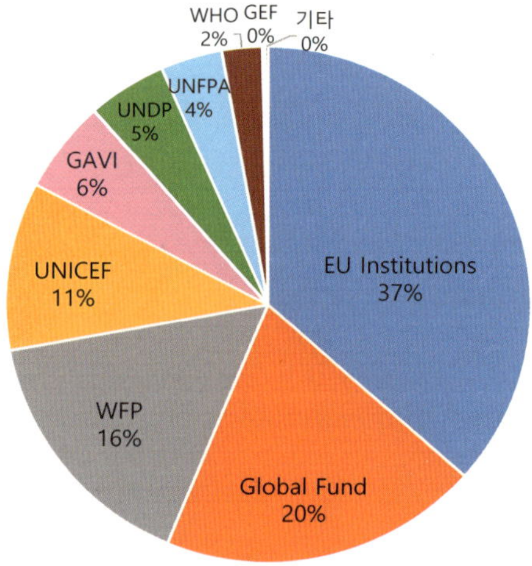

출처: OECD IDS 홈페이지(최종 접속일: 2016년 10월 24일)

그림 **4-17** 다자기구의 대북 개발지원 실적(2000~2014년)

제5장

통일을 대비한 남북 보건의료 통합 주요 이슈

본 장에서는 통일을 대비한 남북 보건의료 통합과 관련한 주요 현안들을 다루고자 한다. 그간 북한의 보건의료 현황 및 개선 방안, 남북 보건의료 체계 통합 등을 위한 민·관·학 차원의 관심과 노력이 계속되었다. 동시에 남한에 정착한 북한이탈주민이 증가함에 따라 탈북의료인 인력의 자격인정과 재교육 등에 관한 이슈도 제기되고 있다. 남북 분단 이후 70여 년의 시간이 흘렀지만 이제는 남북이 화해·협력하여 통일을 대비한 여러 제도 마련에 힘써야 하는 시점이다. 보건의료 분야에 있어서도 통일된 보건의료 체계를 준비하기 위한 실질적인 준비가 필요하다.[1]

먼저 대북 보건의료 지원은 지난 20여 년 간 남북 교류의 가장 기본적인 형태로서 이루어져 왔다. 그동안 많은 경험과 데이터가 축적되어 왔으나 사업 모니터링이 제한적이며 남북한의 정치적 특수 관계로 인해 사업의 지속성에 한계가 많다. 따라서 대북 보건의료 지원의 흐름과 경향성 및 북한의 보건의료 실정을 고려하여 우선순위를 설정하고 지원 사각

1 남한 정부의 공식적인 통일방안인 '민족공동체 통일방안'의 단계에 따르면 현 시점은 제1단계인 '화해·협력' 단계이며, 이 기간은 남북이 상호 신뢰 속에 실질적인 교류·협력을 통해 제도적으로 신뢰적 공존을 구축하는 단계이다.

지대를 발견하는 노력이 필요하다. 특히 남북관계가 경색된 현 시점에는 효과적인 대북 보건의료지원의 실행을 위한 계획 수립이 더욱더 요구된다.

동시에 기존의 대북지원 원칙은 북한의 관심사와 수용도 및 남북한의 정치적 상황에 따라 많은 한계를 보이고 있어 남북 교류협력의 패러다임 전환이 필요한 시점이다. 북한은 이미 더 이상의 인도적 지원을 받지 않겠다는 입장을 표명하고 있으며, 남한 정부는 관계개선을 위한 교류협력 방안을 검토하고 있다.

남북 보건의료 R&D 추진은 보건의료 분야의 특성과 북한의 관심사를 모두 수용하고 있어 남북한 교류협력 증진의 새로운 접근방식으로 떠오르고 있다. 이는 남북한의 정치적 관계에서 비교적 자유로울 뿐만 아니라 지속되고 있는 남북관계 경색을 해소하는 데도 중요한 역할을 할 것으로 보인다.

마지막으로 통일 후 한반도 내 인구 이동과 이에 따른 북한지역 의료인력의 유입에 대비하여 북한출신 의료인에 대한 관리, 선별, 자격 인정 기준과 재교육 프로그램의 설계가 필요하다. 이미 기존의 탈북의료인 인력에 대한 자격 인정과 재교육의 문제점 등이 공론화된 시점으로, 본서에서는 기존의 사례와 현황을 고찰하여 자격 인정과 재교육 프로그램의 바람직한 설계 방안을 제안하고자 한다. 이를 통해 통일 한반도 보건을 향상시키고 남북한 의료인력 통합의 제도적 기반을 마련하는 데 기여하고자 한다.

제1절 통일을 준비하는 대북 보건의료 지원

대북 보건의료 지원의 방향성, 우선순위, 전략 등을 결정하기 위해 우리는 무엇을 고려해야 하는가? 이에 대한 단순명료한 정답이 도출될 수 있는가? 지원의 목적을 어디에 두고, 어느 범위까지 고려하는가에 따라 그 대답은 다르게 나올 것이다. 본 절은 정답을 제시하기보다는 기존 대북 보건의료 지원의 역할을 되짚어 보고, 북한의 변화된 보건의료 실태와 관계 기관들의 지형을 고려하여 향후 대북 보건의료 지원이 나아갈 방향에 대해 고찰하고자 한다.

1. 기존 대북 보건의료 지원의 역할

기존 대북 보건의료 지원의 현황과 그 역할은 어떠한가? 이를 위해 먼저 기존 대북 보건의료 지원의 흐름을 정리 · 요약하고 제한된 여건 속에서 지원의 한계는 무엇이며, 그럼에도 불구하고 지원 이후 감지된 북한의 변화와 그에 따른 지원의 의미는 무엇인지 고찰하겠다.

앞서 4장에서 살펴본 UN OCHA FTS의 데이터 분석결과를 통해 국제사회의 인도적 대북지원 동향을 정리해 보면, 2000~2015년 한국은 전체 인도적 대북지원 금액의 1/5을 차지하면서 제1공여국가의 역할을 했다. 그리고 한국정부의 지원금이 가장 큰 규모로 거쳐 간 수행주체(channel)는 WFP, WHO, UNICEF으로 조사된다(〈그림 5-1〉). 그러나 UN OCHA FTS의 데이터는 인도적 지원을 목적으로 하는 공여국 및 공여기관들의 자발적 보고에 의해 수집되기 때문에 누락되는 부분이 존재하는데, 특히 〈그림 5-1〉의 통계에는 GAVI와 Global Fund의 지원금이 포함되지 않았다.

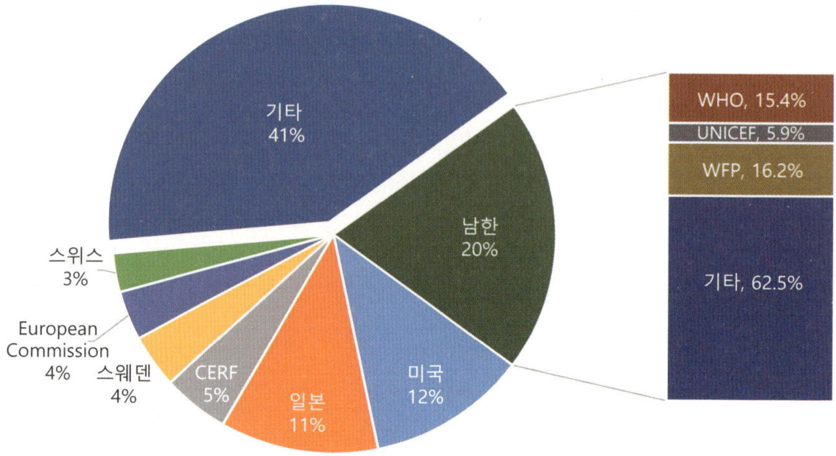

출처: UN OCHA FTS

그림 5-1 공여기관별 인도적 대북지원 실적(2001~2015년)

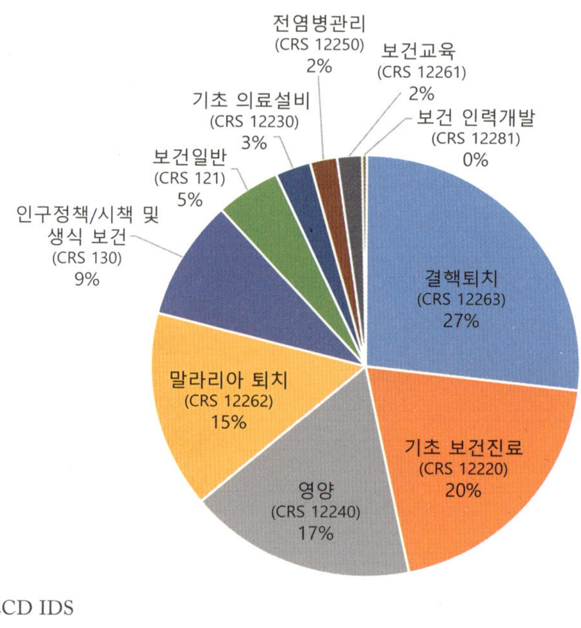

출처: OECD IDS

그림 5-2 대북 보건의료 개발지원의 세부 분야별 지원 현황(2002~2014년)

OECD IDS의 경우, 자발적 보고에 의한 데이터 수집이라는 방법론적 측면에서 UN OCHA FTS와 동일하나 개발원조 목적의 지원 금액을 취합한 데이터라는 면에서 차이를 보인다. 또한 OECD 자료에는 GAVI와 Global Fund의 지원금이 포함되어 있다. 따라서 OECD의 데이터를 활용하여 보건의료 분야의 세부영역별 지원금액을 비교했을 때, GAVI에 의한 예방접종 지원(기초 보건진료에 포함)과 Global Fund에 의한 결핵 지원의 비중이 가장 높다는 것을 확인할 수 있다. UN OCHA FTS와 OECD IDS 모두 공여국 및 공여기관 전체를 포괄하지 못한다는 한계가 존재하지만, 지원의 경향성을 판단하는 중요한 정보를 제공해 준다. 이상을 종합하면, 북한으로 지원되는 보건의료 분야 지원의 대부분은 결핵, 말라리아 퇴치, 소아 예방접종 및 영양 영역에 집중되어 있다고 할 수 있다.

그렇다면 수요자 관점에서의 보건의료 지원은 어떠한가? 북한에서 가장 필요로 하는 지원은 무엇인가? 우리는 어떤 기준을 가지고 대북 보건의료 지원의 우선순위와 규모를 정할 것인가? 위의 질문들에 대한 답변은 간단하지 않다.

무엇을 지원해야 하는가에 대한 답을 정하기 어려운 상황에서 기존의 지원에 대해 시비를 가릴 수는 없다. 그러나 관련된 보건지표들을 성과지표로 삼아 대북지원 이후의 변화를 추적해 볼 수 있으며, 이를 통해 대북지원의 효과를 제한된 범위 내에서 부분적으로 판단해 보고자 한다.

위에서 살펴보았듯이 기존 대북 보건의료 지원의 주요 공여기관과 각 지원영역을 요약하면, WHO를 통한 모자보건사업(시설개보수, 장비 · 물품 지원, 인력교육)과 결핵 · 말라리아 퇴치 사업, UNICEF와 WFP를 통한 모자보건 사업(필수의약품 지원, 인력교육), 예방접종 사업, 영양지원 사업(영양결핍 아동 치료), GAVI를 통한 예방접종 사업, Global Fund를 통한 결핵퇴치 사업으로 구분해 볼 수 있다. 이러한 사업들과 관련이 있으면서 추적이 가능한 보건지표들로는 모성사망비, 5세 미만 아동사망률, 만성 ·

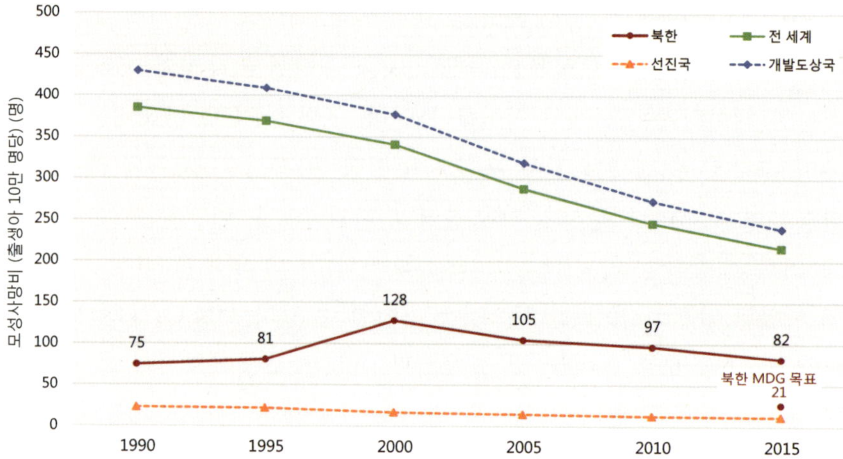

출처: WHO, UNICEF, UNFPA, & The World Bank, *Trends in Maternal Mortality: 1990 to 2015*, 2015

그림 5-3 지역별 모성 사망비 비교(1990~2015년)

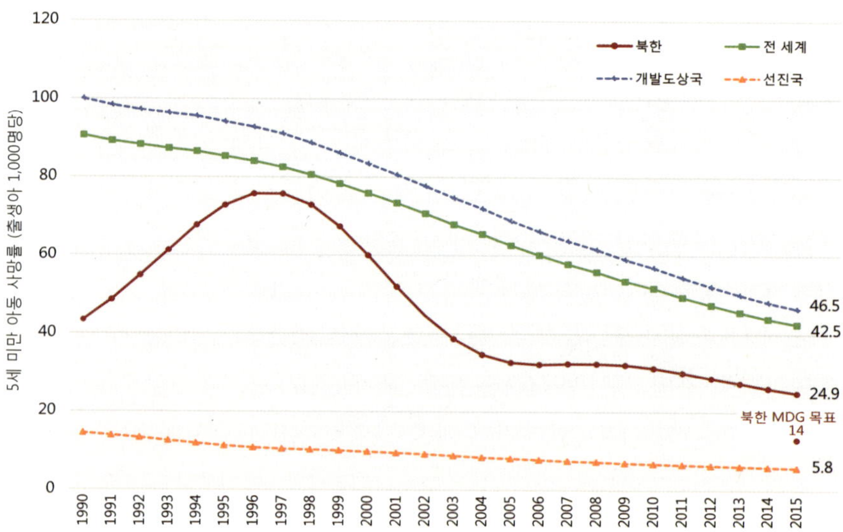

출처: UN Inter-agency Group for Child Mortality Estimation. Last updated on 9 September 2015

그림 5-4 지역별 5세 미만 아동 사망률 비교(1990~2015년)

표 5-1 북한의 경제성장률 추이: 북한의 국내총생산(GDP) 통계에 의거한 추정결과 (단위: %)

연도	경제성장률	연도	경제성장률
1995	-4.4	2005	3.8
1996	-3.4	2006	-1.0
1997	-6.5	2007	-1.2
1998	-0.9	2008	3.1
1999	6.1	2009	-0.9
2000	0.4	2010	-0.5
2001	3.8	2011	0.8
2002	1.2	2012	1.3
2003	1.8	2013	1.1
2004	2.1	2014	1.0

출처: 한국은행, 북한 경제성장률 추정 결과, 2015

급성 영양장애 비율 등이 있다.

〈그림 5-3〉과 〈그림 5-4〉에서 확인할 수 있듯이 북한의 5세 미만 아동 사망률은 1995년 국제사회로부터 지원이 시작된 직후 바로 호전 양상을 보였고, 장기 성과지표(long-term outcome)에 속하는 모성 사망비 또한 적어도 2000년 이후부터 호전된 것을 확인할 수 있다. 하지만 해당 지표들의 호전 양상을 반드시 대북지원의 효과로만 단정할 수 없으며 북한의 경제성장과 의료 예산 등 여러 요인들의 복합적 상호작용 결과임을 함께 고려해야 한다. 1995년 이후 북한의 경제성장률을 살펴보면, 1999년부터 북한은 마이너스(-)에서 플러스(+)로 경제성장률이 바뀌어 최고 수준일 때는 3.8%, 낮을 때는 1% 미만의 성장률을 보이다가 2005년 이후부터는 (-)와 (+)를 오르내리는 불안정성을 보인다(〈표 5-1〉). 따라서 경제성장의 영향으로 지표가 호전되는 시기는 2000년 이후 기간일 것이다. 5세 미만 아동 사망률이나 영양장애 유병률의 경우 2000년까지 급격히 호전되다가 2000년 이후 호전속도가 완만해지는 것을 확인할 수 있다. 사망비는 다양한 영향요인들의 결과물이므로 외부지원의 효과로 인과관계를 단정지을 수 없지만, 경제적 여건이 호전되기 전인 2000년부터 2005까지 급

표 5-2 1인당 국민의료비 (단위: USD)

국가/지역	2006
부탄	49
미얀마	5
네팔	17
북한	0.50
동티모르	52
동남아시아	31
전 세계	716

출처: WHO, *World Health Statistics 2009* (2010 edition부터 북한의 관련자료 누락됨)

격한 지표변화를 보인 것은 외부지원의 결과로 추정할 수 있다.

북한의 GDP 대비 국민의료비(Total health expenditure)의 비율은 1985년에는 8.4%, 1990년에는 7.6%로(WHO, 2003) 현재 남한의 국민의료비가 GDP 대비 7% 이상인 것을 감안하면(OECD, 2015) 상당히 높은 비율을 보였다. 그러나 2001년에는 3% 수준으로 하락하였다는 보도와 함께 비율뿐만 아니라 1인당 국민의료비(Per capita total expenditure on health at average exchange rate) 소요금액은 GDP 감소로 인해 더욱 낮아져,[2] 외부원조의 시급성에 대한 목소리가 높았다(〈표 5-2〉). 또한 국제기구로부터 지원을 받는 조건 중 수원국의 자가지원금 분담 의무를 최근까지도 면제해 올 정도로 북한 정부의 보건의료 재정에 대한 외부 의존도는 상당히 높다. 〈그림 5-2〉에서 확인된 것처럼 보건의료 분야의 개발원조 지원영역 1, 2위를 차지하는 예방접종과 결핵지원은 외부 의존도가 거의 100% 수준이며, 이는 북한 내 자체적인 생산 역량이 형성되거나 국가 보건재정이 확보되기 전까지 지속될 수밖에 없다. 북한의 자체생산 역량은 백신

2 Amnesty International에서 2010년에 발표한 보고서에 따르면, 〈표 5-2〉에서 보듯 1인당 국민의료비를 달러로 환산했을 경우, 북한은 WHO SEARO 타 국가, 특히 비슷한 GDP 대비 국민의료비 비율을 가지고 있는 타 국가들에 비해 월등히 낮은 1인당 국민의료비를 보이고 있다.

및 제약공장의 구축 및 기술이전에 의해 가능하며, 북한이 2005년 인도적 지원에서 개발지원으로 원조의 성격을 변화시킨 것 또한 이러한 맥락으로 이해된다. 현재 북한 내부적으로 해결책이 제시되지 못하는 상황에서 매년 동일하게 소요되는 필수 약품과 백신 수량은 외부 지원에 의해 충당되고 있으며, 이러한 의미에서 기존 대북 보건의료 지원은 북한 보건의료의 가장 기초적인 수요를 채워 주는 역할을 수행하였다.

외부에 상당부분 의존하는 북한 당국의 보건재정 상황이 장기간 지속될 경우, 주도적인 국가보건전략 수행이 어려워지며, 외부 지원사업의 편의를 위해 관리 조직들이 중복 형성되면서 중앙 정부의 관리체계가 분화되고 통제권이 약화될 수 있다. 북한에서도 감염성 질환 영역의 경우, 질환별로 다른 공여기관에 의해 치료약품 및 진단 장비·시설을 지원받으면서 실험실의 중복투자나 관리조직 분화와 같은 사례들이 확인되고 있다.

2. 대북 보건의료 지원의 향후 역할

북한 보건의료의 가장 기초적인 수요를 채워 주고 있는 기존의 대북 보건의료 지원의 역할 외에 앞으로 대북 지원은 어떠한 추가적인 역할을 담당해야 할까? 통일을 준비하는 관점에서 대북 보건의료 지원이 담당해야 하는 역할은 무엇인가?

공적원조의 측면에서 대북지원을 바라보았을 때, 수원국인 북한의 정부조직 체계를 강화하고 관리역량을 강화하기 위한 지원이 중요하며, 북한의 주도적인 사업수행을 위해 중앙조직이 직접 예산을 집행하고 관리하도록 지원하는 방안이 이상적이다. 그러나 그전에 사회주의 체제인 북한의 조직체계가 가지고 있는 여러 특이점과 제한점을 살펴볼 필요가 있다.

북한의 권력구조는 조선로동당을 중심으로 크게 '군(조선인민군)', '정부(내각)', '외곽기구'로 구성되어 있다. 조선로동당은 국가 전반의 모든 정책을 기안, 결정하고[3] 이렇게 결정된 정책들은 사안에 따라 군, 국가기구, 그리고 외곽단체들에 의해 집행된다. 그리고 정책이 집행되는 과정에서도 당은 다양한 수단과 방법을 통해[4] 각 기관을 지도·통제한다(서울대학교 의과대학 통일의학센터 외2, 2013).

북한의 당 중심적 권력구조는 보건의료 관련 조직체계 및 병원조직에도 동일하게 적용된다. 북한은 또한 대외원조 수원과정에서 공여주체와 원조의 내용에 따라 내각과 외곽단체에 각기 다른 수원기구들을 두고 있으며, 이들 수원기구 역시 다른 국가기관들처럼 조선로동당의 지휘 하에 정책결정을 내린다(서울대교 의과대학 통일의학센터 외2, 2013). 따라서 북한의 관리조직은 전문성을 가진 실행기구 외에 인사권과 정책결정권을 가진 당 조직이 함께 존재하기 때문에 정책 우선순위를 결정하고 사업을 수행할 때, 보건의료적 수요 외의 영향요인이 많다. 국제원조를 받는 수원국 중 라오스, 베트남처럼 사회주의 체제 국가들도 많은 대외원조를 받았으며, 현재 외부원조에 대한 의존도 또한 낮지 않다. 이들 국가들에도 당 조직이 존재하고 있지만, 그것이 중앙정부의 조직개선과 역량강화를 위한 지원을 막는 요인이 되지는 않는다. 그러나 타 사회주의체제국과 다른 북한의 특이점은 바로 폐쇄성이며, 이러한 폐쇄성의 중심에는 독재체제 하의 당의 막강한 권한이 자리하고 있다. 이는 투명성이 보장되기 어려운 가장 큰 걸림돌로 작용하므로 중앙조직의 조직개선, 관리체계 강화

---

3 1998년 헌법 제11조에서 "조선민주주의인민공화국은 조선로동당의 령도 밑에 모든 활동은 진행한다"라고 규정하고 있다.

4 당 중앙위원회 '행정부'와 '간부부'가 내각과 군을 비롯한 각종 국가기관들의 업무와 소속 간부들을 감시한다. 또한 모든 국가기관은 각 단위별로 기관 내부에 당위원회를 두고 모든 중요한 문제들을 여기서 토의하고 승인을 받게 되어 있으며, 이러한 각 국가기관의 당위원회는 중앙당의 당 중앙위원회 '조직지도부'에 의해 지도받는다.

와 같은 중앙정부 지원은 북한의 경우 매우 신중한 결정이 필요한 지원 영역일 것이다.

의약품 및 의료물품 공급의 경우, 가장 기본이 되는 부분이 분배 및 관리 과정의 모니터링이다. 그러나 북한은 모니터링의 방법과 지역에 제약이 많으며, 이는 분배 및 관리 측면에서 투명성을 보장하기 어렵게 한다. 따라서 물품 지원사업의 경우도 제한점이 많다.

시설 인프라의 구축과 장비 지원, 그리고 인력양성은 보건의료체계 강화를 위한 가장 기본적인 요소들에 속하며 의약품 및 의료물품과 함께 통합적으로 지원되어야 하는 영역들이다. 하나의 영역만을 지원했을 경우 지원 효과가 나타나기 어려우며, 가급적 동시에 함께 지원되어야 한다. 북한의 경우, 인구 10만 명당 병상 수, 의사 수는 WHO SEARO 지역 내 타 국가와 비교 시 높은 수준이다(WHO SEARO, 2014). 그러나 의료 인력의 역량과 지식수준, 병원에서의 의료 서비스 제공 수준은 1차 의료기관으로 갈수록 낮아진다. 관련 평가 데이터가 많이 부족하기도 하지만, 북한 자체적으로 질적 수준을 평가하고 관리하는 제도가 미비하다. 따라서 인프라 구축이 아닌, 서비스의 질적 향상을 위한 시설 개보수 및 장비 지원, 인력 교육이 주요 지원 영역으로 고려되어야 한다. 병원 및 의료인력의 질관리는 보건사업 중에서도 높은 수준의 고강도 모니터링이 동반되어야 하는 사업 형태이며, 직접 외부인력이 상주하며 관리하는 사업 형태가 많다. 북한의 여건과 주요 사업 실행기관의 특성상 이러한 사업형태는 수행이 불가능하다. 따라서 인력교육 중 의료인 양성 과정인 의과대학 및 병원 교육과정에서의 교육과정 개선이 효과적인 사업형태로 제안될 수 있다. 현재 북한의 의학교육과정은 양적, 질적으로 많이 낙후된 상태이며, 교육 커리큘럼의 개선, 임상 수련 과정 개선 및 교육자 교육이 함께 필요하다.

이러한 교육 사업은 남한과 북한의 의과대학 간 교류 및 일대일 대학 담당교육의 형태로 추진할 수 있을 것이다. 남한과 북한의 도별 국립대학

간 교류 및 교육을 사업추진 사례로 활용할 수 있으며, 통일된 교육모델을 구상하여 일관된 교육 사업을 대학 간 교류형태로 추진해 볼 수 있을 것이다.

위와 같이 상당히 구체적인 사업형태를 제안하는 것은 대북 보건의료 지원의 역할이 궁극적으로는 의학이라는 중립적인 분야를 매개로 남북의 전문인 간, 학술인 간 교류 및 접촉의 폭을 확대해 가는 것이 목표가 되어야 하기 때문이다. 결국 통일을 준비하기 위한 과정으로 서로를 이해하고 소통하는 통로로 의학이 활용될 수 있을 것이라 여겨진다.

제2절 지속가능한 남북 보건의료 교류협력 증진 방안

1. 남북 보건의료 R&D의 필요성

남한 정부는 1996년부터 보건의료 지원을 포함한 인도적 대북지원을 하고 있으며 특히 남북 교류가 활성화되었던 2000~2007년 다각적인 지원 및 협력이 지속되었다. 그러나 2008년 금강산 피격사건 이후 「12 · 1 조치」 시행으로 경색된 남북관계는 이어지는 북한의 대남도발 및 핵실험으로 계속 악화되어 2016년 현재까지 이어지고 있다.

박근혜 정부는 2014년 3월 「드레스덴 선언」에서 평화통일 기반조성을 위한 3대 제안을 발표했다. 그중 특히 인도적 문제의 우선 해결을 강조하면서 북한 산모와 영유아 건강을 위한 '모자 패키지(1000days)'사업 추진을 제안하였다. 이에 통일부는 2015년 5월 UNICEF와 MOU를 체결하는 등 여러 국제기구(WHO, UNICEF, WFP 등)를 통한 인도적 대북 지원을 계속해 오고 있다. 그러나 2016년 초 북한의 핵실험과 장거리 미사일 발사, 2월 개성공단 폐쇄 등 최근 계속된 남북관계 악화로 남한 정부차원의 지원이 대폭 축소되었으며 남한 민간단체의 대북사업 또한 전면 중단된 상태다. 남한을 포함한 국제사회의 대북제재는 어떠한 정치적 상황에서도 북한에 대한 인도적 지원은 지속되어야 함을 전제로 하고 있으나 실질적으로는 북한과의 교류협력은 물론 인도적 대북 지원까지 타격을 받고 있어 국제사회에서 북한의 고립은 갈수록 심해지고 있다.

한편 북한은 2005년 인도적 지원 자체에 대한 거부감을 표명하며 개발지원으로의 전환을 요구한 바 있으며 2011년 집권한 김정은 정권은 선진 문물 수용의 의지를 보이고 있다. 따라서 북한 정부의 최신 관심사를 반영하고, 인도적 대북 지원의 정치적 한계 상황을 뛰어넘을 수 있는 남북 교류협력 지원의 새로운 패러다임이 필요한 시기이다. 즉, 북한을 수혜자, 남한을 공여자로 인식하는 기존 인도적 지원의 일방적인 관계에서 탈피하여 남북이 각자의 강점을 살려 공동의 목표를 위해 교류·협력하는 관계를 모색해야 할 시점이다.

보건의료 분야는 정치적 중립성을 가지면서 동시에 남북한의 관심사와 장점을 반영한 상호교류 및 협력이 가능하다는 점에서 인도적 지원과 개발협력 지원의 장점을 모두 수용하고 있다(〈그림 5-5〉). 이러한 보건의료 분야의 특성과 북한의 선진 문물에 대한 높은 수용의지를 반영한 남북 보건의료 분야의 연구·개발, 즉 R&D의 추진은 시의적절하다. 보건의료 R&D는 기초연구를 통해 남북한의 보건의료 현황과 수요를 파악하고 이를 응용하여 필요한 기술과 산업을 개발하는 과정으로 이해할 수 있다.

분단 70여 년의 기간 동안 남북한은 경제 수준뿐만 아니라 건강 수준 또한 큰 차이를 보이고 있다. 단적인 예로 2014년 남북한의 기대수명은 남한이 82세, 북한이 70세로 무려 12년이나 차이가 난다. 이러한 건강 수준을 포함한 보건의료 수준의 격차를 줄이는 것은 통일시대에 앞서 준비해야 할 필수적인 과제임이 분명하다. 실제로 남북한 보건의료 교류협력

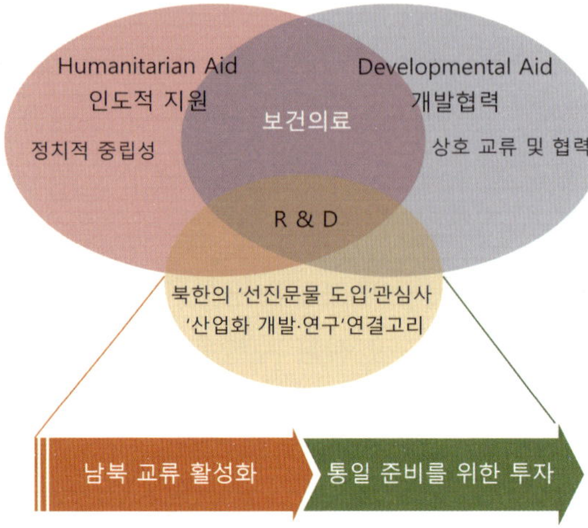

그림 5-5 통일 보건의료 R&D의 역할과 범위

R&D 확대 및 협력 시 통일비용이 48% 감소할 것으로 조사된 바 있다(국회예산정책처, 2015).

무엇보다도 남북 보건의료 교류협력 R&D는 남북관계라는 정치적 특수성에서 벗어나 자유롭게 이뤄질 수 있음은 물론 경색된 남북관계의 돌파구로도 활용될 수 있다는 점에서 남북한의 교류협력을 증진하기 위한 가장 효과적이고 지속적인 방안일 것이다.

2. 남북 보건의료 R&D의 기획

남북 보건의료 R&D의 실행을 위해서는 먼저 남북한 각각의 보건의료 연구 현황 및 관심사 파악이 중요하다. 이를 통해 서로 간의 비교우위를 분석하고 가장 효율적인 교류협력이 가능한 세부 분야를 도출함으로써 남북이 협력 관계를 맺을 수 있는 체계를 마련할 수 있다.

1) 북한의 보건의료 현황 및 관심사

WHO와 북한 보건성이 공동 발표한 「북한 보건의료 전략계획(2010~2015년)」을 통해 북한 당국이 선정한 우선순위 보건의료 문제를 파악할 수 있다. 1위는 감염성 질환 관리였는데 구체적으로 예방접종 대상 감염병, 결핵, 간염, 말라리아, HIV/AIDS가 언급되었다. 또한 의료 서비스 및 호담당 의사체계의 강화 등의 전반적인 보건의료 체계 정비가 주요 우선순위로 선정되었다. 이 외에도 모자보건과 비감염성 질환 등이 포함되었음을 알 수 있다(〈표 5-3〉).

이러한 김정은 정권의 관심사는 실제로 김정은의 어머니당적 이미지화와 모자보건 중심의 현지지도 등에서 잘 나타나고 있다. 김정은은 2016년 신년사에서 위생방역사업, 치료예방 사업의 개선과 의약품 생산 증대에 대한 관심을 표명하기도 했다.

한편 북한에서는 고려의학, 즉 한의학이 발달하여 천연물을 활용한 치료 비중이 높은 편이다. 북한에서 발간되는 의학 잡지 중 하나인 『조선의학』의 최신 발간호(2012~2015년)를 분석한 결과 고려의학에 관한 연구 중 천연물

표 5-3 북한 보건성의 보건의료 우선순위 사업(2010～2015년)

1	전염성 질병의 부담을 줄임
2	질 높은 의료 서비스 제공
3	호담당 의사체계 강화
4	산모, 어린이 및 노인건강 보호 증진
5	주요 비감염성 질환과 위험인자들의 예방 및 통제 강화
6	충분한 의약품 지원(필수의약품 및 일반 의약품)
7	보건의료인력의 수 증가
8	통합된 보건관리정보체계 마련
9	긴급사태대응준비 강화
10	국제적인 협조와 협동 강화

신약개발에 관한 연구가 75%로 나타났다. 이를 통해 북한에서는 천연물 약제 개발과 이를 위한 소재탐구 연구에 대한 관심이 높은 것을 알 수 있다.

또한 최근 북한은 SCI 논문 게재를 위해 많은 노력을 들이고 있다. 국제적인 의학 데이터베이스인 PubMed를 통해 북한의 의학/생명과학 관련 국제학술지의 논문 수를 확인한 결과, 총 51편 중 2015년부터 2017년 7월까지 발표된 논문이 43편으로 84%를 차지했다.[5] 북한 연구진의 제1저자 논문 게재 수도 증가했으며, 해당 논문의 대다수가 해외 연구진과 공동 수행되었다. 이를 통해 해외 연구진과의 공동 연구 추진에 대한 북한의 관심사를 확인할 수 있으며, 남북한 간의 공동 연구 추진도 실현 가능성을 엿볼 수 있다.

2) 남한의 북한 보건의료 연구 현황 및 관심사

남한에서 이뤄진 북한 보건의료 분야의 연구는 크게 ① 북한 보건의료 실태 파악 및 대북지원 방안, ② 남북한 보건의료 통합방안, ③ 북한이탈주민을 통한 질병 예측 및 통일준비 정책 방안으로 구분할 수 있다(〈표 5-4〉). 주제별 비중은 ① 북한 보건의료 실태파악 및 대북지원 방안에 관한 연구가 49%로 가장 많았으나 2003년 이후 북한이탈주민을 대상으로 한 연구, 특히 이들의 정신건강에 관한 연구가 급격히 늘어났다. 통일을 준비하는 보건의료연구는 주로 남북 보건의료 체제 통합방안에 관한 시나리오 중심의 연구가 진행되었으며, 실질적인 통일 대비 질병관리 연구는 3%로 가장 적은 비중을 차지하고 있다. 주로 감염성 질환, 특히 결핵

5 2007~2017년 7월까지 파악된 총 51편의 논문 중, 북한 연구자의 국제 학술지 등재 논문 수는 2014년부터 증가하기 시작하여 2015년 15편, 2016년 20편, 2017년 1월부터 7월까지 8편이 확인되었다(검색일: 2017년 8월 10일). 출처: 통일의학센터 내부자료.

표 5-4 국내 남북한 보건의료 연구 현황(1974~2015년)

<table>
<tr><th colspan="2">유형구분</th><th>개수</th><th colspan="2">비율(%)</th></tr>
<tr><td rowspan="3">북한 보건의료 실태파악 & 대북 지원</td><td>① 북한 보건의료 실태파악</td><td>107</td><td>19</td><td rowspan="3">49</td></tr>
<tr><td>② 북한 보건의료 고찰</td><td>91</td><td>17</td></tr>
<tr><td>③ 대북 보건의료 지원</td><td>73</td><td>13</td></tr>
<tr><td rowspan="4">남북한 보건의료 통합방안</td><td>④ 남북 보건의료 비교</td><td>31</td><td>6</td><td rowspan="4">25</td></tr>
<tr><td>⑤ 남북 보건의료 교류협력</td><td>32</td><td>6</td></tr>
<tr><td>⑥ 남북 통합방안</td><td>55</td><td>10</td></tr>
<tr><td>⑦ 독일 및 해외사례</td><td>19</td><td>3</td></tr>
<tr><td rowspan="3">북한이탈주민을 통한 북한 질병예측 및 통일준비 보건 정책 방안</td><td>⑧ 남북한 질병연구</td><td>19</td><td>3</td><td rowspan="3">26</td></tr>
<tr><td>⑨ 북한이탈주민 건강 및 질병문제</td><td>115</td><td>21</td></tr>
<tr><td>⑩ 탈북의료인 인력교육</td><td>11</td><td>2</td></tr>
<tr><td colspan="2">총계</td><td>553</td><td colspan="2">100</td></tr>
</table>

출처: 서울대학교 의과대학 통일의학센터 내부자료

중심으로 연구가 진행되었다.

남북 교류가 활발했던 2000년대 초·중반에는 실제로 남북 공동연구가 시도된 사례가 있었다. 2003년 남한의 한국생명공학연구원은 북한의 중앙식물연구소와 함께 『한반도 종합식물지』 편찬사업을 수행하였으나 뚜렷한 연구결과물이 나오지 못했다. 이 외에도 2003~2007년 '뇌혈관 지표 진단기' 남북 공동 개발, 2006년 남한-북한-중국 3자가 천연물 신약개발을 위한 협력단을 수립하여 신약개발의 단계별 분업과 협업 계획을 세운 사례도 있다(『의협신문』 2006년 6월 28일).

3) 남북 보건의료 R&D 실행을 위한 제안

남북 보건의료 R&D는 경색된 남북관계의 돌파구이자 공생 제안으로, 기존 인도적 대북 지원의 한계를 넘어 통일시대를 대비한 중장기적 전략이다. 남북 협력의 관점에서 남북한 보건의료 R&D는 다음과 같은 사항들을 고려해야 한다.

첫째, 북한 의료의 장점을 적극적으로 반영해야 한다. 북한은 치료보다 예방에 초점을 둔 전형적인 사회주의 국가의 특징을 가지고 있다. 또한 의약품 부족으로 인해 현재 진단은 양의학(일반의학)으로 이루어지지만 치료는 고려의학(한의학)의 역할이 크고 천연 약제를 활용한 치료방법들이 꾸준히 연구되고 있다.[6] 실제로 북한에서는 미네랄 부족으로 인한 각종 만성질환의 예방치료제로서 맥반석 등의 천연 광물질을 미세분화하여 '고려령' 또는 '금강미량원소'라는 이름으로 사용하고 있으며, "이는 각종 암 치료에 효과가 있다"고 발표하기도 했다(한국과학기술부 외4, 2004). 이렇게 북한에서는 남한에서 시행되기 어려운 각종 천연 약제 연구가 활발히 이루어지고 있으며 축적된 자료 또한 상당하다. 따라서 남한의 우수한 제약 산업 기술과 북한의 천연 약제 연구자료 및 경험을 토대로 공동 연구가 가능하며 경제적인 부가가치 창출도 상당할 것으로 보인다.

둘째, 북한의 보건의료 실정을 반영해야 한다. 북한의 우선순위 보건의료 문제를 파악하는 것은 효율적인 투자를 도모함은 물론 한반도 전체의 건강권을 위해 가장 필요한 일이다. 북한 내부의 급변사태로 인해 갑작스런 통일을 맞이할 경우 북한의 질병문제가 곧 한반도 전체의 질병문제로 이어지기 때문이다. 예를 들면 기생충 질환의 경우, 남한에선 거의 퇴치 수준에 이르렀으나 북한의 기생충 감염 실태는 현재 남한의 60~70년대 수준에 머물러 있을 것으로 추정된다. 통일 후 자유로운 인구 이동과 농수산물의 유통을 통해 남한에선 거의 사라졌던 기생충이 다시 재발할 위험이 있는 것이다. 따라서 북한의 보건의료 실태를 정확히 파악하고 그에 맞는 대비책을 남북이 함께 강구해 나가야 한다.

셋째, 남-북-제3자 간의 공동연구 추진을 고려해야 한다. 남한과 북한

---

6 북한의 『조선의학』(2012~2015년) 잡지 분석결과, 대부분의 천연물 신약 연구는 기초연구(천연물 탐색을 통한 정보 수집 및 후보 물질의 정보 인프라 구축) 및 중개연구(성분효과와 성능 탐색)였다.

은 70여 년에 걸친 분단과 정치적 상황으로 인해 정부 및 민간차원의 사업 추진에 한계가 존재한다. 이는 남북의 직접적인 교류가 불가능한 현 시점은 물론이며, 교류가 활발했던 2000년대 초·중반에도 사업 지속성의 한계가 존재했다. 그러나 기회로 삼을 수 있는 것은 남한 정부가 1996년부터 국제기구(WHO, UNICEF, WFP 등)를 통한 대북지원 사업을 실시하고 있다는 점이다. 이러한 여러 국제기구와의 네트워크를 활용하여 남북 보건의료 R&D의 효과적인 수행을 위한 제3자 협력체계 구축이 가능하다. 북한 보건성은 국제기구와 직접적인 교류를 통해 사업을 수행하고 있으므로 남한 정부의 경우 사업 추진 시 반드시 통일전선부와 협력해야 하는 한계를 극복할 수 있다. 또한 앞서 보았듯이 북한은 이미 중국, 독일 등 제3국과의 공동연구를 시행하고 있어 이러한 제3자 공동 협력체계에 대한 수용도도 높을 것으로 예상된다.

넷째, 남북 보건의료 R&D 실행을 위한 법적 제도가 우선적으로 마련되어야 한다. 사례분석 결과, 남북이 공동으로 사업을 수행할 시 갑작스런 북한의 핵실험과 북한의 대남도발 등으로 인해 남북관계가 경색되면서 공동 연구 진행을 지속하는 데 어려움이 많았음을 알 수 있었다. 독일의 경우, 통일 이전 동서독 간에 보건협정을 체결하여 전염성 질환, 의약품 교환, 여행 시 발생하는 환자의 치료에 관한 교류·협력이 가능했으며 이는 동서독 간 보건의료 분야의 지속적인 교류가 가능할 수 있었던 중요한 계기가 되었다(통일부, 2015). 남북한의 경우 「남북보건의료 교류협력 증진에 관한 법률안」이 두 차례 발의되었으나 모두 임기만료로 통과되지 못했다.[7] 남북한은 과거 동서독에 비해 보건의료 수준의 격차가 더 크며 교류협력 수준 또한 미미한 실정이다. 따라서 법적 제도 마련을 통해 교류협력 증진의 발판을 마련해야 한다.

---

7 2005년 안명옥 의원과 2015년 정의화 의원은 「남북 보건의료교류협력 증진에 관한 법률안」을 발의했다.

3. 기대효과

남북 보건의료 R&D 전략은 북한을 수혜국의 관점으로 바라보는 것이 아닌 쌍방향 협력 파트너로 인식한다는 점에서 다양한 중장기적, 긍정적인 효과가 기대된다. 우선 남북 보건의료 R&D를 통하여 이전보다는 북한의 질병부담 파악이 용이해짐으로써 통일대비 한반도의 건강증진을 위한 대책 마련이 가능하다. 또한 남북한의 협력을 통해 상호 역량을 강화한다면 남북 보건의료 기술 수준의 차이를 감소시키는 한편, 기술 및 산업 개발을 통한 공동이익의 창출도 가능하다. 궁극적으로는 남북 보건의료 R&D가 통일을 위한 교류협력 증진의 계기이자 남북 보건의료분야의 발전적인 통합문화 조성의 발판이 될 것이다. 이러한 협력은 불필요하고 과도한 통일비용을 줄일 뿐만 아니라 국제적인 영향력을 강화하기 위한 통일 기반 구축에 밑거름이 될 것이다.

제3절 탈북의사 자격 인정 및 재교육 방안

1. 탈북의사 자격 인정 및 재교육 방안의 필요성

앞서 2장 3절에서 살펴본 바와 같이, 남북 간 의료인력 양성체계는 교육기관, 교과과정, 의료기관 현황 등에서 큰 차이가 존재한다. 따라서 향후 남북 통일과정에서 북한지역 출신 의료 인력에 대해 동등한 자격을 인정할지, 구체적으로 어느 직종에 대해 자격을 인정하고 면허를 취득하도록 할지 등이 남북 보건의료 통합과정에서 중요한 과제가 될 것이다. 통일을 실질적으로 준비하는 현 시점에서 탈북의료인의 자격 인정 기준을 마련하고 의료인력 재교육 체계 방안을 마련하는 것은 통일 전후 질병으로부터 안전한 한반도를 위해 필요하다.

현재까지 남한에 입국한 북한이탈주민은 2016년 12월 기준으로 총 3만 212명이다(통일부, 2016). 그중 탈북의사 인력도 매년 꾸준히 입국하고 있다.[8] 그러므로 남한에 정착하고 있는 탈북의사에 대한 자격 인정 체계와 재교육 과정의 현황을 검토하여 '통일을 대비한 보건의료인력 개발체계 구축'에 대한 논의와 방안 마련이 필요하다. 이를 위해서는 현재 남한에 정착한 탈북의사[9]에 대한 자격 인정 체계와 재교육 과정의 현황을 살펴보고 그들의 재북 시절 학력과 자격을 인정받고 면허를 취득하는 과정에서 도출되는 문제점 등을 파악해야 한다.[10] 이를 바탕으로 향후 남북 의료인력 통합에 따른 자격 인정의 기준과 원칙, 재교육 프로그램을 설계해야 한다.

참고로 남한의 주요 의료인인 의사, 치과의사, 한의사, 약사, 간호사 인력은 북한의 의사, 구강의사, 고려의사, 약제사, 간호원 인력과 매칭 될

---

8 북한 의사 출신으로 탈북하여 남한에 정착한 초기 사례 중 대표적으로 1987년 '김만철씨 일가 망명사건'의 주인공인 김만철 씨가 있다. 김만철 씨는 1970년 청진의학대학 임상학부를 졸업해 1983년까지 청진의학대학병원 내과의사로 근무했고 그 후 사회안전부 국토자원보호감독대에서 의사로 근무한 경력이 있었다. 당시 남한의 관련 부처인 보건사회부는 북한 의사의 탈북 사례가 없었고 관련 규정도 미비하여 김만철 씨가 의사로 재취업하기는 어렵지만 의료기관의 행정직에 근무할 수는 있다고 유권해석을 내렸다. 이후 김만철 씨는 보건사회부 산하 인구보건연구원에서 연구원으로 근무했다(『경향신문』 1988년 4월 15일; 『경향신문』 1988년 4월 29일). 또한 당시 보건사회부는 북한 출신 의사가 귀순한 전례가 없지만 북한이 대한민국 영토로 간주되기 때문에 당시 의료법시행령 제7조 2항을 융통성 있게 적용하면 김만철 씨의 의사면허발급이 가능하며 의사시험 15과목 중 3과목만 합격하면 의사면허를 발급할 수 있다고 밝히기도 했다(『동아일보』 1987년 2월 10일).

9 북한 의사 출신으로 탈북하여 남한에 정착한 인력을 호칭하는 용어는 '탈북의사', '북한이탈의사', '북한 의사 출신 탈북자' 등으로 다양하다. 본서에서는 북한의료인 출신자를 '탈북의료인'으로, 북한 의사 출신자를 '탈북의사'로 호칭했다.

10 본서는 통일의료를 주제로 의학분야를 다루기 때문에 본 장에서는 탈북의료인 중 탈북의사의 사례를 중심으로 논의를 전개한다. 실제로 현재 남한에 입국한 탈북의료인 중 탈북의사의 비중이 높고 탈북의사에 대한 자격 인정 과정과 재교육 프로그램의 사례가 지속적으로 이루어지고 있는 상황이다.

표 5-5 북한 의료인과 남한 의료인 매칭 비교

<table>
<tr><th>북한 의료인</th><th>북한 양성기관</th><th>남한 의료인</th><th>남한 양성기관</th></tr>
<tr><td rowspan="3">의사</td><td>의학대학 일반임상학부</td><td>의사</td><td>의과대학, 의학전문대학원</td></tr>
<tr><td>의학대학 전문반</td><td>전문의</td><td>의과대학 졸업 후 인턴,
레지던트 과정</td></tr>
<tr><td>의학대학 통신학부</td><td>의사</td><td>의과대학, 의학전문대학원</td></tr>
<tr><td>고려의사</td><td>의학대학 고려의학부</td><td>한의사</td><td>한의과대학, 한의학전문대학원</td></tr>
<tr><td>구강의사</td><td>의학대학 구강학부</td><td>치과의사</td><td>치과대학, 치의학전문대학원</td></tr>
<tr><td>위생의사</td><td>의학대학 위생학부</td><td>보건소 위생·보건 담당자,
식약처 식품영양,
농축수산물안전 담당자</td><td>대학 식품영양학과,
보건위생학과,
공중보건학과,
보건관리학과,
환경위생학과 계열</td></tr>
<tr><td>체육의사</td><td>의학대학 체육의학부</td><td>재활치료사,
선수트레이너,
스포츠전문영양사</td><td>대학 스포츠의학과,
스포츠건강재활학과,
운동건강관리학과 계열</td></tr>
<tr><td>약제사</td><td>의학대학 약학부,
약학대학</td><td>약사</td><td>약학대학,
약학전문대학원</td></tr>
<tr><td>준의</td><td>의학전문학교 기초의학과</td><td>-</td><td>-</td></tr>
<tr><td>보철사</td><td>의학전문학교 구강과</td><td>치과기공사</td><td>대학 치과기공과</td></tr>
<tr><td>조산원</td><td>의학전문학교 조산과</td><td>조산사</td><td>간호대학 후 조산수습과정</td></tr>
<tr><td>조제사</td><td>의학전문학교 약학과</td><td>-</td><td>-</td></tr>
<tr><td rowspan="2">간호원</td><td>간호원 양성소</td><td rowspan="2">간호사</td><td rowspan="2">간호대학</td></tr>
<tr><td>간호원학교</td></tr>
</table>

수 있다. 단, 북한의 간호원은 남한의 간호사와 달리 대학에서 양성되는 인력이 아닌 단기·임시적으로 양성되는 보조의료인 개념이기 때문에 엄밀하게는 남한의 간호사 인력과 매칭되는 인력은 북한에 존재하지 않음을 향후 남북 의료인력 자격·면허 통합 시에 고려해야 한다. 남북 의료인 간의 매칭을 종합적으로 비교하면 다음의 〈표 5-5〉와 같다.

2. 탈북의사 자격 인정 방안

1) 탈북의사 자격 인정 현황

탈북의사가 남한에서 의사 면허를 취득하기 위해서는 먼저 의사 국가시험을 응시할 수 있는 자격을 인정받아야 한다. 일반적으로 북한이탈주민의 학력 인정은 고등교육법 시행령 제70조(학력 인정)를 통해 북한에서 졸업한 고등교육기관의 교육연한을 기준으로 남한의 전문대학 및 대학교와 동등한 학력을 인정받는다(법제처 국가법령정보센터, 2017).

그리고 현행 법규상 의사 면허 취득을 목적으로 국가시험에 응시하기 위해서는, 의료법 제5조에 규정된 바에 따라 의과대학 학위를 받아야 한다. 외국의 의과대학을 졸업한 경우에는 동 규정에 따라 보건복지부 장관이 인정하는 대학의 졸업장과 의사면허를 가지고 있어야 하며 의료법 제9조에 따라 추가로 실시되는 예비시험에 합격해야 한다(법제처 국가법령정보센터, 2016). 하지만 법규상 탈북의사의 경우에는 남한의 의사 국가시험에 응시할 수가 없다. 북한의 의학대학 학위의 경우 남한에서 법률상 인정하는 의과대학의 범위에 포함되지 않기 때문이다. 이를 보완하기 위해 1997년 「북한이탈주민의 보호 및 정착지원에 관한 법률」을 제정하여 제13조(학력 인정)와 제14조(자격 인정), 해당 법 시행령 제27조(학력 인정 기준 및 절차), 제28조(자격 인정 절차)를 통해 탈북의사 인력으로 하여금 북한에서의 의학대학 학위와 의사 자격을 인정받을 수 있도록 하는 법률적 장치가 마련되었다(법제처 국가법령정보센터, 2014; 법제처 국가법령정보센터, 2015).

이에 따라 〈그림 5-6〉과 같이 탈북의사는 통일부와 교육부의 심의 절차를 거쳐 남한의 6년제 의과대학 졸업자와 동등한 학력을 인정받을 수 있게 되었으며, 의사 국가시험에 응시하여 남한의 의사면허를 취득할 수 있게 되었다. 단, 의사 국가시험에 응시하기 전에 국가시험에 응시할 수

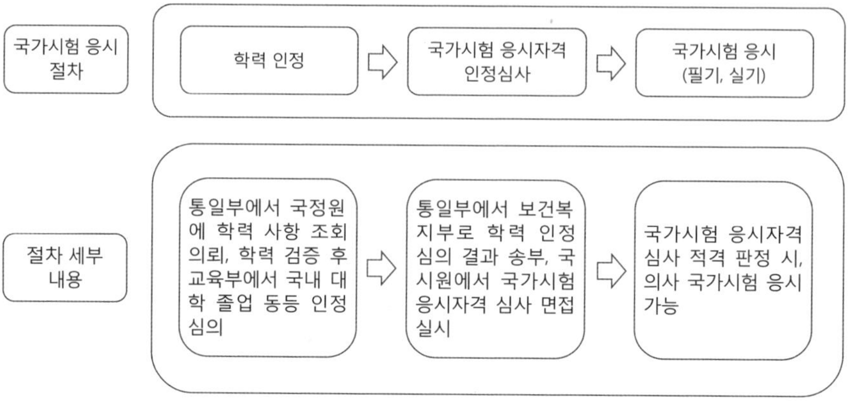

그림 5-6 탈북의사의 자격 인정 절차

있는 자격을 인정받는 '국가시험 응시자격 인정심사' 절차를 거쳐야 한다. 심사는 보건복지부의 의뢰를 받은 한국보건의료인국가시험원(이하 국시원)의 '인정자격 심의위원회'[11]를 통해 구술면접 심사 방식으로 해당 응시자의 국가시험 응시 적격성을 판단한다.[12] 심사 결과 적격 판정을 받으면 국시원이 시행하는 의사 국가시험에 응시할 수 있다.

현재 남한에 정착한 탈북의사 중에는 '국가시험 응시자격 인정심사'를 통과하지 못한 경우도 있다. 북한의 의학대학 학력을 남한의 의과대학 학력과 동등하게 인정받았지만 국시원 심의위원회의 전문가 구술면접에서 국가시험에 응시하기에는 의료 지식과 실습 수준이 미흡하다고 판단

11 국시원의 '인정자격 심의위원회'는 위원장과 간사를 포함하여 7인 이내의 위원으로 구성되며, 위원장과 위원은 직종별시험위원장의 배수 추천을 받아 원장이 위촉한다. 일반적으로 위원장과 위원의 임기는 3년으로 하되 연임할 수 있으나 보궐위원의 임기는 전임위원의 잔여기간으로 한다. 위원장은 위원회의 의장이 되며, 위원회는 위원장 또는 위원 과반수의 요구가 있거나 원장이 필요하다고 인정할 때에 소집하며 위원회는 합의제로 운영한다(이윤성 외2, 2011).

12 구술면접 심사는 응시자 1인과 면접위원 5인의 구성으로 이루어지며, 1인당 구술면접 시간은 10~20분가량이다.

표 5-6 탈북의사 국가시험 응시자격 인정심사 현황 (단위: 명)

연도	심의 신청	자격 인정	자격 불인정
1998	1	1	0
1999	0	0	0
2002	0	0	0
2003	1	1	0
2004	3	2	1
2005	1	1	0
2006	1	1	0
2007	3	3	0
2008	8	7	1
2009	5	4	1
2010	8	3	5
2011	3	1	2
2012	11	4	7
2013	11	6	5
2014	8	1	7
2015	14	5	9
2016	9	7	2
계	87	47	40

출처: 한국보건의료인국가시험원, [탈북의사 국가시험 응시자격 인정심사 현황] 질의 회신, 2016

되었기 때문이다. 〈표 5-6〉과 같이 탈북의사에 대한 국시원 국가시험 응시자격 인정심사의 연도별 현황을 살펴보면, 2016년까지 국가시험 응시자격 인정심사를 신청한 탈북의사는 누적 87명이며 이 중 47명이 의사 국가시험에 응시할 수 있는 자격을 받았다.

현재 응시자격 인정심사는 매년 7월 초 국시원에서 시행하며 심사에서 적격판정을 받은 응시자는 9월부터 의사 국가시험 실기시험에 응시할 수 있고, 다음 해 1월 시행되는 필기시험에 응시하게 된다. 의사 국가시험 실기시험은 매년 9월 중순부터 11월 말까지의 기간 중 응시자 본인이 원하는 날짜를 지정하여 하루 약 2시간 정도 실시된다. 필기시험은 매년

표 5-7 탈북의사 국가시험 시행 현황 (단위: 명)

연도	시험 응시	합격	불합격
2001	1	1	0
2004	1	0	1
2005	1	0	1
2006	3	0	3
2007	3	0	3
2008	5	2	3
2009	7	1	6
2010	8	3	5
2011	8	2	6
2012	7	3	4
2013	6	2	4
2014	13	1	12
2015	13	4	9
2016	14	5	9
계	90	24	66

출처: 한국보건의료인국가시험원, [탈북의사 국가시험 시행 현황] 질의 회신, 2016

1월 중 이틀에 걸쳐 실시된다.

〈표 5-7〉에서 탈북의사의 국가시험 시행 현황을 살펴보면, 2016년까지 누적 90명의 탈북의사가 남한의 의사 국가시험에 응시하여 24명이 합격하였다. 합격자 수는 국가시험 실기와 필기 모두 합격하여 남한의 의사 면허를 취득한 수를 의미한다.

2) 탈북의사의 자격 인정 기준안 마련

앞에서 살펴보았듯이 현재 탈북의사에 대한 자격 인정 제도로 '국가시험 응시자격 인정심사'와 '국가시험' 제도를 운영하고 있다. 탈북의사에 대한 자격 인정 제도의 전제는 국민의 생명을 다루는 의료인이 되기 위한 검증과정에서 해당 교육을 정상적으로 습득하였는지, 해당 국가시험

을 볼 수 있는 자격이 되는지에 대한 검증을 통해 면허를 취득하게 하는 것이다.[13]

이와 같은 전제 하에 자격 인정 제도에서 중요한 것은 심사의 적정성이다. 1년에 1회 실시되는 국가시험 응시자격 인정심사는 구술면접 심사에 의해 탈북의료인의 재북 시절 의료인 경력 인정과 남한에서의 국가시험 응시 가능 여부가 결정된다는 점에서 객관적이고 명확한 평가기준이 마련되어야 한다. 국가시험 응시자격 인정심사의 엄중한 평가를 위해 다음 사항이 고려되어야 한다.

첫째, 북한 의료인 학력 인정 및 의료경력의 명확한 판단을 위한 면밀한 심사 평가안이 필요하다. 현실적으로 탈북의사가 남한에 정착하는 과정에서 자신의 의학대학 졸업증, 의료기관 재직증명서 등의 학력과 경력 사항을 증명할 수 있는 서류를 소지하고 남한으로 입국하기는 어렵다. 따라서 탈북의사의 불분명한 학력과 자격을 인정하기 위해 북한에서 의학대학 과정을 정상적으로 이수하고 졸업했는지, 각급 병원 등 의료기관에서 근무한 경험이 사실인지 등을 판별 가능해야 한다. 이를 위해 북한의 보건의료 교육과정안과 의료 현황을 지속적으로 업데이트하고 이러한 사항이 반영된 국가시험 응시자격 인정심사 질문안을 마련하여 심사에 활용하는 방안을 마련해야 한다.

둘째, 북한의 의료현실을 고려하여 의료인의 기본적인 소양과 보편적인 의학지식에 관한 사항을 심사해야 한다. 현재 북한의 의학교육 과정에서는 임상실습시간과 임상실습기구가 남한에 비해 절대적으로 부족한

---

13 국가시험을 볼 수 있는 자격을 심사하는 국가시험 응시자격 인정심사 제도는 탈북의사의 입장에서는 일종의 진입장벽이며, 같은 민족인 북한동포의 포용이라는 관점에서 보면 과도한 심사과정이라고도 느낄 수 있다. 하지만 앞서 살펴본 외국 의과대학 졸업자들에 대한 국가시험 응시자격 인정절차에서 존재하는 예비시험의 합격률이 약 20%대로 비교적 낮은 것을 고려하면, 예비시험이 면제되고 대신 면접을 통한 국가시험 응시자격 인정심사를 거치게 한 탈북의사 인력의 자격 인정 제도는 외국 의과대학 졸업자들과 비교하면 상대적으로 완화된 기준이라고 볼 수 있다.

상황이다. 따라서 남한의 임상평가 기준으로는 탈북의사의 자격 및 소양을 제대로 평가하기 어렵다. 이를 위해 남북한 의과대학에서 공통으로 이수하는 교과목을 중심으로 보편적인 의학 지식에 대한 심사가 이뤄지는 것이 바람직하다. 또한 보건의료인으로서의 갖춰야 할 기본적인 소양을 기반으로 한 의학지식과 윤리에 관한 심사가 필요하다.

셋째, 탈북의사 인력의 다양한 출신과 경력 등을 고려한 세분화된 심사 기준 설정이 필요하다. 현재 탈북의사 인력은 출신 교육기관 및 경력 수준에 따라 분류가 가능하다. 우선, 의학대학을 졸업한 후 일정기간 동안 의료기관 또는 의료 교육기관에 재직한 경력이 있는 인력이 한 그룹이다. 다음으로 의학대학 졸업 이후 의료기관에서의 경력 없이 남한에 온 인력 그룹이 있다. 마지막으로, 중등보건일군 양성기관을 졸업한 준의 인력과 보조의료일군인 간호원 인력 중에 의학대학 통신학부를 수료해 의사가 된 인력으로 나눌 수 있다. 이처럼 다양한 출신과 경력을 지닌 탈북의사의 국가시험 응시자격 인정심사를 위해서는 좀 더 세분화된 자격 인정 기준을 설정하는 것이 바람직하다.

종합하면, 탈북의사 인력에 대한 국가시험 응시자격 인정심사는 탈북의사들의 경력 인정을 위한 구체적인 심사 기준 마련과 북한 의료 현실의 특수성을 균형 있게 고려해야 한다. 이를 바탕으로 심사 대상 기준을 세분화하여 국가시험 응시자격 인정심사 제도가 올바른 방향으로 나아갈 수 있도록 운영해야 할 것이다.

3. 탈북의사 재교육 방안

1) 탈북의사 재교육 현황

탈북의료인에 대한 재교육 프로그램은 현재 주로 의사 국가시험을 준비하는 탈북의사 인력을 대상으로 실시하고 있다. 대표적으로 서울특별시 서울의료원과 통일부 북한이탈주민정착지원사무소(이하 하나원)에서의 재교육 사례가 있다.

먼저 서울특별시 서울의료원에서는 2009년부터 2012년까지 의사 국가시험 응시자격 인정심사를 거친 탈북의사를 대상으로 의사 국가시험을 준비하는 프로그램을 실시하였다. 서울의료원은 교육 프로그램으로 의료원의 주요 진료과 순환형 실습교육 및 시험, 외부 의과대학과 연계한 모의 국가시험, 필기시험 준비 블록강의 및 시뮬레이션센터, 임상 실기교육 등을 실시했다. 또한 의료원의 인턴 및 레지던트 인력을 선정하여 의사 국가시험까지 일대일 멘토링 프로그램을 지원했다. 의사 국가시험 대비 교육 외에도 교육환경 지원을 실시했는데, 서울의료원 내에 전용 공부방을 설치하고 의학도서관 이용, 실습용 임상가운 제공, 장학금 지원, 통일부와 의과대학 교수진 등 관련 전문가와의 자문간담회 등을 지원하였다(최재필, 2012).

또 다른 탈북의사 재교육 사례는, 국가기관인 통일부 제2하나원에서 2013년부터 2014년까지 실시한 '의사 직업전환 과정' 프로그램이다. 북한이탈주민 대상 심화·직무 교육의 일환으로 2013년 3월부터 12월까지 40주 동안 총 12명의 탈북의사를 대상으로 의사 국가시험 대비 학습을 지원하였다(통일부, 2014). 이후 2014년 4월부터 10월까지 같은 교육 프로그램이 재운영되어 국가시험을 준비하는 탈북의사 10명이 교육과정을 수료하였다(통일부, 2015). 재교육 프로그램은 제2하나원 인근의 강원대학교 의학전문대학원과 양해각서를 맺고 협력·위탁하여 주 5일 과정으로 운영되었으며, 그중 2일은 강원대에서 교육이 이뤄졌고 3일은 제2하나원 원내에서 자율학습과 과제수행으로 이루어졌다. 제2하나원에서는 교육기간 동안 교육생의 숙식과 자율학습, 특강 등을 담당했으며 강원대학교 의학전문대학원에서는 국가시험 대비 강의와 4학년 과정의 블록특강, CPX, OSCE 대비 강의를 제공하였다.

2) 탈북의사 재교육 과정안 마련

앞서 살펴본 재교육 사례와 같이 현 시점에서는 남한에 정착한 탈북의사 인력의 의사 국가시험 준비 과정에서의 재교육 프로그램이 실시되고 있다. 기존의 재교육 프로그램 사례를 보면, 서울의료원의 재교육 프로그램은 체계적인 교육안을 자체적으로 마련하여 연세대학교, 통일부, 국시원, 민간단체 등의 관련기관과 긴밀히 연계하여 실기와 이론에 대한 포괄적인 국가시험 대비 교육을 실시하였다. 또한 각 연계기관의 네트워크를 통한 행정 및 복지 차원의 지원, 멘토링 프로그램과 피드백 과정을 연계시켜 탈북의사 인력에 대한 종합적인 재교육 프로그램을 운영하였다. 그러나 통일부와 서울시의 예산으로 진행되던 서울의료원의 프로그램은 통일부가 하나원에서의 탈북의사 인력 재교육 프로그램을 계획하면서 중단되었다.

서울의료원에 이어 2013년부터 탈북의사 인력 재교육 프로그램을 맡게 된 통일부 제2하나원의 재교육은 고학력 전문직 출신의 북한이탈주민으로 하여금 남한에서 재북시기 경력을 연계해 삶의 질을 높일 수 있는 방안을 국가 차원에서 마련했다는 데 의의가 있다. 또한 전국에 흩어져 살고 있는 탈북의사를 하나의 기관으로 모아 집중 교육을 실시하였다는 특징이 있다. 그러나 하나원의 역량 한계와 전문지식의 제한 등으로 재교육 프로그램 운영 전반을 외부 의과대학인 강원대학교 의학전문대학원에 위탁해야 하는 한계성을 지녔다. 자연히 하나원의 역할은 주 5일 교육과정 동안 전국 각지에서 온 탈북의사들의 숙식을 담당하고 자율학습의 공간을 마련해 주는 것에 그쳤다. 또한 주 5일 과정 중 3일간 하나원 원내에서 자율학습과 과제수행을 실시한 부분에 대해 교육과정상 비효율적인 측면이 지적되기도 했다. 더욱 심각한 것은 외부적 요인으로, 국가기관인 통일부 소속 하나원이 북한이탈주민 중 1년에 10여 명 남짓한 소수 탈북의사 인력만을 위해 교육과정을 운영하는 것이 정당한지에 대한 비판이 북한이탈주민 사회 내부에서 지속적으로 제기되었다는 것이다.[14] 결국 제2하나원의 재교육 프로그램은 2014년을 마지막으로 운영이 중단되었다. 소수만을 위한 프로그램이라는 비난 앞에서 하나원의 재교육 프로그램은 명분이 부족하였고, 교육과정을 전적으로 외부 의과대학에 위탁해야 하는 현실에서 지속적인 운영이 어려웠기 때문이다.

이상의 재교육 프로그램 사례의 문제점을 분석하여 개선점을 도출하면 다음의 사항들이 제기된다.

첫째, 탈북의사 인력 재교육은 독립적인 재교육 기관이 담당해야 한다. 독립적인 기관이 자체 예산을 갖고 체계적인 교육 프로그램을 운영할 필요가 있다. 이를 위해 가칭 '북한이탈의료인교육위원회'와 같은 기구를 설치하여 관련기관 및 부서 간의 역할을 조율하고 탈북의료인의 재교육 프로그램을 일원화하여 관리해야 한다.

둘째, 재교육 프로그램은 관련 민·관 기관들과 연계·협의하여 통합적이고 지속적으로 실시해야 한다. 독립적인 재교육 담당기관이 북한의사 출신 재교육 대상자의 교육 역량 수준을 정확히 파악하여, 남한의 각 지역 의과대학과 연계하여 청강과정 지원 및 의예과 편입 등을 제도화할 필요가 있다. 또한 탈북의사가 국가시험을 준비할 시, 남한 의과대학 및 의료기관에서 실습 과정의 참여기회가 보장되는 재교육 프로그램을 마련해야 한다. 또한 탈북의사 인력이 남한 의사 면허를 취득한 후, 실제 의료현장에 투입되기 위한 인턴 과정의 연계, 경력개발을 위한 레지던트 과정으로의 연계 방안도 제도화하여 설계해야 한다.

셋째, 재교육 대상인 탈북의사 인력의 다양한 출신과 경력 등을 고려한 세분화된 교육 프로그램의 설계가 필요하다. 앞서 탈북의사 자격 인

---

14 당시 제2하나원의 탈북의사 교육 담당자는 이와 같은 민원사항들이 교육기간 내내 지속적으로 제기되었다고 설명했으며, 교육내용에 있어서도 강원대학교 의학전문대학원에 완전 위탁 교육을 실시했기 때문에 하나원 측에서도 재교육 프로그램과 그 교육 내용을 잘 알지 못했다고 밝혔다.

정 논의에서 살펴보았듯이, 탈북의사 인력은 출신 교육기관 및 경력수준에 따라 다양한 분류가 가능하다. 따라서 임상 경력과 의학대학의 임상학부와 통신학부 수료 여부 등을 기준으로 재교육 프로그램의 기간과 교육내용을 적절하게 설계해야 한다.

넷째, 재교육 프로그램의 원활한 운영을 위해서는 무엇보다 교육 당사자인 탈북의사 인력의 능동적인 교육 의지가 중요하다. 이를 위해 남한의 의료 전문가들이 중심이 되어, 탈북의사 인력에게 재교육 프로그램 전반과 경력 연계를 관리해 주는 일종의 '코디네이션' 제도를 운영하여 전문 코디네이터 인력을 통해 탈북의사의 자격 인정 절차에 맞는 재교육 프로그램으로의 진입을 유도하고 적극적인 동기부여를 지원할 필요가 있다.

4. 기대효과

앞으로 남북 통합기에는 남북 간 대량 이주와 이에 따른 의료 인력의 유입 및 유출이 발생할 것으로 예상된다. 북한의 의학대학을 졸업한 의사 출신 인력에 대한 자격 인정과 재교육 프로그램의 사례를 통하여 논의된 방안 및 설계안은 북한 의사 인력 외, 북한 간호원, 구강의사, 고려의사, 준의 등에 대한 인력 통합과정에도 기준점을 제시할 수 있다.

무엇보다 "미리 온 통일 세대"라고 불리는 북한이탈주민 중 탈북의료인에 대한 자격 인정과 재교육 프로그램의 제도적 설계 및 개선을 통해 북한 보건의료 정보 수집이 가능하다. 이는 통일을 대비한 남북 의료 인력의 통합과정에서 중요한 근거 자료와 기준점이 된다는 점에서 그 의의가 있다.

참고문헌

제1장

신희영(2015). 「보건의료 분야의 남북교류협력과 통일준비 과제」. 민족화해협력범국민협의회 정책위원회 편, 『남북교류협력의 재조명: 분야별 진단과 과제』(pp. 159-173). 서울: 늘품플러스.

WHO (2014). "Global Health Observatory Data." Retrieved from http://gamapserver.who.int/gho/interactive_charts/mbd/as_death_rates/atlas.html

______ (2015). "Global Health Observatory Data, Child Mortality 1990-2015." Retrieved from http://gamapserver.who.int/gho/interactive_charts/MDG4/atlas.html

______ (2016). "World Health Statistics 2016." Retrieved from http://gamapserver.who.int/gho/interactive_charts/mbd/life_expectancy/atlas.html

신문기사

"국립수목원-녹색연합, 국내 첫 DMZ 생태문화지도 완성". 『연합뉴스』(온라인). 2016년 8월 29일. Retrieved from http://www.yonhapnews.co.kr/bulletin/2016/08/29/0200000000AKR20160829126900060.HTML?input=1195m

제2장

경기도(2012). 『경기도 남북교류협력 10년 백서』. 의정부: 경기도.

곽인옥 · 류국현(2015). 「북한 경제정책의 변화에 따른 식/의약품 유통실태 및 변화과정에 대한 연구」. 『북한연구학회 2015년 4월 발표자료집』.

김갑식(2016). 「북한 최고인민회의 제13기 제4차 회의 분석」(No. CO 16-19). 서울: 통일연구원.

김병로(2016). 『북한, 조선으로 다시 읽다』. 서울: 서울대학교출판문화원.
김영구(2015). 「장, 절의 론리적구성체계를 원리적으로 인식시켜」. 『고등교육』, (4), 13.
김진숙(2012). 『북한 '약학부문사업'과 보건의료 연구』(북한대학원대학교 박사학위논문).
나눔인터내셔날 · 사단법인대한의공협회 · 어린이의약품지원본부 · 우리민족서로돕기운동 · 한국국제보건의료재단 · 사회복지법인 한국복지재단(2007). 「2006 보건의료분야 민관합동사업: 북한 보건의료체계 개선사업 결과보고서」.
대북협력민간단체협의회(2015). 『대북지원 20년 백서』.
맹호영(2004). 「남 · 북한 보건의료체계 비교분석을 통한 종합방안 연구」(국방대학교 석사학위논문).
문옥륜(1994). 「통일 한국의 보건의료제도 구상」. 『최고정책관리논집』, 5, 89-117.
______(2001). 『북한의 보건의료제도 운영』. 서울: 아주남북한보건의료연구소.
문옥륜 · 보건의료정책연구소 · 의료보험관리공단 · Pogon, U.C. · Uiryo Pohom, K.K. (1989). 『북한의 보건체계와 의료보장제도 연구』. 서울: 의료보험관리공단.
박영자(2016). 「조선노동당 제7차 대회 분석(2): 지도체계 및 엘리트」(No. CO 16-13). 통일연구원.
박윤재 · 박형우(1998). 「북한의 의학교육제도 연구」. 『의사학』, 7(1), 61-73.
백항일(2015). 「학과목의 특성에 맞는 방법으로」. 『고등교육』, (4), 51.
변종화(1993). 『남북한보건의료제도 비교연구』. 서울: 한국보건사회연구원.
보건복지가족부 · 이화여자대학교 통일학연구원(2008). 『지속적인 협력과 발전을 통한 북한 보건의료체계 발전 방안 연구』. 서울: 보건복지가족부.
보건성 · 세계보건기구(2011). 『조선민주주의인민공화국 보건발전중기전략계획 2010-2015』. 평양: 보건성.
______(2012). "Human Resources for Health Country Profile DPR Korea." Retrieved from http://www.searo.who.int/entity/human_resources/data/hrh_country_profile_dprk_2012.pdf?ua=1
북한연구소(1983). 『북한총람』. 서울: 북한연구소.
사회과학출판사 편찬위원회(2014). 『위대한 수령 김일성동지의 보건령도사』. 평양: 사회과학출판사.
서울대학교 의과대학 통일의학센터 · 한국국제보건의료재단 · 보건복지부(2013). 『북한 보건의료 백서』.

석영환(2006). 『북한의 의료 실태』. 서울: 통일부 통일교육원 연구개발팀.
승창호(1986). 『인민보건사업경험: 주체사상의 기치밑에 새 사회 건설에서 이룩한 경험』. 평양: 사회과학출판사.
신희영 · 이혜원 · 안경수 · 전지은(2016). 「김정은 시대 북한 보건의료체계 동향: 전달체계와 조직체계를 중심으로」. 『통일과 평화』, 8(2).
어린이의약품지원본부(2008a). 『북녘어린이와 희망을 나눠온 어린이의약품지원본부 10년의 발자취와 내일의 비전(1997~2006)』. 서울: 어린이의약품지원본부.
_____(2008b). 『북한 구역(군)병원급 병원 현대화 사업의 경험을 통한 지원 매뉴얼』. 서울: 어린이의약품지원본부.
어린이의약품지원본부 · 나동규(2013). 『(어린이의약품지원본부 2013년)북한 보건의료 연차 보고서』. 서울: 어린이의약품지원본부.
어린이의약품지원본부 · 윤여운(2012). 『(어린이의약품지원본부 2012년)북한 보건의료 연차 보고서』. 서울: 어린이의약품지원본부.
연하청(2001). 「북한의 보건의료 현황과 통일전후 정책과제」. 『KDI 북한경제리뷰』, 3(8), 1-32.
이근영(2013). 「자연재해에 따른 북한 당 조직 변화: 큰물피해대책위원회(FDRC)를 중심으로」. 『한국행정학회 하계학술대회 자료집』, 1912-1931.
이금순(1997). 『국제기구 및 비정부기구의 인도적 지원사례』. 서울: 민족통일연구원.
이기동(2011). 「고난의 행군 세대의식과 체제변화」. 『북한학보』, 36(2), 8-39.
이종무 · 임강택 · 김석진(2011). 『북한의 경제사회 개발전략: 쟁점과 제언』. 서울: 이화여자대학교 통일학연구원.
이혜경(2013). 『북한의 '보건일군' 양성정책 연구』(북한대학원대학교 박사학위논문).
_____(2014a). 「북한 무상치료제의 변화: 민간의료시장 실태를 중심으로」. 『통일한국의 사회보장체계 구축을 위한 기초연구(Ⅱ)』. 세종: 한국보건사회연구원.
_____(2014b). 「통일 대비 북한 보건의료인력 실태분석 및 통합방안」. 『2014 신진연구 논문집: 2014 북한 및 통일관련』. 서울: 통일부.
임경순 · 김정남 · 박경민(2001). 「남북한 보건의료제도의 비교」. 『한국보건간호학회지』, 15(1), 182-201.
장명봉(2015). 『(최신) 북한법령집』. 서울: 북한법연구회.
장형수 · 김석진 · 임을출(2012). 『북한 경제발전을 위한 국제협력체계 구축 및 개발지원전략 수립 방안』. 서울: 통일연구원.
정성장(2011). 『현대 북한의 정치』. 파주: 한울.

조선민주주의인민공화국 · 정경모 · 최달곤(1990). 『북한법령집 제4권』. 서울: 대륙연구소.
조선중앙통신사(2001). 『조선중앙년감』. 평양: 조선중앙통신사.
통일부(2016a). "통일부 북한정보포털 권력기구도(당)". Retrieved from http://nkinfo.unikorea.go.kr/nkp/theme/getPowerStructureDang.do
______(2016b). "통일부 북한정보포털 권력기구도(정)". Retrieved from http://nkinfo.unikorea.go.kr/nkp/theme/getPowerStructureJung.do
______(2016c). 『2017 북한 주요기관 · 단체 인명록』. 서울: 통일부.
통일부 통일교육원(2015). 『2016 북한이해』. 서울: 통일부 통일교육원.
통일연구원(2009). 『2009 북한개요』. 서울: 통일연구원.
한국국제보건의료재단(2009). 『북한 온정인민병원 현대화사업 백서』.
한국법제연구원(2011). 「남북한 보건의료분야 법제통합 방안」.
한국한의학연구원 · 윤창열 · 김선호 · 조학준 · 이승교 · 대전대학교(1998). 「남북한 의료제도의 통합 및 활용방안에 관한 연구」. 서울: 한국한의학연구원.
홍순원(1981). 『조선보건사』. 평양: 과학백과사전출판사.
황상익 · 김수연(2007). 「해방 전후부터 정부 수립까지(1945년–1948년)의 북한보건의료」. 『의사학』, 16(1), 37-70.
George, V. · Manning, N.P./고영복(편역)(1989). 『사회주의와 사회정책』. 서울: 정음문화사.
OECD (2016). "Health Statistics 2016." Retrieved from http://stats.oecd.org/index.aspx?DataSetCode=HEALTH_STAT
WHO (2016). *WHO Country Cooperation Strategy: Democratic People's Republic of Korea 2014-2019*. India: WHO.

신문기사

"강하국대표의 토론". 『로동신문』 2016년 5월 8일.
"건강증진에 기여하게 될 훌륭한 연구성과들". 『로동신문』 2015년 9월 24일.
"경애하는 김정은동지께서 중앙로동자회관개건공사를 적극 지원한 일군들과 근로자들에게 감사를 보내시였다". 『로동신문』 2016년 7월 31일.
"〈경혈신경도〉를 통해 보는 민족의학의 래일". 『로동신문』 2016년 8월 14일.
"고려의학발전의 자랑찬 면모를 힘있게 과시". 『로동신문』 2016년 2월 14일.
"고려의학부문에서 먼거리의료봉사 실시". 『로동신문』 2016년 5월 26일.

"국제조산원의 날". 『로동신문』 2016년 5월 5일.
"대북 NGO, "통일부 대북지원 불허 문제 있다". 『노컷뉴스』 2012년 1월 27일. Retrieved from http://www.nocutnews.co.kr/news/910785
"뚜렷한 과학기술성과로 우리 당을 결사옹위해가는 참된 과학전사들". 『로동신문』 2016년 3월 16일.
"먼거리의료봉사분야에서 이룩된 자랑찬 성과". 『로동신문』 2013년 7월 14일.
"북 '조평통' 국가기구화…남 통일부와 '격' 맞추기". 『한겨레신문』 2016년 6월 30일. Retrieved from http://www.hani.co.kr/arti/politics/defense/750462.html
"북한 고려의학의 현황은?", 『한의신문』 2015년 11월 6일.(http://www.akomnews.com/?p=344844)
"세계간염의 날에 즈음한 행사 진행", 『로동신문』 2016년 7월 29일.
"위생방역 및 긴급치료전투에 진입", 『로동신문』 2016년 9월 12일.
"의약품, 의료기구생산 계속 장성", 『로동신문』 2016년 3월 24일.
"인민들의 건강증진에 이바지하는 전례없는 성과를", 『로동신문』 2016년 3월 10일.
"전국대학청년동맹일군들의 어은혁명사적지에로의 답사행군 진행", 『로동신문』 2016년 7월 4일.
"전투현장에서의 의료봉사 활발", 『로동신문』 2016년 9월 30일.
"주요전구들에서 현장의료봉사활동 활발", 『로동신문』 2016년 3월 4일.
"제힘을 믿고 일어설 때 불가능이란 없다", 『로동신문』 2016년 7월 20일.
"지극한 정성과 높은 실력으로", 『로동신문』 2016년 9월 26일.
"지식의 힘으로 경제강국건설을 추동해갈 드높은 열의", 『로동신문』 2016년 7월 31일.
"효능높은 고려약들을 개발", 『조선중앙통신』 2016년 6월 18일.
"활발히 벌어지는 기술혁신청년돌격대활동", 『로동신문』 2016년 8월 24일.

제3장

김석주(2015). 「통일에 있어 정신의학적 과제와 준비」. *J Korean Neuropsychiatric Association, 54*(4), 360-364.
김석주 · 이왕재 · 박상민 · 이혜원 · 최희란(2015). 『북한주민의 질병관과 질병행태』(1st ed.). 서울대학교 통일학연구총서: 서울대학교출판문화원.

대한간학회(2013). 『한국인의 간질환 각론』.
대한적십자사 혈액관리본부(2015). "[전국] 국내외 말라리아 관련 헌혈 제한지역 변경 안내". Retrieved from http://www.bloodinfo.net/notice_general.do?action=detail&brdno=11&brdctsno=300829
박상민 · 이혜원 · 김보현(2014). 「북한 모자보건 현황과 효율적 지원방안」. 『KDI 북한경제리뷰』(2014.8.).
보건사회연구원(2014). 「2014년 장애인 실태조사」.
서울대학교 의과대학 통일의학센터 · 통일연구원(2015). 대북결핵지원사업 참여기관 국제세미나.
서울대학교 의과대학 통일의학센터 · 한국국제보건의료재단 · 보건복지부(2013). 『북한 보건의료 백서』.
아주남북한보건의료연구소(2001). 『남북한 보건의료』. 아주남북한보건의료연구소.
엄태완(2005). 「남북주민 통합을 위한 정신건강전략」. 『통일정책연구』, 14(1), 297-324.
연세대학교 통일보건의료센터(2015). 「북한 질병통제 관리체계 구축방안」. 통일부.
이수진(2009). "한반도는 장애인의 모습과 다름없어: '등대복지회' 신영순이사 인터뷰". Retrieved from http://blog.unikorea.go.kr/183
조경숙(2016). 「통일 독일의 사례를 통해 본 남북한 주요 건강지표 현황과 전망」. 『보건사회연구』, 36(2), 33-56.
질병관리본부(2015). 「2015년도 국내 말라리아 관리지침」.
질병관리본부 · 국립보건연구원(2013). 「제8차 전국 장내 기생충 감염통계」. 질병관리본부.
최지영(2015). 「북한인구구조의 변화 추이와 시사점」. 『BOK 경제연구』, 2015-18. 서울: 한국은행 경제연구원.
통계청(2015). "장애인 현황". Retrieved from http://www.index.go.kr/potal/main/EachDtlPageDetail.do?idx_cd=2768
통일부 통일교육원(2013). 『북한지식사전』. 통일부 통일교육원 교육개발과.
통일연구원(2016). 『2016 북한인권백서』.
한국국제보건의료재단(2014). 「북한 비감염성 질환관리 중장기 전략」.
Black, R.E., Victora, C.G., Walker, S.P., Bhutta, Z.A., Christian, P., de Onis, M., . . ., & Maternal and Child Nutrition Study Group (2013). "Maternal and Child Undernutrition and Overweight in Low-income and Middle-income Coun-

tries." *Lancet*, 382(9890), 427-451. doi:10.1016/S0140-6736 (13) 60937-X [doi]

CBS & UNFPA (2015). *Democratic People's Republic of Korea. Socio-Economic Demographic and Health Survey 2014.*

CBS, WFP, UNICEF, & WHO (2013). *Democratic People's Republic of Korea. Final Report of the National Nutrition Survey 2012.*

Chenghua, S., Shunyu, L., Shanzi, Z., Min-Ho, C., Young Mee, B., & Sung-Tae, H. (2007). "Tissue Parasitic Helminthiases Are Prevalent at Cheongjin, North Korea." *Korean Journal of Parasitology*, 45(2), 139-144.

Choi, C.M., June, J.H., Kang, C.I., Park, J.T., Oh, S.Y., Lee, J.B., . . ., & Kim, H. J. (2007). "Tuberculosis among dislocated North Koreans Entering Republic of Korea since 1999." *Journal of Korean Medical Science, 22*(6), 963-967. doi:200712963 [pii]

FAO (2015). *2015 the State of Food Insecurity in the World. Meeting the 2015 International Hunger Targets: Taking Stock of Uneven Progress.*

GAVI (2011). *Proposal for DTP-HepB-Hib(Pentavalent) Vaccine DPR Korea.*

Ghendon Y. (1987). "Perinatal Transmission of Hepatitis B Virus in High-incidence Countries." *J. Virol. Methods.* 17: 69 - 79.

Global Fund (2016). "Korea, Democratic People's Repulic of." Retrieved from http://www.theglobalfund.org/en/portfolio/country/?loc=PRK&k=79cc6298-8372-48b4-9712-b11eaba1a805

Grundy, J., Biggs, B.A., & Hipgrave, D.B. (2015). "Public Health and International Partnerships in the Democratic People's Republic of Korea." *PLoS Medicine*, 12(12), e1001929. doi:10.1371/journal.pmed.1001929 [doi]

Human Mortality Database (2016). http://mortality.org(Accessed on 22 September 2016)

Institute for Health Metrics and Evaluation (IHME) (2013). "Global Burden of Disease 2013." Retrieved from http://www.healthdata.org/north-korea

______ (2016). "GBD Compare." Retrieved from http://vizhub.healthdata.org/gbd-compare

International Food Policy Research Institute (IFPRI) (2016). *Global Nutrition Report 2016: From Promise to Impact: Ending Malnutrition by 2030.*

Washington, DC.

Kim, B.C. & Yoo, S.E. (2010). *A Panel Study for North Korean Defectors*. Seoul.

Lee, Y.H., Lee, W.J., Kim, Y.J., Cho, M.J., Kim, J.H., Lee, Y.J., . . ., & Robinson, C. (2012). "North Korean Refugee Health in South Korea (NORNS) Study: Study Design and Methods." *BMC Public Health*, 12, 172-2458-12-172. doi:10.1186/1471-2458-12-172 [doi]

Liu, L., Oza, S., Hogan, D., Perin, J., Rudan, I., Lawn, J.E., ..., & Black, R.E. (2015). "Global, Regional, and National Causes of Child Mortality in 2000-13, with Projections to Inform Post-2015 Priorities: An Updated Systematic Analysis." *Lancet*, 385(9966), 430-440. doi:10.1016/S0140-6736(14)61698-6 [doi]

Lozano, R., Naghavi, M., Foreman, K., Lim, S., Shibuya, K., Aboyans, V., . . ., & Murray, C.J.L. (2012). "Global and Regional Mortality from 235 Causes of Death for 20 Age Groups in 1990 and 2010: A Systematic Analysis for the Global Burden of Disease Study 2010." *Lancet*, 380(9859), 2095-2128. doi:10.1016/S0140-6736(12)61728-0

Marks, F., Nyambat, B., Xu, Z.Y., von Kalckreuth, V., Kilgore, P.E., Seo, H.J., . . ., & Clemens, J.D. (2015). "Vaccine Introduction in the Democratic People's Repulic of Korea." *Vaccine*, 33(20), 2297-2300. doi:10.1016/j.vaccine.2015.03.005 [doi]

Markus Unnewehr, A.S. (2015). "Fighting *hepatitis* B in North Korea: Feasibility of a Bi-Modal Prevention Strategy." *J. Korean Med. Sci.*, 30(11), 1584-1588.

Ministry of Public Health (2014). *National Strategic Plan for Tuberculosis Control 2015-2018*.

OECD (2012). "Suicide Rates." Retrieved from https://data.oecd.org/healthstat/suicide-rates.htm

Omran, A.R. (2001). "The Epidemiologic Transition. A Theory of the Epidemiology of Population Change. 1971." *Bulletin of the World Health Organization*, 79(2), 161-170.

Park, Y.S., Park, S.M., Jun, J.Y., & Kim, S.J. (2014). "Psychiatry in Former Socialist Countries: Implications for North Korean psychiatry." *Psychiatry Investigation*, *11*(4), 363-370. doi:10.4306/pi.2014.11.4.363 [doi]

Peto, R., Lopez, A.D., &Norheim, O.F. (2014). "Halving Premature Death." *Science*, 345(6202), 1272. doi:10.1126/science.1259971 [doi]

Powles, J., Fahimi, S., Micha, R., Khatibzadeh, S., Shi, P., Ezzati, M., . . ., & Chronic Diseases Expert, G. (2013). "Global, Regional and National Sodium Intakes in 1990 and 2010: A Systematic Analysis of 24 H Urinary Sodium Excretion and Dietary Surveys Worldwide." *BMJ Open*, 3(12).

Qian, M.-B., Chen, Y.-D., Liang, S., Yang, G.-J., & Zhou, X.-N. (2012). "The Global Epidemiology of Clonorchiasis and Its Relation with Cholangiocarcinoma." *Infectious Diseases of Poverty*, 1, 4. http://doi.org/10.1186/2049-9957-1-4

Robert Koch-Institute (Ed.) (2014). *25 Years after the Fall of the Berlin Wall: Regional Differences in Health*. Robert Koch-institut, Berlin. Retrieved from http://www.rki.de/EN/Content/Health_Monitoring/Health_Reporting/Kompakt/Kompakt_node.html

Say, L., Chou, D., Gemmill, A., Tunçalp, Ö., Moller, A., Daniels, J., . . ., & Alkema, L. (2014). "Global Causes of Maternal Death: A WHO Systematic Analysis." *The Lancet Global Health*, 2(6), e323-e333. doi:http://dx.doi.org/10.1016/S2214-109X(14)70227-X

Shunyu, L., Chenghua, S., Min-Ho, C., Young Mee, B., Hiwon, Y., & Sung-Tae, H. (2006). "Status of Intestinal Helminthic Infections of Borderline Residents in North Korea." *Korean Journal of Parasitology*, 44(3), 265-268.

UNICEF (2011). *Programming Guide on Infant and Young Child Feeding*. New York: UNICEF.

_____ (2014). *UNICEF Annual Report 2014 Korea, Democratic People's Repulic of.*

_____ (2015a). *Committing to Child Survival: A Promise Renewed Progress Report 2015.*

_____ (2015b). *Levels and Trends in Child Mortality Report 2015: Estimates Developed by the UN Inter-agency Group for Child Mortality Estimation.*

_____ (2015c). *UNICEF Annual Report 2015. Korea, Democratic People's Repulic of.*

_____ (2016a). "Malnutrition: Undernutrition Contributes to Nearly Half of All Deaths in Children under 5 and Is Widespread in Asia and Africa."

Retrieved from http://data.unicef.org/nutrition/malnutrition.html#sthash.7Ce7O9cZ.majFbKC1.dpuf

______ (2016b). "Maternal Health. Antenatal Care: Only Half of Women World-wide Receive The Recommended Amount of Care during Pregnancy." Retrieved from http://data.unicef.org/maternal-health/antenatal-care.html

______ (2016c). "Maternal Health. Delivery Care: Despite Accelerated Progress, in Regions Where Maternal Mortality Is Highest, The Coverage of Skilled Attendance at Birth Is Lowest." Retrieved from http://data.unicef.org/maternal-health/delivery-care.html

______ (2016d). "UNICEF Global Databases." Retrieved from http://data.unicef.org/index-2.html

UNICEF & CBS (2009). *Multiple Indicator Cluster Survey 2009.*

UNICEF, WHO, & World Bank Group (2016). "UNICEF, WHO, World Bank Joint Child Malnutrition Dataset, May 2016 Update." Retrieved from http://data.unicef.org/nutrition/malnutrition.html#sthash.7Ce7O9cZ.dpuf

United Nations and Partners (2016). *2016 DPR Korea: Needs and Priorities.*

United Nations Central Emergency Response Fund (2012). *Resident/Humanitarian Coordinator Report 2012 on the Use of CERF Funds Democratic People's Republic of Korea.*

United Nations, Department of Economic and Social Affairs, Population Division (2015). "World Population Prospects: The 2015 Revision, Custom data acquired via website." Retrieved from https://esa.un.org/unpd/wpp/DataQuery/

US Department of State (2016). *Democratic People's Republic of Korea 2015 Human Rights Report.*

WFP (2016). *WFP Democratic People's Republic of Korea Country Brief.*

WHO (2010a). *Country Cooperation Strategy Democratic People's Republic of Korea, 2009-2013*. India: World Health Organization.

______ (2010b). *The Global Plan to Stop TB 2011–2015: Transforming the Fight towards Elimination of Tuberculosis.*

______ (2011a). *MDGs Progress and Annual Report on Health Status: DPRK.*

______ (2011b). *Noncommunicable Diseases in the South-east Asia Region.*

______ (2012). *The Who Application of Icd-10 to Deaths during Pregnancy, Childbirth and Puerperium: ICD MM.*

______ (2013a). *Global Action Plan for the Prevention and Control of Noncommunicable Diseases 2013-2020.*

______ (2013b). *Who Recommendations on Postnatal Care of the Mother and Newborn.*

______ (2014a). "Global Health Observatory(GHO)." Retrieved from http://apps.who.int/gho/data/node.home.

______ (2014b). *Global Status Report on Noncommunicable Diseases 2014.*

______ (2014c). "Health Statistics and Information Systems, DALYs 2000-2012." Retrieved from http://www.who.int/healthinfo/global_burden_disease/en/

______ (2014d). *Preventing Suicide: A Global Imperative.*

______ (2015a). *Global Tuberculosis Report 2015.*

______ (2015b). *WHO Report On the Global Tobacco Epidemic, 2015.*

______ (2015c). *World Health Statistics 2015.*

______ (2015d). *World Malaria Report 2015.*

______ (2016a). "Global Health Observatory (GHO)." Retrieved from http://apps.who.int/gho/data/node.home

______ (2016b). *Global Tuberculosis Report 2016*. Geneva: World Health Organization.

______ (2016c). "Media Centre: Malaria." Retrieved from http://www.who.int/mediacentre/factsheets/fs094/en/

______ (2016d). "Media Centre: *Hepatitis* B (fact sheet)." Retrieved from http://www.who.int/mediacentre/factsheets/fs204/en/

______ (2016e). "Media Centre: Soil-transmitted Helminth Infections (Fact Sheet)." Retrieved from http://www.who.int/mediacentre/factsheets/fs366/en/

______ (2016f). "PCT Databank: Soil-transmitted Helminthiases." Retrieved from http://www.who.int/neglected_diseases/preventive_chemotherapy/sth/en/

______ (2016g). *World Health Statistics 2016.*

______ (2016h). "WHO Vaccine-preventable Diseases: Mornitoring System. 2016 Global Summary." Retrieved from http://apps.who.int/immunization_monitoring/globalsummary

WHO FCTC (2014). *Democratic People's Repulic of Korea. Reporting Instrument of the WHO Framework Convention on Tobacco Control.*

WHO Regional Office for South-East Asia (2016). "Scale up Efforts against Hepatitis." Retrieved from http://www.searo.who.int/mediacentre/features/2016/scale_up_efforts_against_hepatitis./en/

WHO & UNICEF (2015). *Countdown to 2015. A Decade of Tracking Progress for Maternal, Newborn and Child Survival. The 2015 Report.*

WHO SEARO (2013). *Regional Strategy for the Prevention and Control of Viral Hepatitis.*

_____ (2014). "Communicable and Re-emerging Diseases." Retrieved from http://www.searo.who.int/dprkorea/comdiseasesdprk2014.pdf

_____ (2015a). *EPI Fact Sheet DPR Korea 2014.*

_____ (2015b). *National Tuberculosis Control Programme: Democratic People's Republic of Korea.* Report of the Joint Monitoring Mission. 9-19 May 2014.

_____ (2016). *Tuberculosis Control in the South-East Asia Rigion.* Annual Report 2016.

WHO, UNICEF, UNFPA, World Bank Group, & United Nations Population Division (2015). "Trends in Maternal Mortality: 1990 to 2015." Estimates by WHO, UNICEF, UNFPA, World Bank Group and the United Nations Population Division.

World Bank (2016). "World Development Indicators." Retrieved from http://data.worldbank.org/

신문기사

"북한, WHO 지원 첫 전국 결핵실태조사 마무리". 『Voice of America(VOA)』 2016년 8월 18일. Retrieved from http://www.voakorea.com/a/3469186.html

"북한 장애인 통계자료: 76만명 장애인". 『자유아시아방송(RFA)』(온라인) 2006년 4월 19일. Retrieved from http://www.rfa.org/korean/news/handicapped_population_nk-20060419.html.

"[생명을 살리는 북한의 민간요법] 만성간염에는 확실한 치료제가 없다...생당쑥은?". 『통일신문』(온라인) 2014년 1월 6일. Retrieved from http://www.unityinfo.co.kr/sub_read.html?uid=16215&section=sc22&section2=

"[세계 금연의 날] 북한 흡연 실태". 『Voice of America(VOA)』 2016년 5월 31일.

Retrieved from http://www.voakorea.com/a/3355541.html
"세계 간염의 날, 북한 간염 실태와 예방법". 『Voice of America(VOA)』 2016년 7월 29일. Retrieved from http://www.voakorea.com/a/3439911.html
"탈북 청소년 키, 우리 청소년과 비교해 보니…". 『조선닷컴』(온라인) 2010년 2월 16일. Retrieved from newsplus. chosun.com/site/data/html_dir/2010/02/16/2010021600137.html
"A Look into the DPRK Mental Health System, How North Korea Uses the Practice of Psychiatry to Reinforce Societal Values." *NKNEWS*(online). 2014년 12월 30일. Retrieved from http://www.nknews.org/2014/12/a-look-into-the-dprk-mental-healrh-system/

제4장

대북협력민간단체협의회(2015). 『대북지원 20년 백서』.
박지연(2015). 「국제사회의 대북지원 분석(1945~2014)」. 『수은북한경제』. 봄호.
서울대학교 의과대학 통일의학센터 · 한국국제보건의료재단 · 보건복지부(2013). 『북한 보건의료 백서』.
유원섭 · 김성이(2007). 「대북 모자보건 지원사업의 타당성 평가」. 『남북한 보건의료』 통권 6호. 아주남북한보건의료연구소.
최현주(2012). 「북한 보건의료 지원 현황 및 평가」. 『대북 보건의료지원 전문가 세미나자료집』. 통일부.
통일부(1998). 『1998 통일백서』.
______(2002). 『2002 통일백서』.
______(2003). 『2003 통일백서』.
______(2004). 『2004 통일백서』.
______(2005). 『2005 통일백서』.
______(2006). 『2006 통일백서』.
______(2007). 『2007 통일백서』.
______(2008a). 『2008 남북협력기금 백서』.
______(2008b). 『2008 통일백서』.
______(2009). 『2009 통일백서』.

______(2010). 『2010 통일백서』.
______(2012). 『2012 통일백서』.
______(2013). 『2013 통일백서』.
______(2014). 『2014 통일백서』.
______(2015). 『2015 통일백서』.
______(2016). 『2016 통일백서』.
통일연구원(2008). 『UN기구의 지원체계와 대북활동』.
통일부 홈페이지. www.unikorea.go.kr
한국국제협력단 홈페이지, http://www.koica.go.kr/devaid/statistics/1193007_1727.html
한국수출입은행 홈페이지. www.koreaexim.go.kr
OECD (2009). "Measuring aid to Health." Retrieved from https://www.oecd.org/dac/stats/44070071.pdf
UNFPA (1998). *Country Programme for the Democratic People's Republic of Korea.*
OECD IDS 홈페이지. http://stats.oecd.org
UNOCHA FTS 홈페이지. http://fts.unocha.org

제5장

1절

곽인옥(2015). 「북한 경제정책의 변화에 따른 식,의약품 유통실태 및 변화과정에 대한 연구」. 『북한연구학회 춘계학술발표논문집』.
김진숙(2012). 「북한 의약품정책의 특징과 한계 분석」. 『보건사회연구』, 32(4), 631-665.
서울대학교 의과대학 통일의학센터 · 한국국제보건의료재단 · 보건복지부(2013). 『북한 보건의료 백서』.
Amnesty International (2010). *The Crumbling State of Health Care in North Korea.*
OECD (2015). "OECD Dataset: Health Expenditure and Financing, 2000-2015."
WHO (2003). *WHO Country Cooperation Strategy 2004-2008: Democratic People's Republic of Korea 2003.*
WHO SEARO (2014). *Health System Profiles of SEAR Countries.*

2절

국회예산정책처(2015). 『남북교류협력 수준에 따른 통일비용과 시사점』. 서울: 국회예산정책처.

통일부(2015). 『독일 총서, 보건의료 분야 관련 정책문서』. 서울: 통일부.

한국과학기술부 · 박무현 · 이상철 · 신국현 · 한국과학기술정보연구원(2004). 「천연물을 이용한 기능성 물질 개발 및 이용」. 『2004 기술동향 분석보고서』. 한국과학기술정보연구원.

신문기사

"한국-북한-중국 신약개발 힘 모은다". 『의협신문』(온라인). 2006년 6월 28일. Retrieved from http://www.doctorsnews.co.kr/news/articleView.html?idxno=32555.

3절

법제처 국가법령정보센터(2014). "북한이탈주민의 보호 및 정착지원에 관한 법률". Retrieved from http://www.law.go.kr/lsInfoP.do?lsiSeq=154248&efYd=20141129#0000

________(2015). "북한이탈주민의 보호 및 정착지원에 관한 법률 시행령". Retrieved from http://www.law.go.kr/lsInfoP.do?lsiSeq=177862&efYd=20151229#0000

______(2016). "의료법". Retrieved from http://www.law.go.kr/lsEfInfoP.do?lsiSeq=178160#

______(2017). "고등교육법 시행령". Retrieved from http://www.law.go.kr/lsInfoP.do?lsiSeq=191171&efYd=20170117#0000

이윤성 · 황상익 · 김윤희(2011). 『북한이탈주민에 대한 보건의료인 자격 인정 방안 마련을 위한 기초 연구: 의사를 중심으로』. 서울: 의료정책연구소.

최재필(2012). 「북한이탈의사 교육: 서울의료원에서의 경험을 중심으로」. 『의학교육논단』, 14(2), 95-101.

통일부(2014). 『2014 통일백서』. 서울: 통일부.

______(2015). 『2015 통일백서』. 서울: 통일부.

______(2016). "북한이탈주민정책-입국현황 자료". Retrieved from http://www.unikorea.go.kr/content.do?cmsid=3099

신문기사
"김만철씨 취업". 『경향신문』 1988년 4월 29일.
"김씨 일가보상 취업 어떻게 되나". 『동아일보』 1987년 2월 10일.

남북 보건의료의 교류협력 증진에 관한 법률안

(정의화 의원 대표발의)

제안이유

최근 남북 교류협력이 원활하게 이루어지지 않고 있는 상황에 종전에 남북 교류협력이 활발하던 시기에 사회·문화·경제 등 여러 분야 중 상당한 비중을 차지하고 있던 보건의료 분야의 남북 교류협력까지 저조한 실정임.

이러한 상황에 남북 교류협력을 다시 활성화시키는 시작점으로서 중립적 가치와 인도적 개념을 동시에 지닌 보건의료 분야를 활용할 수 있을 것이며, 향후 미래 통일한국의 국민이 될 남북한 주민을 위한 보건의료에 관한 체계를 공동으로 정비하고 대처해 나가는 것은 매우 중요한 의미를 가짐.

이에 남북이 일방향적인 인도적 지원의 수혜자만이 아닌 평화통일을 지향하는 상호 협력의 동반자로 인식하고, 상호 실질적이고 발전적인 교류·협력을 위한 발판으로 삼기 위하여 남북 보건의료 분야의 교류·협력을 증진할 수 있도록 법적 근거를 마련하려는 것임.

주요내용

가. 이 법의 목적을 남한과 북한 간 보건의료 분야의 상호 교류 및 협력을 증진하기 위하여 필요한 사항을 규정함으로써 한반도의 평화와 통일에 이바지함으로 함(안 제1조).

나. 남한과 북한 공동의 보건의료를 발전시키고 미래 통일한국의 일원이 될 남한과 북한 주민의 건강을 증진하기 위하여 남한과 북한이 평화통일을 지향하는 동반자로서 보건의료 분야의 상호 교류 및 협력을 증진하는 것을 기본이념으로 함(안 제2조).

다. 이 법에서 사용할 용어로 보건의료와 남북보건의료교류협력을 정의함(안 제3조).

라. 정부는 남북보건의료교류협력을 증진하기 위하여 기본이념을 구현하기 위한 시책을 마련하여야 하고, 남북 정세의 변화에 관계없이 남북보건의료교류협력을 증진할 수 있도록 노력하여야 함(안 제4조).

마. 남북보건의료교류협력을 위한 지원, 왕래, 사업 등 남북보건의료교류협력을 목적으로 하는 행위에 관하여는 이 법률의 목적범위에서 다른 법률에 우선하여 이 법을 적용하도록 함(안 제5조).

바. 통일부장관은 「남북교류협력에 관한 법률」에 따른 남북교류협력 추진협의회의 심의 · 의결을 거쳐 남북보건의료교류협력에 관한 기본계획을 5년마다 수립하고, 기본계획에 따라 연도별 시행계획을 수립 · 시행하여야 함(안 제6조 및 제7조).

사. 정부는 보건의료인 및 보건의료기술의 교육 · 연구 등을 위한 교류 · 협력 사업, 보건의료 관련 시설의 지원 및 현대화를 위한 교류 · 협력 사업 등 남북보건의료교류협력을 위한 사업을 활성화하기 위하여 노력하여야 하고, 한국국제보건의료재단 등 보건의료관계 기관이나 보건의료 관련 민간단체가 사업을 수행하는 경우 보조금을 지급하거나 필요한 지원을 할 수 있음(안 제8조).

아. 정부는 남한 또는 북한에 재난이 발생할 경우 남한과 북한의 공동 대응 및 보건의료인력 · 의료장비 · 의약품 등의 긴급지원이 이루어질 수 있도록 노력하여야 함(안 제9조).

자. 정부는 남한과 북한 간 감염병에 관한 정보 교류 및 협력 증진에 노력하고, 이를 위하여 북한의 감염병 관련 정책 · 제도 및 현황 등을 조

사 · 연구하여야 함(안 제10조).

차. 남북보건의료교류협력과 관련한 남북한 왕래를 위하여 복수방문 증명서를 발급받은 자에 대하여 방문승인절차의 면제에 관한 특례를 정할 수 있고, 남북보건의료교류협력과 관련하여 남북한을 왕래하는 남한주민에 대한 출입심사 절차를 간소화하기 위하여 특례를 정할 수 있음(안 제11조).

카. 정부는 북한 당국과 남북보건의료교류협력과 관련한 협의 및 조정을 위하여 남북보건의료교류협력 위원회를 설치하여야 함(안제12조).

남북 보건의료의 교류협력 증진에 관한 법률안

제1장 총칙

제1조 (목적) 이 법은 군사분계선 이남지역(이하 "남한"이라 한다)과 그 이북지역(이하 "북한"이라 한다) 간의 보건의료 분야에 관한 상호 교류 및 협력을 증진하기 위하여 필요한 사항을 규정함으로써 한반도의 평화와 통일에 이바지함을 목적으로 한다.

제2조 (기본이념) 이 법은 북한 지역의 보건의료 환경을 개선하고 체계를 정비하는 등 남한과 북한 공동의 보건의료를 발전시키고 미래 통일한국의 일원이 될 남한과 북한 주민의 건강을 증진하기 위하여, 남한과 북한이 평화통일을 지향하는 동반자로서 보건의료 분야의 상호 교류 및 협력을 증진하는 것을 기본이념으로 한다.

제3조 (정의) 이 법에서 "남북보건의료교류협력"이란 「남북교류협력에

관한 법률」 제3조에 따른 남북교류·협력으로서 보건의료 분야에 관한 남북교류·협력을 말한다.

제4조 (정부의 시책 및 책임)

① 정부는 남북보건의료교류협력을 증진하기 위하여 제2조에 따른 기본 이념을 구현하기 위한 시책을 마련하여야 한다.

② 정부는 남북 정세의 변화에 관계없이 남북보건의료교류협력을 증진할 수 있도록 노력하여야 한다.

제5조 (다른 법률과의 관계) 남북보건의료교류협력을 위한 지원, 왕래, 사업 등 남북보건의료교류협력을 목적으로 하는 행위에 관하여는 이 법률의 목적 범위에서 다른 법률에 우선하여 이 법을 적용한다.

제2장 남북보건의료교류협력에 관한 기본계획 및 시행계획

제6조 (남북보건의료교류협력에 관한 기본계획)

① 통일부장관은 「남북교류협력에 관한 법률」 제4조에 따른 남북교류협력 추진협의회(이하 "남북교류협력 추진협의회"라 한다)의 심의·의결을 거쳐 남북 보건의료교류협력에 관한 기본계획(이하 "기본계획"이라 한다)을 5년마다 수립하여야 한다.

② 기본계획에는 다음 각 호의 사항이 포함되어야 한다.

1. 남북보건의료교류협력의 기본 목표 및 그 추진 방향
2. 주요 남북보건의료교류협력 사업계획 및 그 추진 방법
3. 남북보건의료교류협력에 필요한 재원의 조달 및 관리 방안
4. 남북보건의료교류협력의 증진을 위한 시책
5. 남북보건의료교류협력 관련 통계 및 그 정보의 관리 방안

6. 그 밖에 남북보건의료교류협력을 증진하기 위하여 필요하다고 인정한 사항

第7조 (연도별 시행계획)

① 통일부장관은 기본계획에 따라 연도별 시행계획(이하 "시행계획"이라 한다)을 수립 · 시행하여야 한다.

② 그 밖에 시행계획의 수립 · 시행에 관하여 필요한 사항은 대통령령으로 정한다.

제3장 남북보건의료교류협력 사업 지원 등

第8조 (남북보건의료교류협력을 위한 사업 지원)

① 정부는 남북보건의료 교류협력을 위한 다음 각 호의 사업을 활성화하기 위하여 노력하여야 한다.

1. 「보건의료기본법」 제3조제3호에 따른 보건의료인 및 「보건의료기술 진흥법」 제2조제1항제1호에 따른 보건의료기술의 교육 연구 등을 위한 교류 · 협력 사업
2. 「보건의료기본법」 제3조제4호에 따른 보건의료기관, 의약품 제조소 등 보건의료 관련 시설에 대한 지원 및 현대화를 위한 교류 · 협력 사업
3. 의료품, 의료기기 등 보건의료 관련 물품의 지원을 위한 교류 · 협력 사업
4. 보건의료와 관련된 남한과 북한의 공동 연구개발사업
5. 그 밖에 남북보건의료교류협력 증진을 위하여 필요하다고 인정한 사업

② 정부는 「한국국제보건의료재단법」에 따른 한국국제보건의료재단 또

는 「국립중앙의료원의 설립 및 운영에 관한 법률」에 따른 국립중앙의료원 등 보건의료 관계 기관이나 보건의료 관련 민간단체가 제1항 각 호의 사업을 수행하는 경우 보조금을 지급하거나 그 밖에 필요한 지원을 할 수 있다.

제9조 (재난 공동대응 및 긴급지원)

① 정부는 남한 또는 북한에 「재난 및 안전관리 기본법」 제3조제1호에 따른 재난(이하 이 조에서 "재난"이라 한다)이 발생할 경우 남한과 북한의 공동대응 및 보건의료인력·의료장비·의약품 등의 긴급지원이 이루어질 수 있도록 노력하여야 한다.

② 정부는 북한에 재난이 발생한 경우 재난 구조·구호활동을 하는 단체에 대통령령으로 정하는 바에 따라 필요한 지원 또는 지도·감독을 할 수 있다.

제10조 (감염병에 관한 정보 교류 및 협력 증진)

① 정부는 남한과 북한 주민의 건강에 위해가 되는 감염병(「감염병의 예방 및 관리에 관한 법률」 제2조제1호에 따른 감염병을 말한다. 이하 이 조에서 같다)을 예방·관리하기 위하여 남한과 북한 간 감염병에 관한 정보 교류 및 협력 증진에 노력하여야 한다.

② 정부는 남한과 북한 간 감염병에 관한 정보 교류 및 협력 증진을 위하여 북한의 감염병 관련 정책·제도 및 현황 등을 조사·연구하여야 한다.

③ 정부는 제1항 및 제2항에 따른 정보 교류 및 협력 증진과 조사·연구 등을 위하여 필요한 경우 대통령령으로 정하는 바에 따라 관련 단체 등에 협력을 요청할 수 있으며, 이에 사용되는 경비의 전부 또는 일부를 지원할 수 있다.

제4장 남북보건의료교류협력을 위한 남북한 왕래 특례 및 남북보건의료교류협력 위원회

제11조 (남북한 왕래의 특례)

① 남북보건의료교류협력과 관련한 남북한 왕래를 위하여 「남북교류협력에 관한 법률」 제9조제2항에 따른 복수방문증명서를 발급받은 자에 대하여 같은 법 제9조에 따른 방문승인절차의 면제에 관한 특례를 정할 수 있다.

② 남북보건의료교류협력과 관련하여 남북한을 왕래하는 남한주민에 대한 출입심사 절차를 간소화하기 위하여 「남북교류협력에 관한 법률」 제11조의 특례를 정할 수 있다.

③ 제1항 및 제2항에 따른 면제 및 간소화를 위한 특례의 범위와 적용기준 등은 대통령령으로 정한다.

④ 제1항 및 제2항의 면제 또는 간소화에 관한 특례를 시행하기 위한 세부사항은 남북교류협력 추진협의회의 심의·의결을 거쳐 법무부장관이 정한다.

제12조 (남북보건의료교류협력 위원회)

① 정부는 북한 당국과 남북보건의료 교류협력과 관련한 남한과 북한 간 협의 및 조정을 위한 남북보건의료교류협력 위원회를 설치하기 위하여 노력하여야 한다.

② 제1항에 따른 남북보건의료교류협력 위원회의 운영에 대한 지원과 관리 및 운영에 관하여 필요한 사항은 대통령령으로 정한다.

부칙

이 법은 공포 후 6개월이 경과한 날부터 시행한다.

부록 ❷ 남북 관계 보건의료 분야 주요 일지(1993~2016년)

연도	날짜	주요 내용
1993	3.12.	북한, 핵 비확산조약 탈퇴 성명
1994	2.25.	김영삼 대통령, 취임 1주년 기자회견 북한이 핵무기 개발을 포기할 경우 남북경제 공동개발
1995	3.10.	북한, 김대통령의 대북 물자지원 제의 거부
	5.15.	김영삼 대통령, 북한에 곡물 · 물자 제공 용의 표명 (국제 언론인 협회 제44차 총회)
	5.26.	북한 이성록, 일본에 쌀 공급 공식 요청 나웅배 부총리 겸 통일원장관, 대북 곡물지원 관련 대표접촉 제의
	6.6.	송영대 통일원차관, 대북 쌀 제공 관련 북한측의 직접 호응 촉구
	6.17.~24.	남북 간 북경회담, 대북 쌀 제공 문제 협의
	6.23.	일 · 북, 쌀 제공 문제 관련 협상(동경)
	6.24.	남북한, 대북 쌀 15만 톤 제공 합의(북경)
	6.25.	대북 쌀 제공 2,000톤 선적 '씨아펙스호' 출항(동해항)
	6.29.	정부, 북측의 '씨아펙스호' 인공기 게양사건 관련 북한 당국의 공식 사과 없으면 쌀 지원 중단 결정
	7.1.	북한 당국, '씨아펙스호' 인공기 게양사건 관련 대남 공식사과
	7.3.	송영대 통일원차관, 대북 쌀 지원 재개발표
	8.10.~14.	대북 쌀 지원 관련 북경 실무접촉, '삼선비너스호' 선원의 귀환문제 및 제3차 북경회담 재개 문제 협의
	8.12.	이석채 재정경제원차관, 북의 쌀 수송선 억류 관련 선원 전원과 선박의 조속송환 촉구
	8.23.	북한, 유엔에 수재긴급구호 요청
	9.1.	국제선명회, 북한에 현금 50만 달러 · 식량 등 수재구호품 지원 결정
	9.4.	유엔 인도지원국(DHA), 북한 50만 명 이재민 발생 발표
	9.4.~9.	유엔 홍수피해 조사단 방북
	9.6.	북한, 조총련 통해 일본에 수해지원 요청
	9.7.	미국, 북한 수해 2만 5,000달러 지원 결정 북한 외교부대변인, 주한미군 철수 및 대미 평화협정 수립 촉구
	9.12.	유엔조사단, 북한 수해 조사결과 발표 북한, 선명회에 식량 긴급지원 요청 서한
	9.14.	나웅배 부총리 겸 통일원장관, 한적을 통해 대북 수해지원 5만 달러 지원발표
1995	9.22.	일본 외무성, 대북 수재 50만 달러 지원 발표

연도	날짜	주요 내용
1996	1.18.	유엔세계식량계획, 대북 식량지원 참여 호소
	1.24.	한 · 미 · 일, 대북 쌀 지원 고위정책협의회 개최(하와이) 정부차원의 대규모 지원 않기로 합의
	2.2.	북한 대외경제위원장 이성대, 일본에 추가식량지원 요청
	3.22.	국제적십자연맹(IFRC), 북한의 식량원조요청 발표
	4.27.	북한, 유엔에 긴급 식량원조 요청
	5.16.	대한적십자사, 북한에 4차 구호품 식용유 18만 ℓ 지원
	6.1.	일본 하시모토 총리, 대북 식량지원 표명 로드 미국무부 차관보, 미사일 동결 및 4자회담 참여 시 대북제재 완화표명
	6.6.	유엔, 4,300만 달러 규모 제2차 대북식량지원계획 발표 및 국제지원 호소
	6.11.	권오기 부총리 겸 통일원장관, 대북 300만 달러 상당 식량지원 방침 발표
	6.12.	미 국무부 대변인, 대북 620만 달러 식량지원 발표
	6.14.	대한적십자사, 제5차 대북 수재민지원계획(밀가루 572만 톤) 발표 KEDO · 북한 경수로 통신 · 통행의정서 합의
	7.30.	북한, UNDP에 수해지역 점검 요청
	9.9.	「한적」, 제8차 대북수해 물자지원
1997	1.4.	미국, 북한과 식량거래 허가
	1.16.	북한 종교인협회, 남한 종교단체에 수해복구문제 논의 제의
	2.20.	통일원 대변인, 유엔세계식량계획을 통한 대북식량지원 참여언급
	3.31.	민간단체 대북지원 활성화 조치
	4.14.	권오기 부총리 겸 통일원장관, 민간부문의 대북지원은 창구단일화로 지원 당부
	4.30.	「한적」, 제18차 북한 수재민 구호물자 전달
	5.26.	「남북 적십자간 대북구호물자 전달 절차에 관한 합의서」 채택
	8.29.	정원식 「한적」 총재, 대북구호물자 지원 계획 통보
	11.8.	북송 일본인 처 고향방문단 제1진 15명 동경 도착 정원식 「한적」 총재, 북한에 구호물자에 대한 분배결과 확인보장 요청
	11.11.	정부, 인도적 차원의 대북지원 지속 방침 발표
	12.11.	북한 적십자회, 제4차 남북적십자 대표접촉 동의(12.22., 북경)
1998	2.5.	미국, '98년분 대북 식량지원 20만 톤 지원 발표
	2.12.	유엔, 4억 달러 규모의 제4차 대북지원 계획 발표
	3.9.	정부, WFP를 통한 옥수수 기준 5만 톤 식량지원 발표
	3.10.	정원식 대한적십자사 총재, 대북서한 발송 - 대북지원 관련 제5차 남북적십자 대표접촉 제의
	3.11.	이성호 북한적십자회 위원장 대리, 대남서한 발송 - 제5차 남북적십자 대표접촉 수락 통보

연도	날짜	주요 내용
1998	3.18.	정부 민간차원 대북지원 활성화조치 발표 - 대북지원 관련 방북, 이벤트성 모금행사, 언론 · 기업의 협찬, 협력사업 방식의 대북지원 허용
	3.25.~27.	남북적십자 대표접촉 개최(베이징) -「남북적십자 사이의 제3차 구호물자 전달 절차에 관한 합의서」 채택
	4.30.	남북경협 활성화조치 발표 · 시행 - 대기업 · 경제단체의 수시방북제도 확대 - 승인을 요하는 품목 축소 및 생산설비 반출제한 완화 - 투자업종 · 규모제한의 완화
	9.18.	정부, 한적을 통한 민간단체 개별 지원 허용
	11.18.	현대 금강산 관광선 첫 출항
1999	1.1.	김대중 대통령, 신년사를 통해 북한의 도발에 대해서는 우방과 공조에 철저한 대비태세를 갖추겠지만, 북한의 긍정적인 태도에 대해서는 적극적인 포용의 자세를 계속 유지해 나갈 것임을 강조
	1.30.~ 2.6.	국제 옥수수재단 김순권 교수 방북 - 북한 1,000여 개 마을에 개량 옥수수 재배키로 북측과 합의 발표
	2.10.	정부, 대북지원 창구 다원화 조치 발표
	3.16.	미 · 북 금창리 핵의혹시설 관련 제4차 협상타결(뉴욕) - 미국은 인도적 차원의 대북 식량을 지원
	3.30.	대한적십자사, 대북비료 5,000톤 지원 계획 발표
	6.10.	정부, 대북비료 20만 톤 지원에 필요한 자금 중 민간모금액을 제외한 금액은 남북협력기금에서 지원키로 결정
	7.8.	탈북주민 정착지원시설「하나원」 개원
	8.20.	캐서린 버티니 WFP 사무총장, 유엔본부에서 가진 기자회견에서 '북한의 기근이 완화되고는 있으나 아직까지 정상적인 상황에는 훨씬 못미친다'고 언급
	10.14.~ 17.	한국수목보호연구회 방북, 금강산 지역 솔잎혹파리 방제약 효과 조사
2000	3.9.	김대중 대통령,「베를린 선언」 발표 - 북한경제회복 지원, 한반도 냉전종식과 평화정착 추구, 이산가족문제 해결, 남북당국 간 대화 및 특사교환 촉구
	4.10.	남북 정부, 남북정상회담 개최 발표(서울, 평양)
	6.13.~15.	남북정상회담 개최(평양), 6 · 15 남북공동선언 채택
	8.8.	정몽헌 현대아산이사회장, 소 500마리와 함께 방북
	8.22.	현대 · 북한, 개성공단 개발관련 합의서에 서명
	9.28.	정부, 대북식량차관제공 발표
	11.7.	우리민족서로돕기운동, 북한 현대화 지원사업의 일환으로 손수레 1만 대 북측에 전달
	12.8.	김대중 대통령, 노벨평화상 수상

연도	날짜	주요 내용
2001	3.3.	남북임진강수해방지실무협의회, 대북 서한 전달
	11.30.	(사)남북협력 제주도민 운동본부, 감귤 및 당근 대북지원 계획 발표
2002	1.19.	유엔 인도조정국(OCHA), 긴급구호보고서 발표 - 북한에 대한 국제사회의 지속적인 지원 촉구
	5.21.	미국, 북한을 포함한 7개 테러지원국 재지정
	6.12.	남북한 최초의 합작대학 「평양과학기술대학」 착공 - 2003년 9월 완공 예정
	6.14.~15.	「6 · 15 남북공동선언」 발표 2돌 기념 통일대축전 개최(금강산)
	6.29.	서해 연평도 부근에서 남북교전
	9.16.	수출입은행, 대북식량(쌀 40만 톤) 차관 계약
2003	1.20.~22.	제3차 남북적십자 실무접촉 개최(금강산) - 이산가족 면회소 설치 · 운영, 제6차 이산가족상봉 등 5개항 합의
	1.21.~24.	제9차 남북장관급회담 개최(서울) - 북한 핵문제의 평화적 해결을 위해 남북이 적극 협력 - 현재 진행 중인 교류협력 사업을 계속 추진하고 경제협력 추진위원회 제4차 회의 2.11.~14. 서울 개최 - 제10차 장관급회담 4.7.~10. 평양 개최
2004	3.16.	3.13.~15. 북한 방문을 마친 캐롤 벨라미 유엔아동기금 총재가 한국정부와 관련 단체에게 방북 성과를 설명하고 대북 추가지원을 요청하기 위해 입국
	3.29.	정부는 제124차 남북교류협력추진협의회를 개최하여 「대북 비료지원 사업에 대한 남북협력기금 지원(안)」, 「민간단체의 대북지원 사업에 대한 남북협력기금 지원(안)」, 「WHO 등 국제기구를 통한 남북협력기금 지원(안)」 등 3개 안건을 심의 · 결의
	4.22.	북한, 평북 용천역에서 대규모 폭발사고 발생
	4.24.	정부, 북한 용천역 열차 폭발 사고에 따른 재해대책 관계장관회의 소집 - 1차적으로 100만 달러 상당 긴급구호 의약품 등 지원키로 결정
	4.26.	한적, 조선적십자회에 긴급구호품 지원 계획을 통보 및 북측이 개성에서 남북 간 접촉을 갖자고 제안한데 대해 동의하는 전통문 발송
	4.27.	남북한, 개성 자남산 여관에서 남북당국 간 접촉을 갖고 용천 재해복구지원 문제를 협의 용천동포돕기본부 공식 출범
	4.29.	평북 용천 참사 관련, 남측의 첫 구호물자(의약품, 모포, 피복류, 식료품 등 100만 달러) 남포에 도착
	7.14.	남북은 "남북 간 식량차관 제공에 관한 합의서" 채택
	7.20.	대북식량차관 쌀 40만 톤 가운데 국내산 쌀 10만 톤의 경의선 · 동해선 육로를 통해 북한으로 수송 시작
	10.5.	개성공단사업지원단 출범
	10.20.	개성공단관리위원회 개소식 및 입주기업 건설착공식(개성)
	12.15.	개성공단 첫 제품생산 기념식 개최

연도	날짜	주요 내용
2005	1.16.	제3차 식량차관 분배현장 확인(송림)
	1.21.	제3차 식량차관 분배현장 확인(청진)
	2.8.	2004년도 대북식량차관 쌀 40만 톤 인도 완료
	3.27.	북한 평양 하당 닭공장 등 2~3개 닭공장에서 조류독감 발생
	3.28.	통일부, 북한 조류독감 관련 차관 주재 관계부처 대책회의
	3.29.	국립수의과학검역원장, 남한 측 지역으로 조류독감 확산방지 조치요구, 관련 정보 제공요청, 약품 · 장비 · 기술지원 용의 등을 표명한 대북 전통문 발송
	4.22.	조류인플루엔자 방역지원 관련 남북실무접촉
	7.26.	대북식량차관 차관계약서 합의(7.25.) 및 육로 첫 수송 시작
	11.11.~ 18.	국제적십자연맹총회(서울), 북한 대표단 8명 참가
2006	1.5.	남북합작 '경기-평양미(米)' 첫 반입
	1.18.	남북협력기금 운용관리규정 개정 · 시행
	2.21.~23.	제7차 남북적십자회담(금강산)
	4.14.	한국 노바티스, '국제보건의료 발전재단'을 통해 2억 7,000만 원 상당 의약품 북에 기증
	6.22.	굿네이버스, 북 남포 사료공장 준공
	7.6.	북한 미사일 7기 발사
	8.3.	국제구호단체인 '한국 JTS', 북 수해복구 첫 지원
	8.18.	북, WFP 식량지원 수용의사 표명
	8.19.	'대북 수해복구지원 관련 남북 적십자 실무접촉'(금강산)
	8.20.	북한 수해복구 쌀 10만 톤 등 2,210억 원 지원 발표
	10.9.	북 핵실험 강행(9일 오전 10시 35분경)
	11.2.	굿네이버스 인터내셔날, 북 민화협과 합작한 '대동강제약공장', '삼석 닭공장' 준공식(평양)
2007	1.16.	통일부-대한적십자 간 인도적 사업 관련 업무협약 체결
	3.30.	북한 구제역 방역 지원을 위한 남북 실무접촉(개성)
	5.8.	북한지역 산림병충해 방제지원을 위한 남북 실무접촉(개성)
	5.26.	개성공단 송전방식(154KV, 10만 KW)의 전력공급 시작
	6.21.	개성공단 본단지 전력(10만 KW)공급용 평화변전소 준공식
	6.30.	식량(쌀) 차관 40만 톤 대북지원 착수
	8.23.	대북 수해복구 긴급구호 물자 및 자재 · 장비 지원 착수
	12.20.~ 22.	남북 보건의료 · 환경보호협력분과위원회 제1차 회의(개성)
2008	5.12.	옥수수 5만 톤 대북지원 제안

연도	날짜	주요 내용
2008	7.11.	금강산 관광객 박왕자 씨, 금강산에서 북한 초병의 총격으로 사망 대통령, 국회개원 시정연설 통해 남북 대화 제의 및 6 · 15, 10 · 4 선언 이행 시사 통일부 대변인 언론 브리핑, 유감표명, 진상규명 조치 및 향후 대책 발표
	10.11.	미국, 북한 테러지원국 해제
	11.14.	개성공단 기반시설 개선 및 탁아소 건설, 민간단체 대북지원 사업 등 남북협력기금 104억 원 집행 결의
	11.21.	유엔, 대북인권결의안 채택
	12.1.	북한, 「12 · 1 조치」 실행 ※12 · 1 조치: △군사분계선 통행제한 △개성관광 중단 △남북 열차 운행 중단 △남북육로 통행 제한 조치(개성공단 남측 체류상주인원 880명으로 제한)
2009	3.9.~20.	북한, 개성공단 육로통행 제한(3.9., 3.13.~15., 3.20.)
	3.30.	북한, 개성공단 우리 측 근로자 억류
	4.5.	북한, 장거리 미사일 발사(함경북도 무수단리 발사장)
	4.24.	유엔 안보리 제재위원회, 대북 제재조치 확정
	5.25.	북한, 제2차 핵실험 성공 보도(중통)
	5.26.	북한, 동해상으로 단거리 미사일 발사
	6.13.	유엔 안보리 대북제재 결의 1874호 채택(현지시작 6월 12일)
	12.9.	북한 보건성, 신의주와 평양에서 신종플루 확진환자 9명 발생 사실 발표(중앙통신)
	12.10.	우리 측 판문점 연락관 접촉을 통해 신종플루 치료제 지원의사 전달 북한, 신종플루 치료제 지원 수용입장 통보
	12.18.	우리 측, 신종플루 치료제 대북 전달(개성) - 타미플루 40만 명분, 리렌자 10만 명분 등
2010	2.23.	우리 측, 작년 12.18. 신종플루 치료제 50만 명분 전달에 이어 손 소독제 20만 개를 개성 육로를 통해 북한 측에 전달
	5.12.	북한, 핵융합 반응 성공보도
	5.25.	북한 조평통 대변인 담화, 북남관계 전면폐쇄, 북남불가침합의 전면파기, 북남협력사업 전면철폐의 단호한 행동조치 선언
	8.26.	대한 적십자사 총재 명의 통지문 - 신의주 지역 등 수해로 어려움을 겪고 있는 북한 주민들에 대해 인도주의와 동포애적 차원에서 긴급 구호물자 지원의사를 전달
	8.31.	대한 적십자사 총재 명의 통지문 - 수해지원 관련 지원품목 규모 및 지원경로 통보 - 비상식량, 생활용품 및 의약품 등으로 총 100억 원 상당의 긴급 구호물자를 신의주 · 개성 지역에 단동 · 경의선 육로를 통해 전달

연도	날짜	주요 내용
2010	9.13.	대한 적십자사 총재 명의 통지문 - 수해지원 및 이산가족 상봉을 위한 적십자 실무 접촉 제의 - 쌀 5,000톤, 시멘트 1만 톤, 컵라면 300만 개 등 수해 관련 구호품 지원, 이산가족 상봉 관련 적십자 실무 접촉을 9.19. 개성에서 개최할 것을 제의
	10.20.	대한 적십자 총재 명의 통지문 - 북한에 수해지원 물자 전달 계획 통보 - 10.25. 1항차 쌀, 컵라면 출항, 단동에서 신의주로 전달
	11.24.	대북 수해지원 잠정 중단 발표
2011	3.17.	북한 지진국장 명의 전통문 - 백두산 화산 활동 관련 연구사업 공동 추진 등을 위한 협의 진행 제의
	3.29.	백두산 화산 관련 남북 전문가 회의(문산, 출입 사무소) - 백두산 화산 공동연구 필요성에 대해 공감, 차기 회의는 협의하여 정하기로 합의
	4.6.	백두산 화산 관련 전문가 회의 수석대표 명의 전통문 - 4.12.「제2차 백두산 화산 관련 남북 전문가 회의」를 개성에서 개최할 것을 제의
	4.12.	제2차 백두산 화산 관련 남북 전문가 회의(개성, 자남산 여관) - 5월 초 평양(또는 편리한 장소) 학술 토론회, 6월 중순 백두산 현지답사를 하기로 합의, 구체적 실무절차 추후 협의
	4.13.	북한 백두산 화산 공동연구를 위한 2차 북남실무접촉 진행보도(조선중앙통신)
	4.28.	백두산 화산 전문가 회의 수석대표 명의 전통문 - 백두산 화산 문제 관련 학술 토론회 5.11.~13. 서울 또는 평양 개최 제의
	8.3.	대한 적십자사 총재 명의 전통문 - 북한지역 수해피해 관련 물품지원 의사 전달
	8.4.	북한 적십자 중앙위 위원장 명의 전통문 - 생필품 · 의약품 보다 식량 · 시멘트 등의 지원을 요구
	8.10.	대한 적십자사 총재 유종화 명의 통지문(→북한 적십자회 중앙위원회 위원장 장재언) - 수해지원 물자품목 · 전달경로 · 시기 등 통보
	9.6.	대한 적십자사 유종하 총재 명의 통지문(→북한 적십자회 중앙위원회 위원장 장재언) - 대북 수해지원 관련 실무사항 통보
	10.4.	대북 수해지원 관련 종결 절차 진행
	11.2.~5.	한국 기독교교회협의회(NCCK), 남북 공동기도회 관련 방북(평양)
	11.8.	2009년 정부가 WHO에 지원한「북한 영유아 지원사업」예산 중 보류되었던 기초의약품 · 의료장비 지원과 의료시설 개보수 사업 관련 예산 700만 달러 집행 허용
	11.25.~29.	평화대사협의회, 밀가루 분배 모니터링 관련 방북(평북 정주시) - 통일부 인도지원과장 동행

연도	날짜	주요 내용
2011	12.15.~16.	미국, 영양지원 관련 협의(베이징) - 미국 측 로버트 킹 대북인권특사, 북한 측 이근 외무성 국장 접촉
	12.19.	북한 조선중앙TV 특별방송, 김정일 사망발표
2012	3.7~8.	대북 영양지원 관련 미 · 북 실무협의(베이징)
	4.13.	북한 장거리 미사일 발사
	5.4.	북한 식량차관 원리금 상환기일(6.7.) 통보 - 한국 수출입은행 → 북한 조선무역은행
	8.20.	대한 적십자사, 국제적십자자연맹(IFRC)을 통해 북한에 수해복구 관련 10만 달러 지원 발표
	8.24.	대북협력민간단체협의회, 대북 수혜지원 협의 관련 방북(개성)
	9.3.	대한 적집자사, 대북 수해지원을 위한 실무접촉 제의
	9.12.	북한, 수해지원 관련 지원 품목 및 수량에 불만을 표시하면서 지원 거부 통보
	12.12.	09:49 북한 장거리 미사일 발사 유엔 안전보장이사회 긴급회의 소집 및 대북규탄 성명 후 대북 제재 논의 착수
2013	1.23.	유엔 안보리 결의 제2087호 채택 - 2012.12.12. 북한 미사일 발사 관련 북한에 대한 제재를 확대 · 강화
	2.12.	북한, '제3차 핵실험 성공적 진행' 발표
	3.8.	유엔 안보리 「대북제재 결의안 2094호」 채택 - 북한의 3차 핵실험을 강력히 규탄하고, 대북제재의 범위와 강도를 강화
	3.22.	통일부, 유진벨 재단 결핵약품(6억 7,800만 원 상당) 대북지원 승인
	5.18.~20.	북한, 동해안 일대에서 단거리 발사체 발사
	5.28.	통일부 대변인 성명 - '북한은 개성공단 관련 당국 간 대화제의는 거부하면서, 민간단체를 상대로 6 · 15 공동행사 개최를 제의하는 등 이중적 모습을 보여 주고 있다.' '당국 간 대화에 호응해야 한다.'
	7.23.	북한, 장마철 수해 발생 관련 유엔에 긴급 수해지원 요청 및 피해규모 통보
	7.29.	정부 5개 민단단체의 대북지원 승인 - 대상 및 품목: 북한 영유아 · 초등생 대상 의약품 · 영양식 등 지원 - 5개 단체: 민족사랑나눔, 섬김, 푸른나무, 어린이의약품지원본부, 어린이어깨동무
	8.5.	정부 UNICEF의 「북한 영유아 지원사업」 등에 대한 기금지원 결정(남북교류협력추진협의회) - △UNICEF(604만 달러) △남북 이산가족 영상편지 제작사업 의결
	8.13.	대북지원 민간단체에 대한 모니터링 방북 승인 - △어린이의약품지원본부(8.14.~17. 평양) △어린이 어깨동무(8.14.~17. 남포)

연도	날짜	주요 내용
2013	8.16.	한적, 국제적십자연맹(IFRC)을 통한 대북 수해지원 결정(10만 달러 상당)
	8.18.	유엔 북한인권조사위원회(COI) 위원 일행 방한(8.18.~27.)
	9.2.	북한 취약계층 대상 의약품 · 영양식 등을 지원하는 국내 12개 민간단체 반출 승인 및 WHO 「북한 영유아 지원사업(630만 달러)」 기금 지원 계획 발표
	10.12.	조계종 관계자 20명 방북, 「신계사 낙성 6주년 기념 남북합동법회」 개최
	10.17.	대북 인도지원 모니터링을 위한 민간단체 방북 승인 - 나눔인터내셔날(10.19.~22.) 남북평화재단(10.19.~23.) 남북함께살기운동(10.23.~26.) 등 3개 단체 총 12명 방북 승인
	11.9.~13.	평화3000 박창일 신부 등 12명 방북 - 「평양 장충성당 설립 25주년 미사 봉헌」
	12.6.	나눔인터내셔날, 한국 카리타스, 섬김 등 3개 단체의 북 탁아소, 유치원 등 영유아 및 환자대상 의약품, 빵재료 등 11억 7,000만 원 상당 대북지원 반출 승인
	12.17.	국제사랑재단, 어린이 어깨동무 등 2개 단체의 북한 어린이 대상 분유 · 이유식 · 기초의약품 등 8억 5,000만 원 상당 인도적 지원 승인
	12.19.	개성공단 남북공동위원회 제4차 회의 개최(종합지원센터)
	12.24.	어린이재단, 남북평화재단 등 2개 단체의 북한 취약계층 대상 영양식 재료 등 2억 1,000만 원 상당의 인도적 지원 승인
	12.30.	한국국제보건의료재단, 민족사랑나눔 등 2개 단체의 북한 영유아 · 결핵환자 대상 영양빵재료, 이유식, 결핵약 등 2억 4,000만 원 상당의 인도적 지원 승인
2014	1.15.	3개 민간단체(남북나눔, 섬김, 겨레사랑)의 북한 영유아, 어린이 대상 빵재료, 분유, 내복 등 4억 2,500만 원 상당의 물품지원 승인
	2.6.	통일부, 대통령 연두업무보고 실시 - 2014년 업무 추진계획으로 3대 전략(△한반도의 지속가능한 평화 구축, △한반도 신뢰 프로세스 본격 가동, △한반도 통일시대 준비)에 따른 9대 중점 추진과제 보고 ※ 9대 중점 추진과제: ① 북핵문제 해결 진전 및 남북 간 정치 · 군사적 신뢰구축 ② DMZ 세계평화공원 조성 ③ 인도적 문제 해결과 북한 인권개선 추진 ④ 남북 동질성 회복과 호혜 협력 추진 ⑤ 「유라시아 이니셔티브」 실현을 위한 남북협력 추진 ⑥ 통일 친화적 사회로의 전환 ⑦ 통일 미래시대 육성을 위한 통일교육 추진 ⑧ 통일시대를 향한 맞춤형 정착지원 ⑨ 통일 공감대 확산을 위한 국제협력
	2.21.	대북 인도적 지원 물자 반출 승인 - △분유 17톤(「(사)1090 평화와 통일운동」 3억 4,000만 원 상당) △결핵약(「유진벨 재단」 7억 2,000만 원 상당) 북한 단거리 발사체 4발 발사
	2.24.	통지문, 북한 구제역 확산 방지 · 퇴치 지원의사 표명 및 시물 접촉 제안(농림축산검역본부장 → 국가수의방역위원회 위원장)

연도	날짜	주요 내용
2014	2.27.	대북 인도적 지원물자 반출 승인(「섬김」의 어린이용 영양가루, 1억 9,000만 원 상당)
	3.28.	대통령 독일 드레스덴 「한반도 평화통일을 위한 구상」 연설, 평화통일 기반 구축을 위한 3대 제안 발표 - (남북한 주민들의 인도적 문제 해결) △이산가족 상봉 정례화 △유엔과 함께하는 북한 모자 패키지(1000days) 사업추진 - (남북한 공동 번영을 위한 민생 인프라 구축) △'복합농촌단지' 조성 △경제개발 협력 △남 · 북 · 러 및 남 · 북 · 중 3각 협력 사업 - (남북 주민 간 동질성 회복) △역사, 문화, 예술, 스포츠 교류 장려 △북한 인력 경제교육 △미래세대 교육프로그램 공동개발
	4.1.	통일부 대변인, 북한의 드레스덴 연설 비난(3.31. 중통) 관련 우리 국가원수의 외교활동에 대한 저열한 비방 등 비상식적 행태에 대한 신중한 언행 촉구 및 드레스덴 제안에 건설적으로 호응해 나올 것을 강조
	5.21.	염수정 추기경 개성공단 방문
	6.26.	'겨레의 숲', 북 민족화해협의회와 산림협력 관련 실무접촉(개성) 북, 동해안 단거리 발사체 3기 발사
	6.29.	북, 단거리 탄도미사일 2발 발사
	7.4.	어린이의약품지원본부, 의약품 지원 관련 방북 협의(개성)
	7.9.	월드비전, 남북 공동 영농사업 관련 방북 협의(개성)
	7.25.	통일부, 유진벨 재단 대북지원 물품 반출(7억 7,000만 원 상당 결핵 치료약품) 승인
	8.11.	통일부, WFP(700만 달러)와 WHO(630만 달러)의 북한 모자 보건사업에 남북협력기금을 지원할 방침을 발표
	9.1.	북 자강도에서 단거리 발사체 1발 동해상으로 발사
	9.18.	WHO · WFP를 통한 모자 보건사업 지원 확정(1,330만 달러)
	9.19.	민간단체(섬김, 민족사랑나눔)의 대북 인도지원 물품 반출 승인
	11.24.	북 민화협 대변인 담화, 남한의 인권결의 동조는 '우리 체제를 정면 부정하는 것', '선전포고'라고 규정하면서 '파멸적 후과' 등 위협
2015	1.29.	정부, 남북교류협력추진협의회 개최, 유엔인구기금(UNFPA)의 북한인구조사사업(130만 달러), 겨레말큰사전 편찬사업(32억 2,000만 원) 등에 남북협력기금 지원 결정
	2.6.	북, 함대함 미사일(4발) 발사
	2.8.	북, 동해상 단거리 미사일(5발) 발사
	2.11.	북, 한적의 인도주의 차원에서 분유를 지원하겠다는 내용의 통지문 접수를 거부
	3.2.	북, 단거리 탄도 미사일(2발) 동해상으로 발사
	4.3.	북, 단거리 탄도 미사일(4발) 발사
	4.21.	유진벨 재단, 북한의 결핵환자 치료를 위해 방북

연도	날짜	주요 내용
2015	6.5.	정부, 개성공단 관련 북측이 요청한 메르스 검역장비(열감지 카메라 3대) 지원
	6.14.	북, 단거리 미사일(3발) 동해상으로 발사
	10.5.	남북, 금강산 소나무 산림병해충 방제 공동 실시(10.5.~7.)
	10.27.	에이스경암 및 아시아녹화기구, 농자재 · 비료 대북지원
	12.16.	한미약품, 북한 평양만경대 어린이종합병원 의약품 전달(10억 원 규모)
2016	1.6.	북, 함경북도 길주군 북쪽 49km 인근에서 4차 핵실험
	1.14.	정부, 북 4차 핵실험 이후 나진-하산 물류 프로젝트에 대한 금융 지원 잠정 중단 발표
	2.10.	정부, 「개성공단 전면중단 관련 정부 성명」 발표(통일부 장관) - △기존 방식으로 북한의 핵 · 미사일 개발계획을 꺾을 수 없음 △정부의 개성공단 유지 노력은 北 핵 · 미사일 고도화에 악용됨 △정부는 개성공단 자금이 北 핵 · 미사일 개발에 이용되는 것을 막고, 우리 기업들이 희생되지 않도록 하기 위해 개성공단 전면중단을 결정
	3.3.	북, 강원도 원산 일대에서 동해로 단거리 미사일 6발 발사
	3.8.	정부, 독자 대북제재 발표(금융제재 · 해운통제 · 수출입통제 강화)
	3.10.	북, 황해남도 일대에서 원산 동북 동해상으로 단거리 탄도 미사일(2발) 발사
	3.18.	북, 평남 숙천 일대에서 동해상으로 중거리 탄도 미사일(2발) 발사
	3.21.	북, 함경남도 함흥 남쪽에서 동해로 단거리 발사체(5발) 발사
	3.29.	북, 강원도 원산일대에서 양강도 방향 내륙으로 단거리 발사체 1발 발사
	4.1.	북, 함경남도 선덕 일대에서 동해상으로 단거리 지대공 미사일 3발 발사
	4.23.	북, 동해에서 잠수함 발사 탄도 미사일(1발) 발사
	5.6.	북, 로동당 제7차 대회(5.6.~9.) - 당대회를 통해 △김정은 「로동당 위원장」 추대 △「핵 · 경제 병진노선」고수 및 「핵 보유국」 지위 기정사실화 △「핵 보유국」으로서 주변국과의 대외관계 재설정 요구 △대남도발 위협을 지속하면서 통전차원의 평화공세 전개
	5.16.	인천시 · 통일부, 탈북민 정착지원 강화 업무 협약 체결
	5.27.	김정은, 류경안과종합병원 건설장 현지지도(북 조선중앙통신 · 중앙방송 보도)

출처: 통일부, 『남북관계 주요일지』, 1993~2016

찾아보기

ㅈ

Abstract

Introduction to Health and Unification Studies

This study is designed to provide a comprehensive understanding of health status in North Korea and to suggest health issues to be tackled preparing the reunification of Korean peninsula.

First of all, a wide range of information of healthcare system in North Korea has been collected, including service delivery system, organizational system, and human resources. Latest data on key diseases, including communicable and non-communicable diseases was also examined to assess the level of health among North Korean population compared to people in other countries especially in South Korea. Key results showed that the health gap between North-South Korea has continuously been widened in general, which is anticipated to contribute to an increase of the cost and time of reunification process.

Assistance to improve health in North Korea needs to be based on trend analysis of aid projects for North Korea. Data from OECD and UN OCHA databases was used to examine the flow of developmental and humanitarian assistance to North Korea respectively, especially in health sector. Data from inter-Korean Cooperation Fund was also extracted to see the role and contribution of South Korea, which is one of the largest donor countries to North Korea in the world.

Finally, key issues of health in North Korea and reunification matters are discussed in a comprehensive manner. These include effective strategies for health aid to North Korea, ideas of joint health R&D initiatives between

North-South Korea as a way of sustainable inter-Korean cooperation, and plans for the integration of health workers from North Korea.

It is expected that this study will contribute to a better understanding of health status in North Korea and will provide a clear evidence of efforts made by international society, including South Korea, to improve health in North Korea.

저자소개

신희영

현, 서울대학교 연구부총장

현, 서울대학교 의과대학 소아과학교실 교수

현, 서울대학교 의과대학 통일의학센터 소장

현, 서울대학교 의과대학 이종욱 서울프로젝트 위원장

평양의학대학 소아병동 건립 위원장

대한조혈모세포이식학회 이사장

서울대학교 의과대학 석사, 박사(소아과학)

서울대학교 의과대학 학사

이혜원

현, 서울대학교 의과대학 통일의학센터 참여교수

전, 서울대학교 의과대학 건강사회정책실 연구교수

존스홉킨스 보건대학원 석사(국제보건)

건양대학교 의과대학 학사

가정의학과 전문의

안경수

현, 서울대학교 의과대학 통일의학센터 연구원

서강대학교 정치외교학 석사

성균관대학교 정치외교학 학사

안형순

현, 서울대학교 의과대학 통일의학센터 연구원

매사추세츠 주립대 애머스트 보건학 석사

고려대학교 체육교육학 학사

임아영

현, 서울대학교 의과대학 통일의학센터 연구원

런던위생열대의학대학원 보건학 석사

이화여자대학교 보건관리학 학사

전지은

현, 서울대학교 의과대학 통일의학센터 연구원

고려대학교 보건학(보건행정학) 학사

고려대학교 법행정학(법과행정) 학사

최소영

현, 서울대학교 의과대학 통일의학센터 연구원

이화여자대학교 사회복지학 석사

고려대학교 영어영문학 학사

서울대학교통일학연구총서

01 **북한체제의 형성과 한반도 국제정치**
김세균 · 유홍림 · 임경훈 · 임종헌 · 신욱희 · 정재호 · 전재성 · 조동준

02 **북한 산업개발 및 남북협력방안** — 지리적 접근
박삼옥 · 허우긍 · 박기호 · 박수진

03 **탈북 가족의 적응과 심리적 통합**
이순형 · 조수철 · 김창대 · 진미정

04 **남북한 환경정책 비교연구 1** — 자연환경, 자원 및 에너지
윤여창 외 6인

05 **남북한 환경정책 비교연구 2** — 물환경, 대기, 폐기물, 도시계획
김정욱 외 4인

06 **남북통합지수, 1989~2007**
김병연 · 박명규 · 김병로 · 정은미

07 **통일한국의 어린이 영양**
이연숙 · 윤지현 · 심재은 · 장수정

08 **북미 대립** — 탈냉전 속의 냉전 대립
장달중 · 이정철 · 임수호

09 **네트워크 세계정치** — 은유에서 분석으로
하영선 · 김상배 엮음

10 **김일성사회주의청년동맹과 조선민주녀성동맹** — 사회변동과 체제유지의 기제
이온죽 · 이인정

11 **다플랫폼 다채널 시대의 통일방송**
윤석민 · 배진아 · 곽정래 · 이현우 · 채정화

12 **기초자료로 본 독일 통일 20년**
임홍배 · 송태수 · 정병기